제1의 위암 유발자 헬리코박터균

위장아, 나 좀 살려줘!

STOMACH REVOLUTION

제1의 위암 유발자
헬리코박터균

위장아,
나 좀
살려줘!

김나영 지음

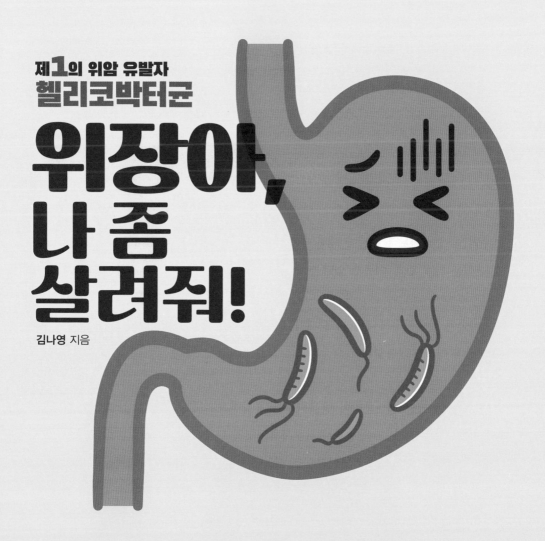

국일미디어

건강을 잡고 싶다면
헬리코박터를 잡아야 하는 이유

우리는 어느 때보다 건강에 대한 관심이 고조된 시대를 살고 있다. 이것은 건강에 관심을 가질 만큼 여유가 있다는 의미일 수도 있겠지만 역으로 건강에 문제가 생긴 사람들이 그만큼 많아지고 있다는 의미이기도 하다. 왜 현대문명이 높아지고 의학기술이 발달할수록 건강에 문제가 생기는 사람들은 더 늘어만 갈까? 여기에는 복합적 이유가 작용한다고 생각된다.

무엇보다 발달된 현대문명이 만들어내는 복잡한 사회구조가 건강을 해치는 데 한몫한다고 생각된다. 과거 농경시대는 사회구조가 단순하고 먹고 사는 데 집중하다보니 스트레스 받을 일이 상대적으로 적었다. 하지만 현대사회는 과학문명의 발달로 비록 생활은 과거보다 수십 배 편리해졌지만 사회구조의 다원화와 수직적 관계에서 오는 스트레스는 몇 배나 더 많아졌다는 사실을 인식해야 한다. 모든 의학적 요인 중 스트레스는 만병의 근원으로 거의 증명되고 있는 상태다.

한편 발달된 의학기술은 더 많은 병을 찾아내므로 더 많은 환자를 만들어내는 데 기여하고 있는 것도 사실이다. 최근 검진 기술의 발전이 미세한 영역의 문제까지 찾아내어 공포감을 유발하기도 하고 동시에 치료할 수 있는 방법을 제시하고 있기 때문이다. 이런 구조 속에서 더 많은 사람이 병원을 찾게 되었고, 덩달아 환자 수도 늘어나는 시스템 속에 살아가게 된 것을 또 하나의 원인으로 생각할 수 있겠다.

이런 질병의 홍수 속에서도 인간을 가장 공포에 빠트리는 질환은 역시 암이다. 현대에 암 환자는 점점 늘어가고 있으며, 그중에 다행인 것은 의학기술의 발달로 조기 발견될 경우 생존율이 크게 높아졌고 정복 가능한 질환으로 변하고 있다는 사실이다.

헬리코박터 파일로리는 이런 환경 속에서 발견된 세균이다. 거의 최근까지 세균은 전체 질환의 관심 대상이 아니었다. 질병의 원인은 그저 유전적 요인, 스트레스, 생활습관, 환경 등이 거론되어 왔을 뿐이다. 그런데 세균학이 점점 발전하면서 마이크로바이옴이 발견되었고 세균 생태계가 질병과 긴밀히 연관되어 있다는 사실이 점점 밝혀지고 있다. 또한 이것뿐이랴! 지금은 제6의 장기라고 부를 정도로 건강에 필수적인 파트너로 자리잡아가고 있는 형국이다.

그러면서 헬리코박터 파일로리가 인류를 그토록 괴롭혀왔던 위장질환의 중요한 원인으로 밝혀지면서 의학계에는 새로운 장이 펼쳐지게 되었다. 게다가 헬리코박터 파일로리가 일찌감치 WHO의 1군 발암물질로 선정되면서 헬리코박터 파일로리는 가장 주목받는 세균으로까지 떠오르게 되었다.

헬리코박터 파일로리는 간단하게는 위염부터 심각하게는 위암을 유발하는 세균으로 밝혀졌다. 놀라운 것은 헬리코박터 파일로리가 끼치는 영향력의 범위가 단지 위에만 머무는 것이 아니라 인체 전방위로 뻗어가고 있다는 사실이다. 헬리코박터 파일로리는 심혈관 관련 질환에까지 영향을 미치고 뇌질환에까지 범위를 확장한다. 나아가 국민 질환인 고혈압, 당뇨병, 고지혈증 같은 대사증후군에까지 영향을 끼친다는 사실은 예사롭게 볼 일이 아니다.

이제 건강을 잡고 싶다면 헬리코박터 파일로리를 알아야 하는 시대를 살고 있는지도 모른다. 이 책은 그런 점에 착안하여 기획되고 쓰여졌다. 필자는 오랫동안 헬리코박터 파일로리를 연구해온 학자이자 연구자로서 일반인이 보다 쉽게 이해하기를 바라는 마음으로 이 책을 집필하게 되었다.

헬리코박터 파일로리를 이야기하는 가운데 어려운 의학전문용어가 등장할 수밖에 없다. 하지만 이 책은 전문도서가 아닌 일반인을 상대로 한 일반도서로 쓰고자 하기에 독자 입장에서 쉽게 읽을 수 있는 문장이 되는 것이 중요하다고 생각했다.

이 때문에 최대한 전문의학용어를 피하고 이해하기 쉬운 용어로 쓴 부분이 있으니 전문가들에게는 양해를 구한다.

부디 이 책을 통하여 헬리코박터 파일로리가 대중에게 잘 알려지고, 건강을 지키는 데 자그마한 도움이 되었으면 하는 바람이다.

김나영

'건강백세' 시대입니다. 건강을 지키기 위해서는 예방이 중요합니다. 모 유업회사의 광고로 국민들에게 널리 알려진 헬리코박터균은 두 가지 면에서 건강백세를 위해 중요합니다.

첫째, 헬리코박터균은 WHO의 1군 발암물질로 우리나라 국민들에게 많은 위염, 위암의 큰 원인이고, 이를 치료함으로써 예방이 가능합니다. 둘째, 최근 장뇌축(gut-brain axis)이라는 가설에 의하면 위장관과 뇌는 상호작용을 하는데, 신경계 질환 역시 위장관질환과 관계가 있다는 것입니다.

신경외과 의사로서 매우 흥미로운 주제로 깊은 관심을 갖고 있으며, 일반 국민들도 상식수준으로 건강을 챙길 수 있는 중요한 주제라고 생각합니다. 이에 대한 일반도서가 아쉬운 상황에서 김나영 교수님의 《위장아, 나 좀 살려줘!》, 이 도서는 '가뭄의 단비'와도 같은 책이라고 생각합니다.

이 책은 소화기내과의 전문적인 지식을 일반인의 눈높이에 맞게 전달하여 독자가 지루하지 않고 이해하기 쉽게 구성되어 있습니다. 저자의 사회를 바라보는 따뜻한 눈빛은 독자들이 책을 읽는 동안 '건강백세' 시대의 지식을 얻도록 이끌어줄 것입니다. 이 책을 건강에 관심이 있는 모든 분들께 추천합니다.

김정은(서울대학교 의과대학장)

요즘은 큰 수술받을 때 당연시되는 전신마취가 1858년이 되어서야 클로로포름이라는 화학물질을 이용하여 시작되었다는 걸 아는 사람은 많지 않을 겁니다.

그전까지는 썩어 가는 팔다리를 그냥 두면 결국 죽게 되므로 절단이 불가피한 상황에서, 현대적인 마취법이 없었기 때문에 환자는 맨정신으로 수술에 따른 끔찍한 고통을 참아내야만 했습니다. 극심한 육체의 고통을 피할 수 있는 전신마취가 시작된 역사가 150여 년 밖에 되지 않았다는 사실은 참으로 놀랍습니다.

헬리코박터 파일로리 연구의 최고 권위자인 김나영 교수의 책은 이처럼 일반인이 잘 모르는 의학의 역사로 이야기가 시작되고 있어서 우선 책을 읽어나가는 재미가 있습니다. 헬리코박터의 발견 역사, 세균이 위에 살게 된 까닭, 일으키는 질환에 대해서 설명해 줍니다. 더 나아가 헬리코박터 치료에 실패했을 경우의 대책, 위장질환 뿐만 아니라 심혈관질환, 뇌질환, 고혈압, 당뇨병, 고지혈 같은 대사증후군에 끼치는 영향에 대해 국내외 최신 논문과 연구자료를 통해 흥미진진하게 풀어 나갑니다.

헬리코박터를 발견한 공로로 호주의 병리과와 내과의사인 워렌과 마셜이 2005년 노벨 생리의학상을 수상한 지 20년이 되는 시점에 이를 망라한 책이 출간된 것 역시 참으로 시의적절해 보입니다.

김나영 교수의 탐구를 향한 열정을 수십 년간 지켜본 의료계 선배로서 의료계 종사자뿐만 아니라 일반 대중들에게도 종합적인 길잡이가 될 수 있는 책이 출간된 데 대해 축하의 박수를 보냅니다.

정현채(서울의대 명예교수)

헬리코박터 파일로리… 어느 날 우리에게 큰 관심을 끄는 주제가 되었습니다. 주로 위암 때문이었습니다. 실제로 위암의 예방과 수술 후 관리에 있어 한국의 의학을 국내외에서 빛낸 대표 주제이기도 합니다.

그런데 헬리코박터 파일로리라는 주제는 위암에 국한되지 않습니다. 위장관질환은 물론, 근래에 각광받는 장내세균의 전신적 영향에 대한 이해에 힘입어, 심혈관질환, 치매, 파킨슨병, 대사증후군, 당뇨, 녹내장 등 많은 영역을 넘나듭니다.

대한민국의학한림원의 특히 학술적 활동이 왕성한 회원들 중 한 사람인 김나영 교수는 이 책을 통해 천 개의 얼굴을 가진 헬리코박터 파일로리의 가면을 쉬운 말로 하나하나 벗겨내며 독자들의 건강호기심을 자아냅니다. 헬리코박터 파일로리만 잘 이해하고 관리해도 우리가 흔히 겪을 수 있는 많은 질환을 예방하고 치료하는 데에 도움을 받을 것입니다.

왕규창(대한민국의학한림원 원장)

위벽에 살면서 위의 여러 질병 특히 위암 발병과 관련이 있는 헬리코박터 파일로리의 발견은 실로 놀라운 일이었습니다. 1980년대에 이루어진 그 발견의 중요성은 2005년 노벨상 수상으로 입증되었으며 우리나라 사람들의 식생활에도 큰 영향을 미쳤습니다. 우리나라는 위암이 세계적으로 높은데 그 원인은 짠 음식을 좋아하는 식생활 때문이라고 생각되었으며 특히 된장, 김치 등 전통발효음식들에 많은 원망이 쏟아졌었기 때문입니다.

우리나라에서 헬리코박터 파일로리균의 감염 비율은 성인의 40%가 넘지만 아직 일반인들이 이에 대한 이해가 부족한 형편입니다. 이 분야의 대가인 분당서울대병원 김나영 교수께서 연구와 진료에 바쁜 시간을 쪼개어 집필한 이 책이 반갑고 귀중한 이유입니다. 특히 성차의학의 관점을 도입하여 남자와 여자 모든 사람들이 자신에게 맞는 내용을 알 수 있도록 하였습니다. 모든 분들의 건강 지식과 실천에 도움이 될 것임을 믿어 의심치 않습니다.

백희영(서울대 명예교수, 전 여성가족부 장관)

차례

1장

STOMACH

REVOLUTION

박테리아계의 수장, 헬리코박터 등장

1

치석에서 최초로 세균을 발견했다고?
(레벤후크의 세균 발견)

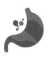

이 책의 주제로 다루고자 하는 헬리코박터는 세균 대장이다. 세균 대장이라고 표현하는 이유는 세균 중에서도 저돌적이고 끈질기기로 가장 악명이 높기 때문이다. 이러한 헬리코박터를 이해하기 위해서는 먼저 세균에 대해 알아야 한다.

세균은 지구상에 존재하는 생명체 중 가장 작다. 세균의 크기는 0.2~0.5μm로 매우 작기 때문에 본격적으로 과학이 발달하기 전까지는 좀처럼 세균의 존재를 알아낼 수 없었다.

현미경으로 세계 최초로 세균을 발견한 레벤후크
· · ·

0.2~0.5μm의 세균은 육안으로는 관찰할 수 없을 만큼 작은 크기다. 참고로 1μm

[그림 1] 안톤 판 레벤후크가 1676년에 만든 현미경

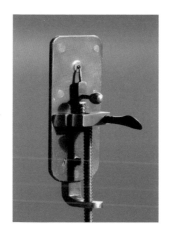

(마이크로미터)는 100만분의 $1m$(미터)로, $0.001mm$(밀리미터)와 같다. 따라서 $0.2\mu m$는 $0.0002mm$이므로 비과학 시대에 이처럼 작은 생명체의 존재를 알아낸다는 것은 불가능한 상황이었다.

하지만 1666년 영국의 화학자 로버트 훅(Robert Hooke)에 의해 현미경이 발명되었고, 네덜란드의 안톤 판 레벤후크(Antonie van Leeuwenhoek)가 1676년 자신이 만든 현미경(그림 1)으로 세균을 발견하게 되면서 이야기가 달라지게 되었다. 레벤후크는 원래 네덜란드에서 옷감 장사를 하던 상인이었다. 하지만 호기심이 강했던 그는 작은 것들이 어떻게 생겼는지가 늘 궁금했다. 이로 인해 발명해낸 것이 바로 직접 안경 렌즈를 깎아 만든 현미경이었다.

그는 자신이 발명한 현미경으로 그동안 궁금했던 머리카락, 피, 똥 등을 관찰하

기 시작했다. 현미경으로 본 미시세계는 신비 그 자체였다. 그는 관심을 살아 움직이는 생물로 옮겨가 곰팡이, 기생충 등도 현미경으로 관찰해나갔다. 그러던 어느 날 자신의 치아에 있는 치석을 긁어내어 관찰하게 되었는데, 치석을 관찰하던 중 놀라운 장면을 목격하게 된다. 그것은 바로 꿈틀꿈틀 살아 움직이는 생명체였다. 이것이 바로 세계 최초로 발견된 박테리아였다. 레벤후크는 흥분한 나머지 입안에 사는 미세 생명체의 수가 네덜란드의 인구보다 많다는 글을 쓰기도 했다. 물론 이 미세 생물체가 박테리아로 밝혀지는 것은 이보다 훨씬 후의 일이다.

최초로 질병과 세균의 연관성을 제시한 이그나츠 제멜바이스
• • •

19세기가 한창 진행되던 무렵 헝가리의 의사였던 이그나츠 제멜바이스(Ignaz Semmelweis)는 갑자기 출산을 돕는 의사들에게 손을 소독하는 것이 산모 사망률을 크게 낮출 수 있다는 주장을 하고 나섰다. 실제 당시 유럽에서는 집에서 아이를 낳는 산모보다 병원에서 아이를 낳는 산모의 사망률이 비상식적으로 높은 상태였다. 이에 대해 온갖 가설이 난무하고 있었으나 제멜바이스는 '뭔가 미세한 생물이 감염을 일으키는 것이 아닌가' 하고 생각하게 되었다. 그도 그럴 것이 병원에서 일하는 의사는 아무래도 시체를 만지는 등 가정의 산파보다 비위생적 환경에 노출될 확률이 높은 상태였다. 게다가 당시 수술실은 위생상태도 엉망이었다.

그러던 중 자신의 동료였던 의사가 시체를 해부하던 수술용 메스에 찔리는 일이 발생했는데, 얼마 가지 않아 산욕열과 비슷한 증상을 앓다가 사망하는 사건이 발생하였다. 제멜바이스는 이 끔찍한 사건을 지켜보면서 자신의 생각을 더욱 굳히게 되었으며, 출산을 돕는 의사들에게 손을 소독하라는 권유를 하고 나선 것이었다. 제멜바이스의 권고를 받아들인 병동의 산모 사망률은 1,000건당 12.7건으로 이전보다 급감하는 결과를 얻게 되었다. 이로써 미생물의 존재가 병과 연관이 있다는 사실이 인식되긴 했으나 아직 구체적으로 연관성이 증명된 상태는 아니었다.

최초로 술에서 박테리아를 발견한 파스퇴르

• • •

우유와 요구르트로 유명한 파스퇴르는 사실 사람의 이름을 본떠 만든 브랜드명이다. 루이 파스퇴르(Louis Pasteur)(그림 2)는 원래 프랑스 출신의 화학자로 릴대학교 자연과학대 학장을 지내고 있던 어느 날 한 양조업자를 만나면서부터 생물학자로 변신하게 되었다. 양조업자가 파스퇴르를 찾아온 이유는 술이 갑자기 시큼하게 변해 버린 원인을 찾아 달라는 부탁을 하고자 함이었다.

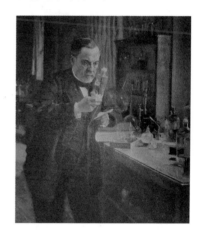

[그림 2] 루이 파스퇴르

파스퇴르는 술통을 긁어 만든 표본을 현미경으로 관찰하기 시작했는데, 놀랍게도 작은 미생물의 모습이 보였다. 바로 이 세균 때문에 술맛이 시큼하게 변한 것이었다. 파스퇴르는 이때부터 생물학으로 관심을 돌려 생물학 연구에 매진한 결과 이러한 세균을 살균하는 방법을 개발하기에 이른다. 이 외에 맥주의 발효 과정에 대해 연구한 결과 최초로 효모균을 발견하기도 하였다. 파스퇴르는 효모균 때문에 맥주가 만들어진다는 사실을 밝히는 논문을 써 주목을 받으며, 프랑스 맥주 산업의 부흥기를 이끌기도 했다.

[그림 3] 코흐가 배양한 탄저균

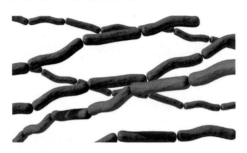

파스퇴르는 독일의 세균학자였던 로베르트 코흐와 동시대의 사람이었다. 그는 코흐가 탄저균(그림 3)을 배양했다는 소식을 듣고는 놀라운 발상을 하게 된다. 즉 '세균이 질병을 일으킨다면 다시 이 세균을 통하여 질병도 이길 수 있는 방법이 없을까' 하는 생각이었다. 훗날 페니실린이 발명한 항생제 비슷한 생각을 이때부터 한 것이었다.

실제 파스퇴르는 1880년 닭을 대상으로 콜레라균(그림 4)을 접종하는 실험을 강행한다. 그러자 처음에는 시름시름 앓던 닭들이 건강해지는 것이 아닌가. 이 실험을 통하여 파스퇴르는 콜레라균 배양을 통하여 콜레라병을 예방할 수 있다는 발상을 하게 되었다. 사실 파스퇴르의 콜레라균 실험은 천운이 따랐다. 그는 원래 생

[그림 4] 콜레라균

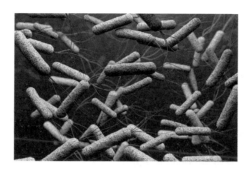

생한 콜레라균으로 실험할 계획이었는데, 조수가 깜박 잊어버리고 여름 휴가를 다녀온 후에야 뒤늦게 콜레라균을 주사했기 때문이었다. 즉 여름 휴가 동안 방치되어 약해진 콜레라균을 접종했기 때문에 닭들에게 적당한 내성이 생겼고 이 덕분에 살아날 수 있었던 것이다.

파스퇴르는 이후 광견병 백신에 대한 연구를 한 끝에 동물실험에 성공하기에 이른다. 그런데 1885년 한 어머니가 개에게 물린 아들을 데리고 와 백신을 놔달라고 요구한 것이다. 당시에도 개에게 물리면 치사율 100%인 광견병에 걸려 죽는다는 사실을 알고 있었다. 파스퇴르는 위험을 무릅쓰고 소년에게 자신이 개발한 백신을 접종하였는데 운 좋게도 소년은 살아나게 되었다. 이는 놀라운 파스퇴르의 업적 중 하나가 되었다.

아내가 사준 현미경으로 세균을 발견한 로베르트 코흐

• • •

파스퇴르보다 20년 정도 늦게 태어난 독일의 세균학자 로베르트 코흐(Heinrich Hermann Robert Koch)는 독일의 괴팅겐대 의대를 졸업하고 작은 병원을 개업하게 되었다. 홀로 환자를 돌봐야 하니 힘들게 일해야 했는데, 이를 지켜보던 아내가 남편을 위로하고자 남편의 서른 번째 생일에 현미경을 선물하였다. 그런데 이 현미경이 코흐의 삶을 바꿔놓는 계기가 될 줄은 몰랐다.

당시 코흐는 이미 발표된 파스퇴르의 세균학에 관심을 갖고 있었기에 현미경으로 세균을 관찰하는 것을 즐겼다. 그러다 당시 소와 양이 병에 걸려 죽어 나간다는 소문을 듣고 혹시 세균 때문일지 모른다는 생각을 하였다. 당장 소와 양에서 표본을 채취하여 현미경으로 관찰한 결과 1877년 탄저균을 발견하게 된다. 이로써 탄저병이 탄저균 때문에 생긴다는 사실이 밝혀지게 되었다.

[그림 5] 코흐가 발견한 결핵균이 폐결핵을 일으킨 모습(폐 X Ray)

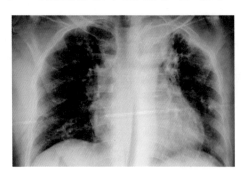

코흐는 이 일로 이름이 알려지게 되자, 본격적으로 세균 연구에 매달리기 위해 베를린으로 옮겨와 1885년에는 당시 창궐하고 있었던 콜레라의 원인이 되는 콜레라균을 발견하기에 이른다. 그런데 이 시기 유럽에서는 결핵도 창궐하고 있었다. 당시 결핵은 한 번 걸리면 7명 중 1명이 사망할 만큼 무서운 병이었다. 그러나 왜 결핵에 걸리는지 그 이유를 모르고 있었으며, 단지 못 먹어서 오는 병쯤으로 여기고 있었다. 코흐는 이 역시 세균과 관련이 있다고 생각하였고, 결핵 환자의 몸에서 표본을 채취하여 결핵균(그림 5)을 발견하기에 이른다. 코흐는 이 결핵균을 토끼에 주입하여 결핵균임을 증명하기도 했다. 코흐는 이러한 결핵균을 발견한 공로로 1905년 노벨 생리학·의학상을 받기에 이른다.

2

콜레라균을 마신 미친 의학자
(세균을 믿지 않은 페텐코퍼)

코흐가 콜레라균과 결핵균을 발견함으로써 인류를 위협하고 있는 질병이 세균 때문일 수 있다는 사실이 조금씩 드러나고 있었다. 하지만 당시는 지금과 같은 수준으로 의학과 과학이 발달된 시대가 아니었기 때문에 세균이 질병을 일으킨다는 사실을 믿지 않는 사람들이 더 많았다. 그중에는 의사뿐만 아니라 과학자도 많았기에 오늘날의 시각으로 보면 놀랍기도 하다.

코흐의 주장을 뒤집기 위해 콜레라균을 마신 페텐코퍼
...

코흐가 콜레라병의 원인이 콜레라균 때문이라는 주장을 하자 이에 반기를 든 대표적 사람이 독일의 의학자이자 위생학자였던 막스 폰 페텐코퍼(Max Joseph von

Pettenkofer)였다. 그는 콜레라의 원인이 콜레라균 때문이라는 코흐의 주장은 터무니 없다고 맞서며 코흐와 격렬한 논쟁을 벌였다. 페텐코퍼는 코흐가 틀렸다는 것을 증명하기 위해 자신이 직접 콜레라균을 마시겠다고 선언했다. 그러면서 코흐에게 콜레라균을 채취하여 달라고 했다.

이쯤 되면 혹시 페텐코퍼가 진짜 위생학자가 맞나 하는 의심이 들 수 있다. 하지만 당시 페텐코퍼의 명성 또한 코흐 못지 않은 위치에 있었다. 페텐코퍼는 현대 환경 위생학의 창시자로 불리는 인물이다. 이러한 페텐코퍼의 입장에서 보면 왜 이런 무모한 행동을 하는지 어느 정도 이해할 수 있다. 그는 콜레라가 단지 콜레라균에 의해서만 걸리는 것이 아니라 콜레라균은 물론 개인 위생과 체질, 더러운 물 등과 같은 복합적인 요인이 작용함으로써 콜레라에 걸린다고 믿고 있었던 것이다. 당시로서는 단지 콜레라균에 의해 콜레라에 걸린다는 주장보다 오히려 더 합리적인 접근이라 할 수도 있다.

1892년 10월 7일 드디어 많은 사람이 지켜보는 가운데 페텐코퍼는 코흐가 건넨 콜레라균 주스를 단숨에 들이켰다. 콜레라는 지금도 걸리면 무서운 병으로 알려져 있는데, 과연 페텐코퍼는 살아날 수 있었을까? 그런데 이상한 일이 벌어졌다. 페텐코퍼에게 아무런 증상도 나타나지 않은 것이다. 이에 위산이 콜라레균을 모두 죽이기 때문에 콜레라에 걸리지 않은 것이라는 반론이 등장했다.

그러자 페텐코퍼는 위산을 중화시키는 탄산수소나트륨과 함께 콜레라균을 마셨다. 이번에는 다른 상황이 벌어졌다. 페텐코퍼가 갑자기 배를 움켜잡고 복통을 호소하기 시작한 것이다. 페텐코퍼는 당장 병원으로 옮겨졌고 이번 경쟁의 승자는 코흐가 되는 듯했다. 그런데 이게 웬일인가. 페텐코퍼는 이내 증상이 나아졌으며 4일 만에 퇴원함으로써 콜레라는 걸리지 않은 것으로 확인되었다. 이로써 승자는 페텐코퍼가 되었으며 이후 그는 콜레라는 세균과 아무 상관이 없다고 주장하고 다녔다.

왜 콜레라에 걸리지 않은 것일까?

•••

오늘날 콜레라는 콜레라균에 의해 걸리는 질병으로 확인되고 있다. 그렇다면 어떻게 페텐코퍼는 콜레라균을 마셨음에도 콜레라에 걸리지 않은 걸까? 오늘날 콜레라균은 분명히 물과 음식을 통하여 전염되는 것으로 밝혀져 있다. 페텐코퍼는 분명 콜레라균이 득실대는 물을 마셨는데 어떻게 콜레라에 걸리지 않은 걸까?

모든 세균성 질병에는 감염률이라는 게 있다. 즉 그 세균에 100명이 노출되었다고 100명이 다 그 세균성 질환에 걸리는 것이 아니라 감염률이 50%일 경우 50명이 세균성 질환에 걸리는 식이다. 코로나19의 경우도 코로나19 환자와 함께 있었던 모든 사람이 코로나19에 걸리지 않은 것이 바로 감염률 때문이다. 이러한 감염률에 차이를 일으키는 요인으로 개인의 면역력이 가장 크게 작용한다. 그런 점에서 그가 콜레라균을 마셨음에도 콜레라에 걸리지 않은 것은 페텐코퍼가 당시 위장이 튼튼하고 면역력이 매우 강했을 것이기 때문이라고 추정된다.

이와 연관하여 페텐코퍼는 자신의 주장을 증명하기 위해 자신의 제자에게도 콜레라균을 마시게 했는데, 그 제자는 그만 콜레라에 걸리고 말았다. 이를 통하여 페텐코퍼가 콜레라에 걸리지 않은 이유가 더 명징해진다. 즉 그는 면역력이 보통 사람보다 강했기에 콜레라균을 마시고도 콜레라에 걸리지 않았던 것이다.

페텐코퍼는 죽을 때까지 자신의 주장을 굽히지 않고 세균 감염설에 맞섰다. 하지만 학계는 콜레라의 원인으로 세균 감염을 정설로 받아들이기에 이른다. 이에 페텐코퍼는 실망한 나머지 우울증에 걸릴 만큼 마음고생을 하기도 했다.

3

사람 몸에 세균이 산다!
(몸속 박테리아의 발견)

극미세한 크기로 사람들에게 자신의 존재를 숨겨왔던 박테리아는 현미경이라는 발명품 앞에 처음으로 모습을 드러내었다. 그런데 앞에서도 이야기했듯 현미경 앞에 세계 최초로 모습을 드러낸 박테리아는 공교롭게도 인간 입안의 치석에 기생하는 세균이었다. 따라서 사람의 입안에 세균이 살고 있다는 사실을 통하여 '인간의 몸속에도 세균이 살고 있지 않을까' 하는 논리적 추론을 할 수 있게 되었다.

인체는 세포와 박테리아의 공생체다
• • •

인체의 기본단위는 세포이다. 즉 인체는 수많은 세포로 이루어져 있다. 독일 막스 플랑크과학수학연구소가 중심이 된 국제공동연구진은 이러한 세포의 수에 대한 연구를 진행하였는데, 이에 따르면 인체 세포 수는 성인 남성(몸무게 70㎏ 기준)이 약 36조 개, 성인 여성(몸무게 60㎏ 기준)이 28조 개인 것으로 나타났다. 아마 대부분 사람은 자신의 인체가 이처럼 많은 세포로 구성되어 있을 거라 믿고 있을 것이다.

하지만 미국 메릴랜드 소재 게놈연구소(TIGR) 연구진은 전혀 색다른 주장을 하고 나섰다. 인체가 세포로만 이루어진 것이 아니라 '세포 집합체와 함께 박테리아가 공생하는 유기물 집합체'라고 주장하였기 때문이다. 이 말은 인체에 세포 못지않게 많은 박테리아가 살고 있음을 뜻하는 말이다.

오늘날 연구에 의하면 입속에만 최소 800종에 달하는 박테리아가 살고 있으며, 대장에는 1천 종에 달하는 박테리아가 살고 있는 것으로 밝혀졌다. 장속에 사는 박테리아의 수만 수십조 마리이다. 성인의 경우 뱃속에 1천 여 종의 박테리아를 수십조 마리 이상 키우며 살고 있는 셈이 된다.

인체 내 박테리아 발견의 역사는 그리 오래지 않으며 최근까지 이어지고 있을 만큼 관심의 대상이 되고 있다. 최근 대두하고 있는 마이크로바이옴 분야는 가장 핫한 분야로 떠오르고 있다. 마이크로바이옴이란 몸안에 사는 미생물(microbe)과 생태계(biome)를 합친 말로 인체 내 미생물 생태계를 뜻하는 신조어이다. 이러한 마이크로바이옴에 주목하는 이유는 소화와 면역체계 같은 주요 기능에서 박테리아의 역할이 너무도 중요하다는 사실이 밝혀지고 있기 때문이다. 무엇보다 위막성 장염 환자의 경우 정상적 장내미생물 구성에 문제가 생겨 발병한다는 사실이 확인되면서 마이크로바이옴은 더욱 주목받고 있다.

예를 들어 위막성 장염 환자의 치료를 위해 대변이식술을 시행하는데, 이는 건강한 사람의 대변을 질병을 가진 환자에게 이식하는 시술법이다. 대변이식술은 특정 질병 환자에게 치료 성공률이 높은 것으로 나타나고 있는데, 이는 건강한 사람의 장내미생물 구성이 환자의 장내미생물 구성에 영향을 미치면서 나타나는 효과라고 이해할 수 있다.

마이크로바이옴은 이처럼 인체의 소화나 면역체계는 물론이고 심지어 비타민 합성 등에까지 관여하며 인체의 건강에 중요한 역할을 하고 있는 것으로 밝혀지고 있다. 이와 관련하여 게놈연구소(TIGR) 연구에 의해 인체가 '세포 집합체와 함께 박테리아가 공생하는 유기물 집합체'라는 주장까지 나오게 되었던 것이다.

영국의 생물학자인 앨러나 콜렌(Alanna Collen)은 자신이 쓴 『10퍼센트 인간』에서 세포가 10%라면 인체 내 박테리아는 90%라는 주장을 하며 주목을 끌었다. 이는 물리적 부피나 무게 비율을 이야기하는 것이 아니라 개수로 따졌을 때의 비율이다. 당시 알려진 인체의 세포수가 10조 개였고 박테리아의 수는 100조 개였기에 이를 바탕으로 '인체를 이루는 90%가 박테리아다' 라는 주장을 했던 것이다. - 1972년 미국임상영양학저널의 논문에서 사람의 세포수를 10조 개로 가정하고 100조 개의 몸속 미생물 수를 산정한 바 있다.

그러나 현재까지 밝혀진 박테리아의 수는 약 39조 개로 이전의 100조 개와는 큰 차이를 보인다. 이러한 차이가 나타나는 이유가 '셀(Cell)' 논문에서 밝혀졌다. 이전의 연구에서 산정한 위장관액이 1리터 기준이었는데, 실제 위장관액이 400밀리

리터 약간 못미치는 것으로 나타났기에 박테리아의 수도 39조 개 정도로 줄어들었다는 이야기다. 그러나 여전히 인체 내 박테리아의 수는 100조 개라는 사실이 더 많이 이용되고 있다. 이것은 아직 체내 박테리아 연구가 완성되지 않고 있음을 방증하는 것이다. 실제 연구에 의해 밝혀진 박테리아의 물리적 무게는 1.2~1.3킬로그램으로 뇌의 무게와 비슷한 수치다.

체내 박테리아를 어떻게 관찰할 수 있을까?

• • •

그렇다면 현대과학은 어떤 방식으로 체내 박테리아를 관찰하는 것일까? 이전에는 현미경으로 박테리아를 관찰하였으나 지금은 분석기술이 더욱 발전하여 분자생물학적 방법인 유전자 분석을 통하여 박테리아를 연구하고 있다. 그러나 이 방법들은 모두 분변 등과 같은 시료를 채취해야 연구가 가능한 방법이므로 체내 박테리아를 전체적으로 관찰하기에는 한계가 있었다. 이 방법을 보완하기 위해 등장한 것이 형광 조영제를 활용한 의료 영상 기술이다. 이것은 따로 시료를 채취하지 않아도 시도할 수 있는 방법이라는 점에서 진일보한 기술이라고 할 수 있다. 그러나 이 방법으로도 체내 깊숙이 자리하고 있는 미생물을 관찰하기에는 역시 한계가 있었다.

이런 가운데 2018년 대표적 과학저널인 〈네이처〉지에 포유류 체내 미생물 관찰 신기술이 발표되어 주목을 받았다. 이 신기술은 초음파를 이용하는 것으로 미국 캘리포니아공대 미케일 샤피로 교수팀이 이 기술로 체내 미생물을 관찰하는 데 성공하였다고 발표했다. 미생물의 유전체에서 특정 유전자를 발현시킨 후 초음파 영상 기기로 체내를 비추면 미생물들만 선명하게 볼 수 있게 하는 기술이다.

연구팀은 몇몇 박테리아의 몸속에서 작은 기포가 발생한다는 사실을 관찰하면서 이 기포가 어떻게 생성되는지 연구하였고, 특정 유전자가 발현됐을 때 기포가 생성된다는 사실을 밝혀내었다. 그리고 이 기포는 초음파 영상 기기가 내는 초음파 신호를 반사시키는 성질이 있다는 사실을 발견하였다.

연구팀은 쥐를 대상으로 실험을 진행하였고, 체내 박테리아의 위치를 파악하는 것은 물론 개체 수를 파악하는 데에도 성공하였다. 앞으로 이 기술이 발전되고 상용화된다면 인체 내 마이크로바이옴을 정확히 파악하는 데 큰 도움을 받을 수 있을 것으로 예상된다.

4

위산 때문에
위에는 세균이 살 수 없다고?

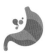

현미경에 의해 세균이 발견된 이래 체내 박테리아가 하나둘 발견되면서 의학계에서도 인체의 소화기관 내에 박테리아가 있다는 사실을 받아들이는 상황으로까지 발전했다. 그러나 위산으로 뒤덮인 위에는 생물이 살 수 없는 조건이기 때문에 세균이 없다는 것이 정설로 받아들여지고 있었다. 위에는 세균이 살 수 없다는 정설은 꽤 오랫동안 이어져 왔다.

토해낸 위액에서 발견한 강력한 위산

• • •

위에서 소화가 일어나는 과정에 대한 연구는 과거로부터 이어져왔고, 19세기 초에 이르러서는 토해낸 위액을 가지고 관찰하기에 이르렀다. 당시 학자들은 이러한 위액을 음식에 넣고 음식이 어떻게 변하는지 관찰하는 방법 등을 통하여 위액의 성분을 조사하였다. 이런 연구를 통하여 위액이 강한 산성을 띠고 있다는 사실을 파악하였으며, 이러한 산성이 위로 들어오는 세균을 모조리 죽일 수 있다는 사실도 알게 되었다. 이로써 당시 학자들은 위에는 강력한 산이 분비되기 때문에 위에는 세균이 살 수 없다는 학설을 정설로 믿게 되었다.

그런 가운데 19세기 콜레라가 전 유럽에 퍼지며 엄청난 피해를 주는 사건이 발생하게 된다. 그전까지 콜레라는 인도 벵갈지역에 국한된 감염병으로 알려져 있었다. 그런 콜레라가 전 유럽에 퍼지자 학자들은 당장 이에 대한 조사에 나섰다. 영국의 존 스노(John Snow) 역시 그런 사람 중 한 명이었다. 스노는 콜레라로 인해 죽은 환자를 조사하던 가운데 콜레라 환자가 마신 물에 원인이 있음을 발견하였다. 그리고 물을 통하여 콜레라가 전파된다는 사실을 알아내고 자신의 조사결과를 발표하였다.

물이 그 무서운 콜레라의 원인이라는 사실이 발표되자 유럽이 발칵 뒤집혔다. 당장 런던 등 유럽 대도시에서 시내 펌프의 물을 퍼올리지 못하도록 폐쇄하는 조치가 이어졌다. 지금도 물이 귀하지만 당시는 수돗물이 보급되지 않을 때라 물을 구하기가 쉽지 않을 때였다. 대부분이 공동으로 사용하는 물을 길어다 마셔야 하는 상황에서 물이 공포의 대상이 되자 순식간에 도시는 아수라장이 되었다.

이런 가운데 앞에서도 언급했던 코흐가 콜레라를 유발하는 세균을 찾아내기에 이른다. 거의 한 세기 동안 유럽인들을 공포에 빠뜨렸던 콜레라의 원인이 밝혀지는 순간이었다. 그럼에도 불구하고 당시 사람들은 이미 위에는 세균이 살 수 없다는 정설을 믿고 있었기에 콜레라균 때문에 콜레라가 발병한다는 사실을 믿기 어려운 사람들이 많았다.

지금 생각해보면 당시 사람들이 콜레라균을 믿지 않았던 이유를 유추해낼 수 있다. 당시 사람들은 여전히 세균보다는 나쁜 공기, 오염 등에 의해 감염병이 발생한다고 믿고 있었기 때문에 세균이 아닌 다른 나쁜 물질에 의해 오염된 물을 마셨기 때문에 콜레라가 발병한다고 생각했을 것이다. 하지만 지금 기준으로 보면 콜레라균이 번식한 물을 마신 사람이 콜레라에 감염된다고 쉽게 이해할 수 있다.

그러나 한 가지 문제는 여전히 남게 된다. 그것은 '강력한 위산을 분비하는 위에서 어떻게 콜레라균이 살아남을 수 있었을까' 하는 부분이다. 이론상으로는 위액 때문에 위에는 세균이 살 수 없다. 만약 콜레라균으로 오염된 물을 마셔 콜레라에 걸리는 메커니즘이 성립하려면 위에도 세균이 살 수 있다는 사실이 인정되어야 한다.

이미 19세기에 발견되었던 위에 살고 있던 세균들

• • •

코흐와 파스퇴르 등에 의해 세균설이 점점 퍼지자 이에 대해 연구하는 학자들이 등장하게 되었다. 그중 독일의 가브리엘 보트케(Gabriele Bottcher)와 프랑스의 마우리치 레튈레(Maurice Letulle)는 '위에도 세균이 살고 있지 않을까' 하는 가설을 세우고 연구한 학자들이었다.

1875년 이들은 위궤양의 점막 부위에서 세균을 발견하고는 이 세균이 위궤양을 일으킨다는 주장을 하였다. 하지만 이들은 곧 반대에 부딪쳤고 결정적인 증거를 찾으려 했지만 실패하고 말았다. 이로써 세균에 의해 위궤양이 생긴다는 주장은 한낱 가설에 머물게 되었다.

그로부터 6년이 지난 1881년, 독일에서 위에 살고 있는 세균을 발견했다는 주장이 터져 나왔다. 주인공은 독일의 에드윈 클렙스(Edwin Klebs)라는 학자였다. 그는 위에서 막대모양의 세균을 발견했다는 주장을 펼쳤다. 하지만 이 역시 사회적 반향을 일으키지 못한 채 역사의 뒤안으로 사라지고 말았다. 그럼에도 불구하고 위에서 세균을 발견했다는 주장은 그치지 않고 계속 이어졌다.

다시 8년이 지난 1889년, 이번에는 폴란드에서 위에서 세균을 발견했다는 주장이 이어졌다. 월리 야보로스키(Walery Jaworski)라는 학자는 위에서 세균을 발견한 후 스스로 *Vibrio rugula*라는 이름까지 붙이며 세상에 공표했다. 그는 이 세균이 위궤양의 원인이 될 것이라고 주장했지만, 당시 폴란드는 유럽의 변방이어서 주요 학자들의 주목을 받지 못했다. 무엇보다 야보로스키는 폴란드어로 자신의 연구결과를 발표했는데, 이것이 전 유럽으로 퍼져나가지 못하는 원인이 되었다는 후일담도 있다.

야보로스키와 동시대에 살았던 이탈리아의 줄리오 비초제로(Giulio Bizzozero)도 개의 위에 살고 있는 나선형 모양의 세균을 발견했다는 논문을 1892년에 발표하였다. 나선형 모양의 세균은 오늘날 헬리코박터 파일로리와 거의 일치한다. 그런 점에서 비초제로가 발견한 나선형 모양의 세균을 최초의 헬리코박터 파일로리 발견으로 보는 견해도 있다. 그러나 최초를 따질 때는 정확히 해야 할 필요가 있으므로 그 앞에 위궤양의 원인균으로 발표한 야보로스키와 가브리엘 보트케, 마우리치 레튤레의 연구도 인정되어야 한다는 주장도 있는 상황이다.

중요한 사실은 비초제로가 발견한 것이 오늘날의 헬리코박터 파일로리라 하더라도 당시에는 인정받지 못했다는 데 있다. 당시의 학자들은 여전히 강한 산성액이 분비되는 위에서는 세균이 살 수 없다는 생각을 하고 있었다. 놀라운 것은 이러한 믿음이 현대가 한창 펼쳐지고 있던 1980년대까지 이어졌다는 사실이다.

5

세균 수장은 맨 나중에 등장한다
(100년 후에야 모습을 드러낸 헬리코박터)

20세기 들어 몸속 박테리아의 연구가 계속되었음에도 불구하고 위장 내 세균에 대한 연구가 이어지지 않았다는 사실은 조금 놀랍다. 물론 강산에 의해 세균이 살 수 있는 조건은 성립되지 않았지만, 그럼에도 불구하고 위장병이 생긴다는 것은 뭔가 세균과 연관시킬 수밖에 없는 접점이 있기 때문이다. 게다가 앞에서도 밝혔듯이 이미 위에서 세균을 발견했다는 선행연구들도 있는 상황이었다.

과학적 사실은 변하게 마련이다
• • •

20세기 들어 위속의 세균에 대한 연구가 지지부진할 수밖에 없었던 이유중 하나는 기존에 굳게 믿고 있던 과학적 사실 때문이었다고 할 수 있다. 세균은 강한 산에 모두 죽는다는 과학적 지식은 지난 100여 년 동안 사실로 받아들여지고 있었다. 그러나 과학철학의 분야에서 과학적 사실은 진리가 아니라 시대에 따라 변한다고 주장한다. 뉴턴의 절대법칙이 그 시대에는 사실이었으나 상대성이론의 등장에 따라 변하게 되었다. 상대성이론 역시 그 시대에는 사실이었으나 양자역학의 등장으로 변하게 되었다. 양자역학 역시 마찬가지로 현재 더 나은 과학지식의 등장으로 인해 공격받고 있다.

과학적 사실은 이처럼 새로운 발견으로 변화하는 성질을 갖고 있다. 그럼에도 불구하고 현대과학이 등장하여 놀라운 현대문명의 주인공이 됨으로써 과학적 사실을 맹신하는 문화가 생기게 되었다. 이러한 과학적 맹신은 그 속에 안주하게 만드는 특징이 있다. 아마도 위속의 세균에 대한 연구가 지지부진할 수밖에 없었던 이유가 이와 연결되어 있을 것이다. 그런 점에서 기존 과학적 사실을 뒤엎고 새로운 사실을 증명해내는 일은 박수를 받을 만한 일이라 할 수 있다. 그 일을 해낸 사람이 호주의 병리학자 존 워런(John Robin Warren)과 내과의사 베리 마셜(Barry James Marshall)이었다.

위에서 갈매기 모양의 박테리아 발견하다

• • •

1979년 워런 박사는 만성 위염 환자들을 대상으로 현미경 조직검사를 하던 중 위점막 표면에 있는 조그만 갈매기 모양의 박테리아를 발견하게 되었다. 당시까지 위에는 절대 세균이 살 수 없다고 믿었기에 놀라운 발견이 아닐 수 없었다. 워런 박사는 당장 학회에 보고하였으나 누구도 믿어주는 사람이 없었다. 그러나 단 한 사람 관심을 갖고 연락온 사람이 있었으니 같은 병원의 수련중이던 내과 전공의 마셜이었다. 당시 마셜 박사는 소화기내과 교수가 되기 위해 연구주제를 찾던 중이었는데, 워런 박사가 발견한 박테리아가 연구주제에 적합할 것이라는 생각을 하였다. 마셜 박사는 당장 워런 박사의 도움을 받으며 100여 명의 위염과 위궤양, 십이지장궤양 환자를 대상으로 검사에 들어갔다. 그랬더니 놀랍게도 특정 박테리아가 모든 환자에게서 발견되는 것이 아닌가.

이 연구가 학계에서 인정을 받으려면 이 특정 박테리아의 존재를 증명해내야 했다. 박테리아의 존재를 증명하기 위해서는 박테리아 배양이 필수적이다. 마셜 박사는 환자들의 위점막 조직을 뜯어내어 배양실험에 착수했다. 하지만 세균 배양은 쉬운 일이 아니다. 세균이 자라는 조건이 완벽히 갖추어져야 비로소 배양이 이루어지기 때문이다. 마셜 박사 역시 수많은 실패를 거듭하였고, 이에 지친 나머지 휴가를 떠나기로 마음먹었다. 그런데 휴가를 떠날 때 세균배양기(incubator) 안에 있는

[그림 6] 인큐베이터에 둔 플레이트에 자란 세균 colony

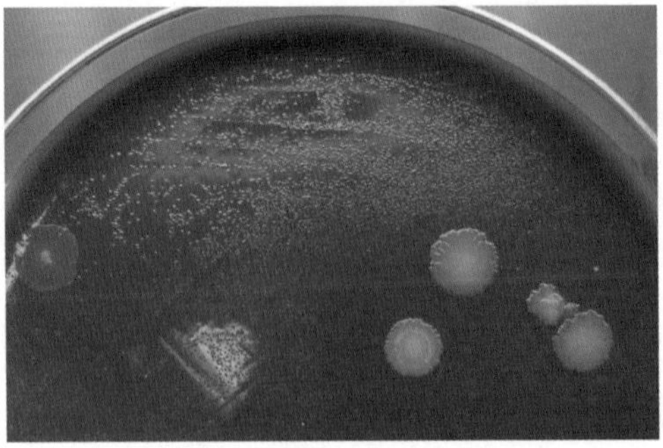

위점막균 플레이트(plate)를 버리고 떠나야 하는데, 깜빡 잊고 놔둔 채 짧은 휴가를 떠나게 되었다. 그리고 휴가를 다녀왔는데, 이게 웬일인가. 인큐베이터에 둔 플레이트에 처음 보는 영롱한 모양의 세균 colony(그림 6)가 자라고 있는 것이 아닌가.

처음에는 1983년 발견된 세균의 현미경 소견 및 유전자 서열 분석에서 캄필로박터(Campylobacter) 속(genus)과 비슷하여 *Campylobacter pylori*로 명명되었다가 이후 세균 명명에 이용되는 다섯 가지 분석법 즉 초미형태(ultrastructure), 지방 개요(fatty-acid profiles), 호흡 양상(respiratory quinones), 성장 성격(growth characteristics), 그리고 효소 능력(enzyme capabilities) 등을 바탕으로 판단했을 때 Campylobacter 속과는 전혀 다른 새로운 속(genus)으로 밝혀졌다. 이에 1989년에 새로운 속인 헬리코박터(Helicobacter)로 명명되어 1989년 이 세균의 이름은 *Helicobacter pylori*가 되었다(Luning G et al. *Campylobacter pylori* becomes *Helicobacter pylori*. Lancet 1989;2:1019-1020). 그 이유는 이 박테리아의 모양이 나선형(helico) 세균(bacteria)이었으며, 이 박테리아 발견 당시 위의 아래쪽인 유문부(pylori)에 주로 살고 있기 때문이었다.

마셜 박사는 워런 박사처럼 헬리코박터 파일로리균이 위염과 위궤양을 일으킬 것이라는 논문을 발표했다(그림 7). 그러나 예상했던 대로 이때의 반응 역시 워런 박사 때처럼 냉랭했다. 그럼에도 불구하고 마셜 박사는 포기하지 않았다. 대신 헬리코박터 파일로리가 위염과 궤양을 일으키는 원인이라는 사실을 증명하는 것이 급선무라는 생각을 했다. 그때 생각한 것이 자신을 실험대상으로 삼는 조금은 엉뚱한 발상이었다.

[그림 7] 마셜 박사가 발표한 헬리코박터 파일로리균이 위염과 위궤양을 일으킬 것이라는 논문

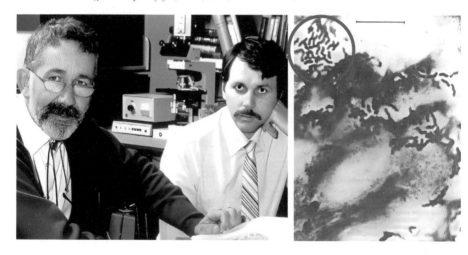

THE LANCET, JUNE 4, 1983

**UNIDENTIFIED CURVED BACILLI ON GASTRIC
EPITHELIUM IN ACTIVE CHRONIC GASTRITIS**

SIR,—Gastric microbiology has been sadly neglected. Half the
patients coming to gastroscopy and biopsy show bacterial
colonisation of their stomachs, a colonisation remarkable for the
constancy of both the bacteria involved and the associated
histological changes. During the past three years I have observed

마셜 박사는 망설임 없이 헬리코박터 파일로리가 가득차 있는 컵의 물을 꿀꺽 마셨다. 처음에는 별 반응이 일어나지 않다가 일주일 정도 지났을 때 드디어 반응이 일어나기 시작했다. 처음엔 구토와 함께 통증이 발생했다. 검사 결과 위궤양인 것으로 밝혀졌다. 이제 위궤양을 낫게 하는 것이 중요하다. 처음에 항생제를 먹었지만 별 효과가 없었다. 마셜 박사는 워런 박사와 함께 헬리코박터 파일로리에 대응

[그림 8] 헬리코박터 파일로리의 존재를 알린 공로로 노벨 생리학·의학상을 수상한 마셜 박사와 워런 박사

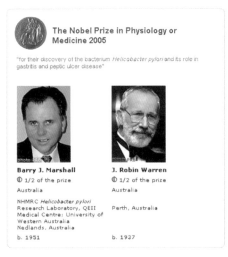

http://www.nobelprize.org

할 약제를 찾기 위해 고군분투하였다. 그러다가 여러 종류의 항생제를 한꺼번에 처방할 때 헬리코박터 파일로리가 제거된다는 사실을 알아내기에 이른다. 실제 마셜 박사는 워런 박사와 함께 헬리코박터 파일로리를 죽일 수 있는 치료제로 항생제와 산분비 억제제를 처방하여 위염과 위궤양 환자의 치료에 긍정적 결과를 얻기도 하였다.

마셜 박사는 1984년에 프리맨틀 병원에서 이와 같은 실험을 직접 실시하여 자신의 논문이 맞다는 사실을 증명하였다. 이로써 사람들은 헬리코박터 파일로리의 존재를 인정하게 되었으며, 마셜 박사와 워런 박사는 위염과 소화성궤양의 원인을 증명한 공로로 2005년 노벨 생리학·의학상을 공동 수상하기에 이른다(그림 8).

드디어 모습을 드러낸 세균계의 수장 헬리코박터

• • •

지금도 그런 면이 있지만, 과거 위염과 위궤양은 치료가 아주 어려운 난치병에 속했다. 특히 출혈과 통증이 재발되곤 했기에 여러 가지 소설에 등장하는 질환이었다. 그런데 이러한 위염이나 위궤양의 원인이 되는 존재가 드러났다. 그것은 바로 헬리코박터 파일로리였다. 수많은 세균학자가 연구를 거듭하였지만, 모습을 드러내지 않고 꼭꼭 숨어 있다가 드디어 등장한 박테리아계의 수장! 헬리코박터 파일로리를 박테리아계의 수장이라고 부를 수밖에 없는 까닭은 주인공이 마지막에 등장하듯 마지막에 화려하게 등장했기 때문이다. 무엇보다 헬리코박터 파일로리는 강한 산성의 위속에서 생존할 만큼 강력하고 끈질긴 세균이기도 했다.

그렇다면 헬리코박터 파일로리는 어떻게 강력한 위산과 단백질까지 분해해버리는 펩신이 가득한 위속에서 생존할 수 있었을까? 이에 대한 연구도 이루어졌다. 헬리코박터 파일로리가 강력한 위산의 공격을 이겨낼 수 있었던 것은 바로 아주 많은 양의 암모니아를 분비하는 나름의 무기가 있기 때문이었다. 암모니아는 염기성을 띠는 물질로 산과 만나면 중화시키는 성질이 있다. 헬리코박터 파일로리는 이러한 기능적 성질을 통하여 강한 산성의 환경조건에서도 굴하지 않고 생존하면서 증식할 수 있었던 것이다.

이후 헬리코박터 파일로리에 대한 더 많은 연구가 이루어졌는데, 그 결과 국제암연구기관(IARC)에서 헬리코박터 파일로리를 발암인자로 선정하는 상황에까지 이르렀다. 즉 헬리코박터 파일로리는 단지 위염이나 위궤양에만 관여하는 것이 아니라 위암까지 일으킬 수 있는 인자로 선정된 것이다. 여기에서 한 가지 알아두어야 할 사실은 헬리코박터 파일로리가 노벨상까지 받고 발암인자로 선정되었다고 해서 이 세균이 있을 경우 무조건 위험 질환에 걸린다고 말할 수는 없다는 점이다. 당시 노벨상 선정위원회도 헬리코박터 파일로리에 감염됐다고 해서 모두 위장질환에 걸리는 것은 아니라는 점을 분명히 밝혔다. 그 이유는 헬리코박터 파일로리의 종류가 워낙 많고 또 유전자를 포함한 개인마다 다른 숙주인자의 차이가 있기 때문이라고 했다. 게다가 헬리코박터 파일로리와 연관된 최근 연구결과 중에는 위암과 헬리코박터 파일로리의 관련성이 없어 보인다는 결과도 있었다.

그럼에도 불구하고 헬리코박터 파일로리가 위염이나 위궤양의 100% 원인은 아니더라도 가장 중요한 원인 중 하나라는 사실은 부인할 수가 없다. 실제 이 세균을 제거함으로써 치료 가능성이 높아지는 결과들이 많기 때문이다. 이 때문에 위염이나 위궤양으로 고생하는 사람들은 물론이고 증상이 없는 사람들도 헬리코박터 파일로리균이 발견될 경우 위암 발생 억제를 위해서라도 제거 치료를 권장하고 있는 상황이다.

2장

STOMACH

REVOLUTION

헬리코박터가 박테리아계의 수장인 이유

1

가장 성공한 생물체가
박테리아라고?

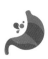

우주가 생겨나고 지구가 탄생한 이래 가장 성공한 생물체는 무엇일까? 당연히 인간이라 답하고 싶겠지만, 과학자들은 박테리아라고 이야기한다. 왜 과학자들은 박테리아를 가장 성공한 생물체라고 말하는 걸까?

박테리아는 최초의 생명체였다
• • •

지구에서 최초의 생명체는 어떻게 탄생하게 되었을까? 초기 지구가 탄생하면서 만들어진 물질들은 모두 간단한 원자의 결합으로 이루어져 있었다. 지구 내부를 이루는 주요물질인 철의 경우 Fe 원자의 결합으로만 만들어졌으며, 지표면의 주요 물질인 물의 경우도 수소 원자 2개와 산소 원자 1개가 결합한 H_2O 분자로 이루어졌다. 암석의 경우도 이산화규소 SiO_2와 산화알루미늄 Al_2O_3 등 몇 개 원자의 결합으로 이루어졌다. 이러한 사실에서 알 수 있듯 무생물을 이루는 물질은 대개 몇 개의 원자가 결합한 분자로 이루어진 경우가 대부분이었다.

그러나 생명체의 기본단위가 되는 유기물로 오면 이야기가 달라진다. 생명체의 몸을 이루는 기본단위인 단백질의 경우 헤아리기 힘든 수의 원자가 모여 하나의 분자를 이루고 있다. 단백질의 화학식은 $(NH_2CHR_nCOOH)_n$으로 여기서 n은 NH_2CHR_nCOOH의 결합이 무수히 이어졌다는 것을 뜻한다.

이런 상황을 살펴볼 때 무기물에서 유기물이 만들어지기 위해서는 더 많은 원자의 결합이 이루어져야 하므로 시간이 많이 걸릴 수밖에 없다. 그래서 무기물이 먼저 만들어지고 이후에 유기물이 만들어지는 진화의 과정을 거쳤던 것이다. 이제 이 단백질과 같은 유기물이 만들어지면서 생명체의 기본단위가 되는 세포가 만들어질 조건을 구비하게 된다. 그리고 드디어 원시세포가 만들어지는데, 이 세포가 바로 최초의 생명체가 된다. 세포 하나로 이루어진 이 최초의 생명체가 바로 박테리아이다.

35억 년을 살아남은 박테리아의 성공
• • •

박테리아로부터 시작한 생명체는 현재 지구상에 1천만 종 이상의 생명체로 진화해 있는 상태다. 그런데 자연의 생태계에서 한 종의 생명체가 나타난다고 현재까지 이어진다는 보장은 없다. 왜냐하면 다윈의 자연선택설에 따라 생존경쟁에서 환경에 적응한 것만 살아남을 수 있기 때문이다. 그런 고로 현재 지구상에 존재하는 1천만 종 이상의 종들은 생존경쟁에서 성공한 생명체라고 할 수 있으며, 나머지 패배자들은 모두 멸종의 길을 걸었다.

박테리아가 지구 최초의 생명체로 등장한 시기는 지금으로부터 약 35억 년 전이다. 이 35억 년의 시간 동안 무수히 많은 생명체가 멸종하였다. 그러나 박테리아는 오히려 번성하며 35억 년의 생명을 이어오고 있다. 그런 점에서 박테리아는 지구상 생물 중 가장 성공한 생명체라고 할 수 있다.

박테리아는 가장 오랫동안 생명을 이어오고 있을 뿐만 아니라 현존 지구상에 가장 많은 수를 번식시키고 있는 생물이기도 하다. 세상에 존재하는 어떤 생물도 박테리아의 수를 능가하지 못한다. 한 사람의 몸속에 들어 있는 박테리아의 수만 약 39조 개라고 했는데, 이 수는 지금까지 존재했던 모든 인간의 세포 수보다 많다. 바닷가에 물고기가 아무리 많아도 박테리아의 수를 이기지 못하고 들에 벌레와 곤충의 수가 아무리 많다 해도 박테리아의 수를 넘어서지 못한다. 박테리아가 이처럼 많은 수를 번식시킬 수 있었던 것은 기생과 공생의 원리 때문이다. 박테리아는 스스로 살아갈 방법 대신 다른 생물의 몸속에 기생하거나 공생하는 방법을 택했기 때문에 어느 생물보다 많이 번식할 수 있었다.

박테리아가 이처럼 긴 시간 동안 멸종하지 않고 생존하며 지구상에 가장 많은 수를 번식시킬 수 있었던 것은 그들의 생명력 때문이라고 할 수 있다. 지구는 진화의 과정에서 생물이 사는 지구 표면이 용광로처럼 뜨겁게 변하거나 빙하기를 맞이하는 등 극심한 온도와 대기환경의 변화가 있었다. 박테리아가 그런 과정에서도 살아남을 수 있었던 것은 박테리아가 에너지를 얻는 방식의 다양화를 이뤄낼 수 있었기 때문이라고 할 수 있다. 예를 들어 박테리아 중에는 광합성으로 에너지를 얻는 종도 있고 무기물질에서 에너지를 얻는 종도 있다. 이들은 지구 표면이 용광로처럼 뜨겁게 변하면 지하 깊은 곳으로 들어가 무기물을 이용하여 생명을 이어갈 수도 있고, 아무리 빙하기가 오더라도 광합성을 이용하여 생명을 이어갈 수 있다.

앞으로 지구환경은 어떻게 변할지 아무도 모른다. 역사적으로 여러 빙하기에 생물이 대량으로 멸종한 사건들이 연이어 일어났는데, 다시 빙하기가 올지도 모른다. 과연 빙하기가 왔다고 했을 때 인간종은 살아남을 수 있을까? 여기에 대해 아무도 장담할 수 없다. 하지만 박테리아가 여전히 살아남을 것이라는 사실은 역사가 증명하고 있다. 과학자들은 이러한 이유로 지구상에서 가장 성공한 생물체로 박테리아를 들고 있는 것이다.

2

신비한 몸속
미생물의 세계

박테리아가 발견된 이래 세균학이 탄생하게 되었고 인간의 몸속 미생물에 대한 연구로 이어지고 있다. 여기서 미생물이라는 용어에 주목할 필요가 있는데, 미생물은 단지 세균(Bacteria)만이 아니라 진균(Fungi), 바이러스(Virus)까지 포함된 맨눈으로는 관찰할 수 없는 모든 작은 생물을 통칭하는 개념이다. 세균을 연구하던 중 세균과는 성질이 다른 생물종이 발견되어 미생물이라는 용어가 탄생하게 되었으며, 세균은 미생물에 포함되는 개념이라고 이해할 수 있다.

미생물의 체계

• • •

박테리아를 이해하기 위해서는 먼저 생물학적 미생물을 지칭하는 단어나 미생

[그림 9] 장내미생물 종류

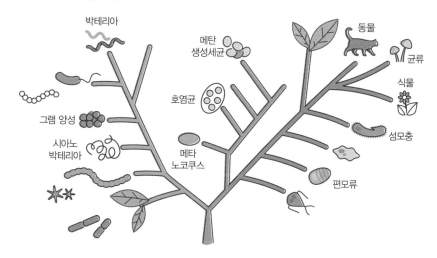

박테리아
메탄 생성세균
동물
균류
그램 양성
호염균
식물
시아노 박테리아
메타 노코쿠스
섬모충
편모류

물의 체계에 대해 알아둘 필요가 있다. 장내미생물무리(gut microbiota)란 숙주 장 내에 존재하는 세균(bacteria), 고세균(archaea), 진핵생물(eukarya), 바이러스를 포함한 미생물 군집을 일컫는다. 즉 살아 있는 생물만을 지칭하는 것이다. 반면 장내미생물무리 유전체(gut microbiome)는 장내미생물 마이크로바이옴이라고도 하는데 장내미생물무리와 함께 이의 전체 유전체로 장내미생물무리보다는 넓은 단위이고 보통 학자가 연구하는 것은 이 장내마이크로바이옴이다.

메타지노믹스(Metagenomics)란 장내미생물 유전자를 모두 알아보는 것으로 Metagenomics of the Human Intestinal Tract (MetaHIT) project에서 124명의 장내미생물무리를 분석한 결과 99%의 유전자가 세균성이고, 전체에서 1,000~1,150종(species)이 발견되며, 각 개인은 약 160개의 세균종을 가지고 있고,

[그림 10] 원핵세포와 진핵세포의 차이

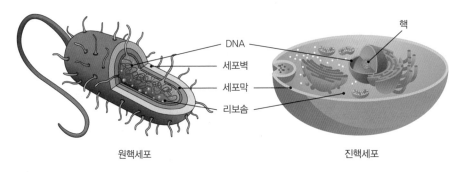

DNA
핵
세포벽
세포막
리보솜

원핵세포   진핵세포

미생물 유전자는 300만 개 이상으로 밝혀졌다(그림 9). 그렇다면 진균, 바이러스 등은 세균과 어떤 차이가 있는 것일까?

생물학에서 생물은 크게 원핵생물과 진핵생물로 나뉜다. 이것은 세포의 모양으로 분류한 것으로 원핵세포의 경우 세포 내에 유전자와 세포질로만 구성되어 있는 형태를 하고 있고, 진핵세포의 경우 세포핵과 세포내 소기관 등이 있는 형태를 갖추고 있다(그림 10).

미생물 중 세균은 원핵세포를 가지고 있으므로 원핵생물에 해당한다. 그야말로 생존에 꼭 필요한 매우 간단한 구조를 가지고 요령껏 생존하는 것이다. 반면 곰팡이 등과 같은 진균은 진핵생물에 해당한다. 이로써 세균과 진균의 차이를 알 수 있다. 바이러스의 경우 세포로 구성되어 있지 않고 유전자로만 이루어진 미생물이다. 이 때문에 홀로 있을 때는 무생물이지만, 숙주에 붙게 되면 증식하는 생물의 특징을 나타낸다. 코로나19 바이러스가 그러하다.

입속 박테리아의 세계

• • •

몸속 미생물은 인간사회처럼 군집을 이루며 살고 있는데, 이를 마이크로바이옴이라고 부른다. 그렇다면 이러한 미생물은 인체의 어느 곳에 살고 있을까? 이 책의 주제가 세균이므로 세균 중심으로 이야기해 보도록 하자.

최초 박테리아의 발견이 치석에서 나온 것처럼 먼저 입속에는 수많은 박테리아가 살고 있다. 지금까지 밝혀진 입속 세균의 종류만 500종에 달한다고 한다. 학자들의 연구에 의하면 세균 덩어리 1g당 1,000억 마리 정도의 세균이 있는 것으로 밝혀졌다.

몸속 세균은 모양에 따라 크게 구균, 막대균(간균), 나선균, 방선균 등으로 나눌 수 있다. 구균은 구나 알 모양의 세균이고, 막대균은 막대 모양의 세균이다. 나선균은 구부러진 나선 모양의 세균이고, 방선균은 가지 달린 실 모양의 세균이다(그림 11). 이 중에서 입속에 나선균이 있을 경우 치주질환을 일으킬 가능성이 높고, 방선균이 있을 경우 각종 구내염과 괴사성 궤양염, 궤양성 치은염 등의 원인이 될 수 있다고 알려져 있다. 또 구균에 속하는 무탄스균은 충치를 유발하고, 나선균에 속하는 진지발리스균은 잇몸질환을 일으키는 것으로 알려져 있다.

건강한 사람의 입속 세균수는 일정하지만, 잇몸이 붓거나 충치가 생기는 등 입안에 문제가 있을 경우 정상인보다 입안에 나쁜 세균이 많다고 진단할 수 있다. 유해한 입속 세균이 많아지면 단지 입안뿐만 아니라 신체 전반에도 악영향을 준다는

[그림 11] 구균, 간균, 나선균, 방선균의 모양

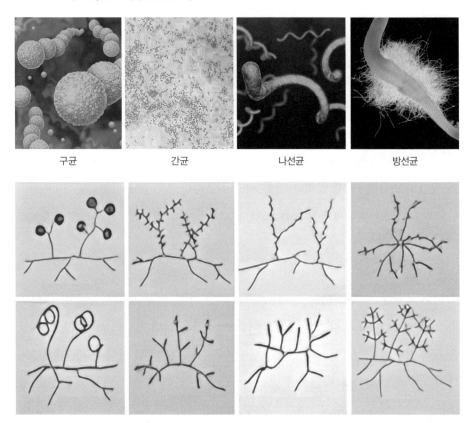

| 구균 | 간균 | 나선균 | 방선균 |

연구결과도 있기 때문에 유의해야 한다. 특히 입안 세균은 잠을 잘 때 가장 많이 번식하는 것으로 알려져 있어 자기 전에 반드시 이를 닦고 자는 습관을 길러야 한다.

피부, 눈, 호흡기, 생식기 등 인체 곳곳에 세균이 산다

• • •

박테리아는 대개 입과 장내에 사는 것으로 알려져 있지만, 그 외에도 피부, 눈, 호흡기, 생식기 등 인체 곳곳에 살고 있다는 것이 밝혀졌다. 먼저 피부는 과일의 껍질과 같은 역할을 하는 부분으로 외부 환경으로부터 인체를 보호하며, 체내 여러 조직과 상호작용하며 건강을 유지하는 기능을 한다. 이러한 피부에도 박테리아가 살고 있다는 사실이 발견되었는데, 이때 피부 박테리아는 피부가 제대로 기능을 하는 데 도움을 주는 것으로 파악되었다.

피부에서 발견된 대표적 미생물로는 박테로이데테스(Bacteroidetes), 후벽균문(Firmicutes), 프로테오박테리아(Proteobacteria), 방선균(Actinobacteria) 등이 있다. 재미있는 것은 이러한 미생물 생태계의 조성이 개인의 영양 상태나 건강, 나이, 성차 등에 따라 다르게 나타나며, 주위 환경에 따라서도 달라진다는 사실이다. 이러한 세균 중에는 항균 및 항염증성 반응을 하면서 병원성 세균이 번식하는 것을 막고 면역작용에 도움을 주는 세균도 있다. 반면 이러한 정상적 세균 생태계가 무너지면 유해한 세균이 침투하여 피부병 등이 발병하게 된다.

우리는 '눈에 어떻게 세균이 살까' 생각하지만 눈에도 세균이 살고 있다는 사실이 발견되었다. 건강한 눈의 안구에서 발견된 미생물 중에는 연쇄구균(Streptococcus)과 코리네박테리움(Corynebacterium), 큐티박테리움(Cutibacterium)이 가장 흔하게 발견되고 페도박터(Pedobacter) 등이 있다. 이러한 세균들 중심으로 박테리아 생태계가 조성되어 있는 사람의 눈은 건강하다고 할 수 있다. 건성안, 콘택트렌즈 착용,

환경적 요인, 눈꺼풀염 등이 눈 표면의 미생물 다양성 감소나 특정 미생물이 우세와 관련이 있다는 연구들이 진행되고 있으며, 이 결과들은 인종, 환경, 기저질환 등 개인상황에 영향을 받을 수 있다. 병원성 세균이 침투하여 생긴 결막염을 세균성 결막염이라 하고 바이러스가 침투하여 생긴 결막염을 바이러스성 결막염이라고 한다.

폐에도 세균이 살고 있다는 사실은 최근에 와서야 밝혀졌다. 불과 2009년에 쓰여진 논문에서조차 건강한 사람의 폐에는 세균이 살지 않는다는 내용이 지배적이었다. 그러나 이후 급격한 미생물학의 발달로 건강한 사람의 폐에도 베일로넬라, 프리보텔라, 푸소박테리움, 해모필러스, 연쇄상구균 같은 것들이 산다는 사실이 발견되었다. 이러한 세균들이 폐 내의 세균 생태계를 이루며 폐의 면역을 지키는 데 기여하고 있다는 것이다. 폐와 관련된 흔한 질병인 폐렴의 경우 병원성 세균이나 바이러스의 감염 때문인데, 정상적 폐의 미생물 생태계가 무너질 때 이들 유해 세균이나 바이러스들이 침투함으로써 질환이 발생한다는 사실을 알 수 있다.

그 외 여성의 생식기인 질에도 건강한 세균들이 살고 있다는 사실이 발견되었다. 질은 생식기와 연결되어 있어 외부의 독소가 침범하기 쉬운 환경에 있는데, 질 내에 서식하는 많은 종류의 정상 세균들이 이 독소를 막아내는 역할을 하고 있다는 사실이 밝혀졌다. 그중 가장 많은 비율을 차지하는 유산간균(락토바실러스)은 질 내에서 젖산 생성으로 pH 3.8~4.5에 해당하는 산성 상태를 만듦으로써 외부의 독소를 막아내는 역할을 한다. 자연분만이나 제왕절개 등 출산 경로에 따라 태아의 장내세균의 종류가 달라진다는 것, 남아, 여아에서의 장내세균이 다르다는 것은 매우 흥미롭다. 예를 들어 산모의 스트레스는 질 면역과 질 상주균인 유산균의 감소를 유발하는데 남아에서는 이러한 유산균의 감소로 인해 혐기성 세균인 박테로이데스(Bacteroides) 및 클로스트리디움(Clostridium)이 증가하여 큰 영향을 받는데 반해 여아에서는 이런 현상이 발생하지 않는다. 유산균을 복용했을 때 질에 전달되는 경로에 대해서는 유산균 일부가 항문을 지나 질에 도달하여 효과를 내거나 또는 소화기관을 거쳐서 대사되어 질까지 도달하는 것으로 설명하고 있다.

장내에 사는 세균의 종류만 1,000여 개

• • •

인체에는 이처럼 곳곳에 세균이 살고 있고, 정상적 세균 분포는 인체의 건강을 유지하는 데 도움을 주고 있는 것으로 밝혀졌다. 그런데 다양한 인체 세균 분포의 절대 다수는 장에 몰려 있는 것으로 밝혀졌다. 여러 연구에 의해 장내에 사는 미생물의 종류만 천여 종에 달하는 것으로 알려졌고, 그중에서도 대장에 80% 이상, 종수로도 700종 이상이 몰려 있는 것으로 알려져 있다. 왜 이처럼 장에는 많은 미생물이 살고 있을까?

미생물 연구기술이 발전하면서 상내미생물의 역할이 점점 더 밝혀지고 있다. 인체의 각 기관에 존재하는 미생물군이 인체에 유익한 역할을 하는 것처럼 장내미생물 역시 인체의 건강에 유익한 역할을 한다는 사실이 더 많은 영역에서 밝혀지고 있다. 과거에는 인체에 유익한 유산균이 있고 해로운 유해균이 섞여 있다고 알려졌었는데, 미생물학의 발달에 따라 중요한 것은 미생물의 생태계 구성이라 할 수 있는 마이크로바이옴인 것으로 밝혀졌다. 마이크로바이옴이란 단지 유익균과 유해균을 따지는 비율이 아니라 미생물이 이루고 있는 생태계 그 자체라고 설명하는 개념이다. 예를 들어 건강한 사람의 장이 이루고 있는 미생물 종의 비율이 있는데, 그 비율을 정상적 마이크로바이옴이라 부를 수 있다. 한편 정상적 마이크로바이옴 균형이 깨진 상태를 비정상적 마이크로바이옴이라 부른다. 대개 질병은 비정상적 마이크로바이옴 상태에서 오는 것으로 밝혀지고 있다.

여러 연구에 의하면 마이크로바이옴에서 중요한 것은 장내 생태계를 이루고 있는 미생물 종의 다양성이며, 다양성이 높을수록 건강한 기능을 발휘하고, 다양성이 떨어질수록 병원균의 침투가 용이한 것으로 밝혀져 있다. 장에는 대개 100에서 1,000여 개에 달하는 종의 미생물이 살고 있다. 이때 종의 다양성이 높을수록 건강한 장이라고 할 수 있는데, 과거 수렵하던 시절의 선조들 장이 가장 다양성이 높은 것으로 나타나 있다. 반면 서구식 식단을 즐겨 먹는 현대인들의 경우 미생물 종의 다양성이 떨어져 100~300여 종에 불과한 것으로 밝혀지고 있다.

대개 장내미생물 검사를 했을 때 미생물 종수가 150~250개 정도인 경우에도 나름 건강한 장이라고 할 수 있다. 하지만 여러 질환을 앓고 있는 환자의 장내미생물 검사를 해보면 이보다 더 낮은 수치의 결과가 나온다. 뿐만 아니라 정상적 마이크로바이옴에서 잘 발견되지 않는 병원균들의 비율이 높아져 있는 것으로 나오는데, 대표적인 것이 대장균 수치다. 대장균은 대장에 서식하는 대표적 유해균으로 정상적 마이크로바이옴에서는 거의 발견되지 않는다. 하지만 장 기능이 떨어져 있는 사람들은 대장균의 비율이 10~20%로 나오기도 하고, 심각한 질환에 걸려 있는 환자의 경우 이보다 높은 수치가 나오기도 한다.

마이크로바이옴에서 다양성이 중요한 이유는 여러 종이 각자의 기능을 하며 서로 돕는 역할로 건강에 기여하기 때문이다. 어떤 장내미생물은 체내 소화효소로 분해되지 않은 성분들을 발효시켜 소화를 돕는다. 다른 장내미생물은 인체의 대사물질을 생성하여 대사활동에 도움을 주기도 한다. 또한 어떤 장내미생물은 인체가 필요로 하는 영양분을 만들어내기도 한다. 한편 장은 사람이 매일 먹는 음식물이 통과하는 곳으로 각종 오염물질에 노출된 위험한 곳이라 할 수 있는데, 미생물 중에는 각종 병원균에 대응하는 면역 기능에 도움을 주는 것들도 있다.

이미 앞서 기술한 것처럼 지구에서 가장 성공적인 동물종은 인간이 아니라 세균이라는 주장이 설득력을 가지고 있다. 가장 큰 이유는 세균들이 짧은 시간 안에 완전히 새로운 환경조건에 적응할 수 있기 때문이다. 기존 생물학에서는 이를 각 개체의 우연한 돌연변이로 설명하였는데, 현대 이론에서는 군집단위의 특별한 사회구조 때문임을 발견했다. 개체군의 세균들은 모두 개성이 달랐으며 개체군 전체에 끼치는 영향도 달랐다. 즉 일치를 강화시키는 세균들, 다양성을 만들어내는 세균들, 선구자들, 자원을 구하는 자들이 균형을 이루고 있다가 환경이 변화하면, 이들 중 가장 새로운 방향에 맞는 이들이 단체를 구하는 양상을 보여주었다. 즉 다양성이 사회 시스템의 생존을 보장하고 학습에 유리하며 궁극적으로는 다양성이 성공을 부른다는 것이다(한스-게오르그 호이겔 작. 승자의 뇌구조에서 나온 내용).

정리하면 정상적 마이크로바이옴은 사람의 대사와 영양, 면역 조절, 병원체 침입

방지 등 여러 가지 역할을 한다고 볼 수 있다. 대사와 관련해서는 빌리루빈, 담즙산, 에스트로겐, 콜레스테롤 대사에 관여하는 것으로 발견되었고, 소량의 비타민도 생산하는 것으로 밝혀졌다. 면역과 관련해서는 유익균이 만드는 대사물질이 장벽을 튼튼하게 함으로써 나쁜 세균이 침투하지 못하도록 면역 기능을 도와주는 것으로 밝혀졌다.

장내미생물에 대한 연구는 2008년 미국국립보건원의 주도로 시작된 '인간 마이크로바이옴 프로젝트'가 대표적이라고 할 수 있다. 이 프로젝트로부터 시작하여 인류의 장내미생물에 대한 연구는 날개를 달게 되었고, 현재까지 발전을 거듭하고 있다. 이 과정에서 마이크로바이옴의 중요성이 밝혀졌다. 일리야 메치니코프(Ilya Ilyich Mechnikov)(그림 12)에 의해 발견되었고 장수를 가져온다고 알려진 유산균의 시대에서 지금은 마이크로바이옴 시대라 할 만큼 마이크로바이옴이 중요한 시대를 살게 된 것이다.

[그림 12] 일리야 메치니코프

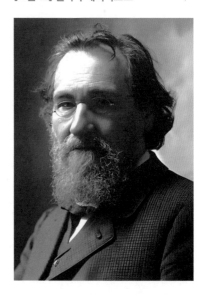

3

인간세계를 꼭 닮은
미생물의 세계

　마이크로바이옴, 즉 체내 미생물 생태계에 대한 이야기를 했다. 그런데 이러한 마이크로바이옴은 그 구성이 흥미롭다. 미생물 중에는 몸에 이로운 미생물만 있는 게 아니라 몸에 해로운 미생물도 있고, 정확히 역할이 규명되지 않은 미생물도 있다. 이것은 흡사 인간세계와 비슷한 군집이라 할 수 있다. 인간세계에서 좋은 사람이 있는가 하면 나쁜 사람도 있고 그저 그런 사람도 있기 때문이다. 또한 상황에 따라 좋은 사람이 되었다가도 다른 상황에서 급격히 나쁜 사람으로 변하기도 한다. 즉 미세환경이 사람의 성격을 결정하는 것도 마이크로바이옴과 비슷하다.

장내미생물 생태계

• • •

장내미생물은 흔히 Taxa로 분류하는데 Phylum(문), Class(강), Order(목), Family(과), Genus(속), Species(종) 중 한 가지 형태로 제시한다. 장내미생물중 대표적 유익한 균으로 비피더스균, 락토바실러스 등이 있고 유해한 균으로 클로스트리디아, 박테로이데스 등이 알려져 있다. 건강한 사람의 장속에도 이와 같은 유익한 종과 유해한 종이 섞여 장내미생물 생태계를 이루고 있다. 그러나 이때 유해한 종이 있다고 해서 당장 건강에 해를 끼치지는 않는데, 다양성이 유지되는 건강한 생태계 구조에서는 병원성 성질을 발휘하지 않기 때문이다.

장내에 유익한 종과 유해한 종이 섞여 생태계를 이루는 원리를 살펴보자. 보통 세균을 두 종류로 나누는데 장 점막세포에 달라붙어 사는 세균(mucosal microbiota)과 점막세포 표면에 붙어있지 않고 공간에 떠있는 세균(luminal microbiota)으로 나눈다(그림 13). 예를 들어 a, b, c 세 종류의 박테리아가 있다고 했을 때 a균은 장벽에 잘 달라붙어 살 수 있으나 b균은 그럴 수 없다. 하지만 이때 b균은 a균이 필요로 하는 역할을 한다. c균은 b균을 활성화시킬 수 있는 역할을 한다. 이와 같이 장내미생물은 다른 종끼리 서로 공생하는 관계를 유지하며 생태계를 이루고 있는 것이다. 일반적으로 유익균과 유해균의 비율이 8.5 대 1.5 정도일 때 건강한 생태계를 이루는 것으로 알려져 있다. 만약 장에 탈이 났다면 대개 이러한 장내미생물 생태계의 비율이 깨졌을 가능성이 높다.

최근 건강한 마이크로바이옴 비율을 유지하기 위해 프로바이오틱스를 먹는 것

[그림 13] 장 세포에 붙어 사는 세균과 공간에 떠있는 세균

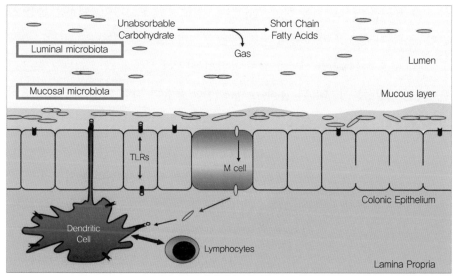

윤기철, 김나영. The effect of microbiota on colon carcinogenesis. J Cancer Prev. 2018;23:117-125.

이 유행인데, 프로바이오틱스란 단지 유산균이 아니라 장내 생태계를 이루는 주요 균중 가장 중요하다고 생각되는 2~3균종으로 이루어진 보충제를 뜻한다. 주로 식약처에서 인정받은 19종이 사용되고 있다. – 유산균은 음식이 발효할 때 락트산을 생성하는 균을 뜻한다. – 이러한 프로바이오틱스가 정상적 마이크로바이옴 형성에 도움을 준다는 연구결과도 있지만 그렇지 않은 연구결과도 있는데, 이러한 결과가 나타나는 이유는 입으로 섭취한 균종이 위장관을 거쳐 대장까지 살아남기 힘들기 때문이다. 유산균이 장까지 도달하는 데 가장 큰 장벽은 위산으로 균종에 따라 위산, 즉 낮은 산도에 잘 견디는 균이 있고 잘 견디지 못하는 균도 있으며, 여러 제형들도 위산에 잘 견디어 장까지 유산균이 도달할 수 있도록 그 기술이 집중되고 있

다. 일반적으로 체내 유산균과 섭취하는 유산균의 비율 등으로 식후에 먹거나, 공복시 물을 먼저 마시고 먹을 것을 권유한다. '장코팅'된 프로바이오틱스는 복용 시간이 중요하지 않지만 '장코팅'이 되지 않은 프로바이오틱스 제제라면(위산에 노출될 경우 균이 쉽게 죽기 때문에) 식사와 같이 복용하는 것이 생존에 더 유리하고, 쥬스나 물보다는 지방성분이 함유된 음식(oat meal)이나 우유와 같이 먹을 경우 생존율이 더 높다고 보고한 논문이 있다.

유산균을 복용하는 이유는 여러 가지가 있을 터인데 설사, 변비 등의 소화기 증상을 이유로 복용하는 경우 설사나 변비의 증상 개선이 있는 유산균을 꾸준히 섭취하는 것이 좋다. 하지만 증상은 없으나 유산균이 중요하다고 들어서 또는 연령이 증가하면서 감소하는 세균 다양성을 증가시키고 싶어서 선택한다면 제형보다는 균주를 기준으로 고르는 것이 좋다. 증상으로 그 효과를 알 수 없는 경우 제형보다는 균주의 효능을 근거로 선택하는 것이 좋다.

가장 많이 사용하는 균주로는 비피도박테리움 락티스(*Bifidobacterium lactis*), 엔테로코커스 패시움(*Enterococcus faecium*), 락토바실러스 헬베티쿠스(*Lactobacillus helveticus*), 락토바실러스 아시도필러스(*Lactobacillus acidophilus*), 락토코쿠스 락티스(*Lactococcus lactis*)를 들 수 있다. 이들은 균주에 따라 과민성장증후군, 염증성 장질환 등에 효과를 보이는 균이 있고 glucuronidase 효소를 많이 생성하여 여성호르몬 재흡수에 도움이 되어 갱년기증상에 도움이 되는 균주가 있다. 가끔 유산균을 먹고 부작용이 생기는 경우도 있지만 이러한 부작용이 없다면 복용하는 이유에 맞추어 꾸준히 복용하는 것이 좋다. 유산균의 효과는 유산균 자체의 활동

[그림 14] 유산균이 분비하는 산물 종류

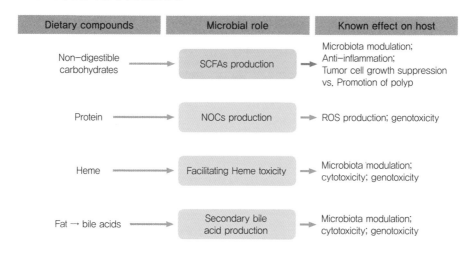

윤기철, 김나영. The effect of microbiota on colon carcinogenesis. J Cancer Prev. 2018;23:117-125.

과 이들 유산균이 분비한 산물의 작용으로 분류할 수 있는데 유산균이 분비하는 산물은 위와 같다(그림 14). 단쇄지방산(Short chain fatty acids, SCFAs)은 장관내 pH를 낮춰 산성 환경을 유지하여 유해균의 정착을 막고, 영양분 흡수를 돕는다. 단쇄지방산 중에서 부티르산(butyrate, butyric acid)은 장내세균이 만드는 가장 중요한 대사물질로서 체내에서 장내 상피세포의 에너지원이 되며, 항염증작용, 면역조절작용, 항암작용 등 유익한 역할을 하여 현재 큰 관심을 끌고 있다.

프로바이오틱스와 대비하여 프리바이오틱스라는 제품도 있는데, 이는 장내미생물의 양분이 되는 것이다. 선택적으로 발효시킨 성분이라는 개념으로 시작된 프리바이오틱스는 그 성분을 보면 올리고당류나 식이섬유가 여기에 포함되어 있는데 이를 통하여 프로바이오틱스와의 차이를 이해할 수 있게 된다. 즉 프리바이오틱스는 장내세균의 먹이가 되는 성분들을 통칭하는 용어인 것이다. 유산균의 먹이를 따로 공급해 줌으로써 유산균의 수를 늘리는 전략을 쓰는 것이 프리바이오틱스인 것이다. 한편 프리바이오틱스와 프로바이오틱스를 하나로 결합한 신바이오틱스라는 제품도 출시되고 있다. 프로바이오틱스로 개발되려면 대량 공정에 성공해야 하는데 가끔은 원하는 세균이 잘 자라지 못하고 죽어버리는 현상도 있다. 다행히 바이오 산업에서는 사균체를 다른 영양분이나 약제에 포함하여 개발하고자 하는 활발한 움직임이 있다. 최근에는 포스트바이오틱스라는 것도 등장했다. 유산균 먹이, 대사산물, 사균체 등이 이 범주에 들어가는데 예를 들어 장내세균이 죽은 후 남는 사균체까지 더해진 제품이다. 사균체는 장점막세포와의 상호작용을 하거나 다른 살아 있는 장내세균에 도움을 준다고 하여 일본에서는 살아 있는 장내세균보다 사균체를 건강식품으로 더 많이 활용하고 있다. 하지만 이에 대해서는 좀 더 많은 연구가 필요해 보인다.

장내미생물에 유해균이 존재하는 이유

• • •

건강한 생태계를 이루기 위해 유익균과 유해균이 함께 미생물총을 이루고 있다는 사실을 알게 되었다. 그럼에도 불구하고 인체에 해로운 유해균이 왜 존재해야 하는지 궁금하지 않을 수 없다. 하나의 장내에 유해균과 유익균이 함께 존재하는 장면은 다윈이 주장한 진화론에서 개체의 생존방식인 자연선택을 떠올리게 한다. 자연선택은 환경의 변화에 잘 적응한 개체만 살아남는 진화 원리를 뜻한다. 여기에 경쟁과 공생, 적자생존의 원리가 적용되는데, 경쟁을 통하여 변화하는 환경에서 살아남는 방식으로 진화를 일으킬 수 있게 된다. 또 공생을 통해서도 환경에 적응하여 생존하는 방식을 일으킬 수도 있다. 이러한 경쟁과 공생의 방법을 통하여 변화하는 환경에 적응하고 살아남은 개체만이 생명을 이어갈 수 있는 것이 적자생존이다. 자연에 순한 동물만 있는 것이 아니라 포악한 동물이 함께 있는 까닭이 바로 경쟁을 위해서다. 또 아주 작은 미생물부터 아주 큰 동물까지 다양하게 존재하는 까닭은 기생과 공생을 위해서다. 작은 미생물은 큰 동물에 기생하거나 공생하며 생존을 이어가게 된다. 자연이 이처럼 다양한 생물로 구성되어 있는 까닭이 바로 여기에 있다.

이를 장내미생물에 적용하면 다음과 같이 해석할 수도 있겠다. 만약 장내에 유익한 균만 있다면 경쟁 시스템이 사라지기에 대량 항생제 노출 등 갑자기 발생할 수 있는 환경 변화에 제대로 대응하지 못하고 모두 멸종하는 문제에 직면할 수도 있다. 유해균 등 다양한 미생물총을 구성함으로써 경쟁 또는 공생 시스템을 통하여 계속하여 진화하면서 현재에 이르게 된 것이 바로 장내미생물 생태계라 하겠다.

여기에서 우리는 중요한 교훈을 얻을 수 있다. 장내미생물이 우리 인간과도 공생 관계에 있다는 사실이다. 사실 생명체의 최소단위를 유전자로 봤을 때 인간 세포에 존재하는 유전자는 약 23,000개이다. 그런데 인간과 공생하고 있는 체내 미생물이 가지고 있는 유전자는 인간 세포의 100배 이상인 수백만 개다. 즉 나의 세포 유전자 보다 100배 많은 미생물 유전자가 나와 공생 관계를 이루며 살아가는 것이 곧 인간인 것이다. 그런 점에서 우리는 '미생물과 한 생명 공동체임을 인정하고, 체내 미생물을 내 몸처럼 인식하면서 상호반응을 면밀히 생각하고 살아가야 하지 않을까' 생각해본다.

4

미생물계에서 헬리코박터의 위계
(헬리코박터와 다른 장내세균과의 관계)

지금까지 체내 미생물의 세계에 대해 알아보았다. 사실 이 모든 이야기는 헬리코박터 파일로리를 이해하기 위한 서론에 지나지 않는다. 헬리코박터 파일로리의 출신이 바로 박테리아이기 때문에, 박테리아에 대한 이해를 돕기 위해 박테리아의 역사와 내용에 대한 이야기를 한 것이다. 이제부터 본격적으로 헬리코박터 파일로리에 대한 이야기를 해보도록 하자.

세균계 최강의 등장

· · ·

인간의 체내에 서식하고 있는 대부분의 박테리아는 장내에 살고 있고 장 중에서도 대장에 살고 있는 세균이 가장 많다. 대장의 경우 박테리아가 살기에 적합한

[그림 15] 대장에 사는 세균

Bacteroidetes	Proteobacteria	Firmicutes	Actinobacteria
Bacteroidetes · Prevotella · Tannerella Bacteroidia · Bacteroides · Porphyromonas	Betaproteobacteria · Neisseria Gammaproteobacteria (order Enterobacterales) · Shigella · Klebsiella · Escherichia · Enterobacter Gammaproteobacteria (order Pasteurellales) · Haemophilus Epsilonproteobacteria · Helicobacter · Campylobacter	Bacilli (order Bacillales) · Bacillus · Staphylococcus · Cohnella · Sporolactobacillus Bacilli (order Lactobacillales) · Lactobacillus (family Lactobacillaecea) · Enterococcus · Streptococcus Clostridia · Clostridium · Faecalibacterium Negativicutes · Veillonella	Actinobacteria · Bifidobacterium · Actinomyces · Pseudoclavibacter · Rothia

온도, 수분, pH 조건 및 소장과 달리 느린 장운동 등을 잘 갖추고 있다. 이런 좋은 조건을 구비한 대장에는 수많은 장내 마이크로바이옴이 살아가고 있는데 대장에 사는 세균은 크게 4개의 문(phyla)으로 구분할 수 있다. 그람 음성균이면서 수소를 생산하는 박테로이데테스(Bacteroidetes), 그람 양성균이면서 단쇄지방산을 생산하는 프로테오박테리아(Proteobacteria), 후벽균문(Firmicutes) 및 방선균(Actinobacteria)이 바로 그것이다(그림 15).

이에 반해 소장은 산과 산소가 많고 항균펩타이드(antimicrobial peptide)가 높으며, 연동운동이 빨라서 마이크로바이옴이 적다. 빨리 증식하는 조건무산소균(facultative anaerobe)이 이러한 소장 환경을 잘 견디며 단순 탄수화물 분해를 잘

[그림 16] 차세대염기서열 분석법 (Next Generation Sequencing, NGS)

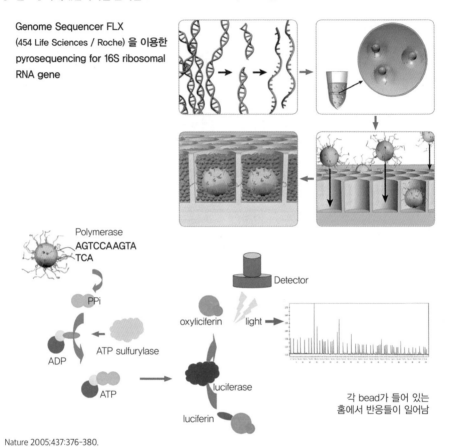

Genome Sequencer FLX
(454 Life Sciences / Roche) 을 이용한
pyrosequencing for 16S ribosomal
RNA gene

Nature 2005;437:376-380.

하는 후벽균문, 프로테오박테리아 및 방선균이 있고, 박테로이데테스는 상대적으로
잘 자라지 못한다.

한편 소장, 대장을 나누어 연구하는 것보다는 현실적으로 대변을 이용하는 것이

[그림 17] 대변과 위점막에 사는 세균 종류

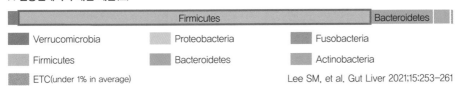

Taxa: microbiota (taxon)
Phylum(문), Class(강), Order(목), Family(과), Genus(속), Species(종)

A 건강인에서의 대변 세균(문)

Verrucomicrobia	Proteobacteria	Fusobacteria
Firmicutes	Bacteroidetes	Actinobacteria
ETC(under 1% in average)		Lee SM, et al. Gut Liver 2021;15:253-261

B 위점막에 사는 세균

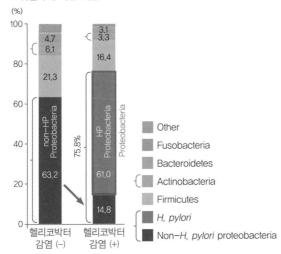

조현진 등. Analysis of gastric microbiota by pyrosequencing: minor role of bacteria other than *Helicobacter pylori* in the gastric carcinogenesis. Helicobacter. 2016;21:364-374.

	위점막	대변
1	Proteobacteria	Firmicutes
2	Firmicutes	Bacteroidetes
3	Actinobacteria	Actinobacteria
4	Bacteroidetes	Verrucomicrobia

좋기 때문에 대부분은 대변으로 차세대염기서열 분석법(next generation sequencing, NGS)(그림 16)를 시행한다. 한국인 건강대조군에서의 대변을 이용한 장내세균의 분포를 보면 후벽균문, 박테로이데테스, 방선균, 우미균류 순서이다(그림 17A).

이에 반해 '위'로 오면 상황이 달라진다. 위에서 세균의 분포를 결정하는 가장 중요한 세균은 헬리코박터 파일로리인데 프로테오박테리아(Proteobacteria)문에 속한다(그림 17B). 헬리코박터 파일로리 유무에 상관없이 위점막에서 가장 많은 세균은 프로테오박테리아, 후벽균문, 방선균, 박테로이데테스 순이다(그림 17B).

위산이 분비될 때 위의 pH는 1~2 정도로 강력한 산성을 띠게 되는데, 이것은 산성 중에서도 가장 강한 산성에 해당하는 값이다. 일반적으로 pH는 산성도를 나타내는 값으로 1~14의 단위로 표시되는데, 1일 때 산성이 가장 강하고 14일 때 가장 약하다. 박테리아의 경우 대개 pH 6.5~7.5에서 최적의 성장을 나타내는 것으로 알려져 있기에 이 때문에 '위'내에는 박테리아가 살지 않는다는 생각을 오랫동안 해온 것이다.

헬리코박터 파일로리는 그런 가운데 등장한 세균이다. 강한 위산을 이겨내고 위에 서식한다고 해서 최강 박테리아로 불리게 되었다. 그렇다면 헬리코박터 파일로리는 위내에서 어떻게 서식에 성공한 것일까? 헬리코박터를 이야기하기 전에 먼저 '위'내의 미생물총에 대한 이야기를 먼저 해야 한다. 헬리코박터 파일로리 역시 '위' 내에서 미생물총을 이루며 살아가고 있을 것이기 때문이다.

일반적으로 '위'내에는 미생물이 지속적으로 증식을 하면서 살 수 없고 대신 음식물에 들어있는 미생물이나 침에 있는 미생물이 위속에서 대부분 산에 의해 죽고 이를 피한 세균이 십이지장으로 넘어가는 과정에서 잡혔을 뿐이라 생각해왔다. 또한 위 조직검사를 판독하는 병리의사들도 그리 생각해 왔기 때문에 현미경을 통해서 보이는 위점막 표면에서 관찰되는 세균을 잠시 머무는 잡균으로 간주해 왔다. 따라서 '위'내에도 미생물 생태계인 마이크로바이옴이 존재할 거란 이야기는 조금 생소하게 들릴지도 모르겠다. 하지만 근래에 차세대염기서열 분석법(NGS)이라고 알려진 High-throughput sequencing(고처리량배열. 효율적인 방식으로 DNA와 RNA를 배열하는) 기술(그림 16)이 개발됨으로써 위내의 미생물 군집에 대해서도 분석할 수 있게 되었다.

이 기술로 분석한 결과에 의하면 '위'내에도 구강 및 하부 장관과 같이 미생물 군집이 있다는 사실이 발견되었다. 미생물 군집의 비율은 구강과는 조금 다르고, 하부 장관과는 크게 다른 것으로 나타났다. 즉 위의 경우 헬리코박터, 대장균, 살모넬라, 비브리오 등 다양한 병원균들이 포함된 프로테오박테리아와 후벽균문의 비율이 높은 것으로 분석되었다(그림 17B). 이에 반해 하부 위장에서는 프로테오박테리아 보다는 후벽균문, 박테로이데테스, 방선균이 훨씬 많고 종의 다양성이 위보다 훨씬 높다는 점에서 큰 차이가 있다. 즉 위의 경우 하부 장관에 비해 종의 다양성이 낮은 상태의 미생물 군집을 이루고 있는 것이다.

헬리코박터가 존재하는 경우와 아닌 경우
• • •

정상적인 사람의 위에도 이처럼 마이크로바이옴이 형성되어 있다는 사실을 알게 되었다. 그런데 헬리코박터 파일로리의 경우 모든 사람의 위내에 존재하지는 않는다. 즉 헬리코박터 파일로리가 있는 사람(헬리코박터 양성)이 있고 없는 사람(헬리코박터 음성)이 있다는 이야기다. 흥미로운 것은 헬리코박터 양성인 사람의 위내 미생물 군집과 헬리코박터 음성인 사람의 위내 미생물 군집이 다르게 나타난다는 사실이다(그림 17B). 헬리코박터 양성과 헬리코박터 음성인 사람의 위내 미생물 군집의 가장 큰 차이점은 종의 다양성에서 나타난다. 모두 다 그런 것은 아니지만 건강한 생태계의 기준은 다양성이다. 헬리코박터 양성인 사람은 위내 미생물 군집에서 종의 다양성이 헬리코박터 음성인 사람보다 낮게 나타난다. 이는 헬리코박터 파일로리의 등장이 다른 미생물 종에게 큰 영향을 주었다는 것을 의미한다. 즉 헬리코박터 파일로리가 '위'내에 서식하게 되면 생태계를 장악함으로써 지배적 영향력을 발휘하게 되는 것이다. 이는 세균계에 강력한 세균이 등장했음을 의미한다.

실제 2018년에 위암 환자 135명을 대상으로 헬리코박터를 제균할 때 위내 미생물 군집의 변화를 관찰하는 실험(Ferreira RM, Pereira-Marques J, Pinto-Ribeiro I, 외)에서 헬리코박터 파일로리가 제균되면 아크로모박터(Achromobacter), 젖산간균(Lactobacillus), 시트로박터(Citrobacter), 클로스트리디움(Clostridium), 로도코커스(Rhodococcus) 등과 같은 위장 내 공생 미생물 종의 다양성이 높아지는 것이 관찰되었다. 반면 헬리코박터 파일로리가 많아지면 이들 공생 균류의 종 수가 급격히 줄어든다.

5

우리몸 마이크로바이옴 연구는
어떻게 진행되고 있을까?

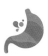

우리 몸의 마이크로바이옴은 제6의 장기로 불리면서 소화, 면역반응, 대사 조절
에도 영향을 미치는 것으로 밝혀지고 있다. 뿐만 아니라 정신 건강에도 중요한 역
할을 한다는 사실이 밝혀지면서 마이크로바이옴에 대한 연구는 더욱 활발히 진행
되고 있다.

마이크로바이옴과 질병과의 상관관계에 대한 연구
• • •

오늘날 다양한 질병들이 인간을 괴롭히고 있다. 안타까운 것은 이러한 질병이 생
기는 원인을 딱 한 가지로 지정할 수 없다는 데 있다. 유전과 식습관, 생활습관 등
여러 가지 요인이 작동하여 질병이 생기는 것으로 알려져 있다. 그런데 최근 연구

에서는 마이크로바이옴의 균형이 깨질 때 여러 질병이 생길 수 있다는 연구결과가 보고됨에 따라 마이크로바이옴과 질병과의 연관성에 대한 연구가 증가하고 있다. 만약 마이크로바이옴이 특정 질병에 영향을 미친다는 사실이 증명된다면 이를 통해 맞춤형 치료를 할 수 있게 된다. 뿐만 아니라 질병의 조기 진단과 예방에도 활용할 수 있다.

마이크로바이옴과 질병과의 상관관계에 대한 연구는 그동안 주로 장질환, 신경계 질환, 감염성 질환에 집중되었다가 대사질환, 심혈관계 질환, 호흡계 질환 등으로 확대되어 가고 있다. 뿐만 아니라 비뇨기계 질환, 피부질환, 산부인과 질환까지로 마이크로바이옴 관련 상관성 연구, 인과성 연구, 치료법 연구가 진행되고 있다. 이렇게 놓고 보면 마이크로바이옴은 인체에서 발병하는 대부분의 질환과 연관성이 있다고도 볼 수 있다. 마이크로바이옴은 하나의 숲에 비유할 수 있기 때문에 숲을 이루고 있는 나무에 대한 연구도 이루어져야 하겠지만, 숲 전체를 보는 거시적 차원의 연구도 이루어져야 한다는 게 학계의 의견이다.

흥미로운 점은 사람마다 마이크로바이옴을 이루는 구성이 다르게 나타난다는 사실이다. 이는 사람마다 걸리는 질환의 종류가 다른 것과 연결된다. 이를 기반으로 특정 마이크로바이옴과 질병과의 상관관계를 밝혀낸다면 개인 맞춤형 의료의 새로운 가능성을 열 수 있다. 즉 개인이 특정 질환에 걸리는 이유가 그가 가진 특정한 마이크로바이옴의 불균형 때문임을 알아낸다면 그에 따른 프로바이오틱스나 프리바이오틱스 보충제 등을 통한 맞춤형 치료도 개발될 수 있기 때문이다.

또한 현대인이 가장 많이 걸리고 있는 암과 마이크로바이옴과의 상관관계에 대한 연구도 활발히 진행되고 있다. 마이크로바이옴이 면역 시스템과 밀접하게 연관되어 있다는 사실은 이미 밝혀져 있는 상황이다. 따라서 현재 사용되고 있는 면역 요법을 통한 암 치료 효과를 높이기 위해 어떻게 장내 마이크로바이옴 구성을 바꾸는 것이 좋은지에 대한 연구가 진행되고 있다. 이를 통하여 앞으로 마이크로바이옴을 통한 암 치료에도 접근할 수 있게 될 것이다.

우리 생활과 관련된 마이크로바이옴에 대한 연구

• • •

인간의 마이크로바이옴 형성은 출생 직후부터 만들어지는 것으로 밝혀져 있다. 흥미로운 것은 출생 시 자연분만을 한 경우와 제왕절개를 한 경우 신생아의 마이크로바이옴이 다르게 나타난다는 사실이다. 또 모유 수유를 했는지, 가공 분유를 먹였는지에 따라서도 마이크로바이옴은 달라지고, 유아기 동안의 식습관 등도 마이크로바이옴 형성에 큰 영향을 미친다는 사실이 밝혀지고 있다.

이러한 연구들은 마이크로바이옴 형성이 인간의 생활습관이나 식습관과도 밀접한 관련이 있다는 사실을 증명해주고 있다. 이와 관련하여 유아기뿐만 아니라 성인들의 식습관이나 생활습관이 마이크로바이옴에 미치는 영향을 조사하는 연구도 활발히 이루어지고 있다. 그리고 식습관과 생활습관에 따라 마이크로바이옴의 형성도 조금씩 달라진다는 사실이 밝혀지고 있다. 이것은 마이크로바이옴이 우리가 섭취하는 음식물뿐만 아니라 생활습관에도 반응한다는 사실을 알려준다. 아직 우리 생활과 연결된 마이크로바이옴 연구는 초기 단계에 있지만, 이러한 연구가 더욱 발전한다면 생명과 연관된 마이크로바이옴의 비밀이 더욱 밝혀질 전망이다.

한편 마이크로바이옴에 대한 연구는 장과 뇌가 서로 상호작용하는 경로인 장-뇌축에 대한 분야로도 뻗어 있다. 즉 인간의 정신적인 문제를 일으키는 원인이 단지 스트레스 등의 문제뿐만 아니라 마이크로바이옴의 불균형과도 관련이 있다는 사실이 하나 둘 밝혀지고 있는 것이다. 이는 마이크로바이옴이 신경 전달 물질 생성에도 영향을 미치기 때문에 나타나는 현상이라고 볼 수 있다. 이 연구가 더욱 발전한다면 인류의 숙제인 정신건강이나 정신질환 치료에 있어서도 새로운 접근법이 될 수 있을 것이다.

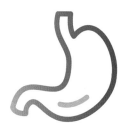

STOMACH REVOLUTION

헬리코박터가
위에서 살게 된 까닭과
감염경로

1

헬리코박터가
위를 장악할 수 있었던 이유

헬리코박터 파일로리는 1982년 워런과 마셜에 의해 배양된 이후 많은 연구가 이루어졌다. 처음에는 현미경 소견을 바탕으로 판단했을 때 식중독을 일으키는 균 중 하나인 캠필로박터(Campylobacter)와 비슷하다고 인식되어 1987년 캠필로박터에 관한 국제심포지엄에서 *Campylobacter pylori*로 공식명칭이 정해지기도 했다. 그러나 미세구조 및 지방산 프로파일(fatty acid profile) 측면에서 캠필로박터와 차이점이 발견되면서 1989년에 새로운 균주(genus)인 헬리코박터 파일로리라는 이름을 갖게 되었다.

헬리코박터가 위에 서식할 수 있었던 이유

• • •

헬리코박터 파일로리는 어떻게 pH가 1까지 떨어지는 위에서 서식할 수 있었을까? 이 사실에 대해 많은 과학자의 관심이 집중되었고 연구가 진행되었다. UCLA 대학의 조지 삭스(George Sachs) 교수는 헬리코박터 파일로리가 원래 강산이 아닌 중성에 가까운 조건(pH 6~8)에서 성장이 가능한 균이라는 사실을 발견하였다. 즉 모든 사람들이 헬리코박터 파일로리가 강산에서만 증식하는 균이라 생각하는 것을 믿지 않고 강산, 중성, 강알칼리에 생존하는 세균의 분류중 헬리코박터 파일로리가 속하는 분류부터 탐색한 것이다. 이렇게 기초부터 의문을 가졌던 조지 삭스 교수는 UCLA 대학 Membrane Biology Laboratory에서 위산분비 효소 즉 Gastric H,K-ATPase를 심도있게 연구하던 분으로 필자는 1999.6~2002.11월까지 이 실험실에서 3.5년간 헬리코박터를 연구했다(그림 18). 조지 삭스 교수는 위점막 세포에 위치하는 H,K-ATPase에 의한 위산분비에 대해 지속적으로 연구하던

[그림 18] 조지 삭스 교수님과 함께

조지 삭스 교수님과 필자 (2014.8)

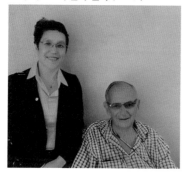

[그림 19] Urease (요소분해효소): 7개의 유전자로 구성

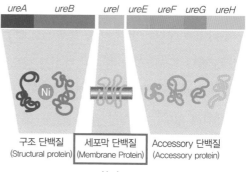

ureA   ureB   ureI ureE ureF ureG ureH

구조 단백질   세포막 단백질   Accessory 단백질
(Structural protein) (Membrane Protein) (Accessory protein)

UreI

중 헬리코박터 파일로리 세균과 조우하게 되었다. 그는 강산이 뿜어져 나오는 위벽에서 헬리코박터 파일로리가 성장하려면 강산에 대응할 수 있는 무기를 가지고 있어야 하며 이 효소를 조절하는 스위치가 있어야 한다고 굳게 믿었다.

요소분해효소는 유레아제(urease)라 불리는 효소로 장내 대사산물인 요소를 이산화탄소와 암모니아로 분해하는 역할을 하는 물질이다. 유레아제의 생합성은 7개의 유전자 클러스터(cluster)에 의해 조절되는데 27kDa의 UreA와 62kDa의 UreB subunit를 발현시키는 두 개의 구조유전자(structural gene)와 apo-enzyme의 활성 부위(active site)에의 Ni2+ 삽입에 관여하는 4개의 유전자(*ureE, ureF, ureG, ureH*) 및 요소 통과를 결정하는 통로 유전자인 *ureI*로 구성되어 있다(그림 19). 이 유레아제의 활성을 나타내면 다음과 같다.

$$요소 \xrightarrow{\text{유레아제}} 이산화탄소 + 암모니아$$

이때 만들어지는 암모니아는 염기성 물질로 염기성은 산성과 반응하여 중성을 만들어내는 성질이 있다. 이를 중화라고 하는데, 암모니아가 위산을 중화시키므로 헬리코박터 파일로리는 강산이 뿜어져 나오는 위벽에 달라붙어 서식할 수 있었던 것이다. 놀랍게도 헬리코박터 파일로리의 세포질 단백질 중 10% 이상이 유레아제로 채워져 있다는 사실이 발견되었다. 이는 프로테우스(Proteus) 균에 비해 100배가 많은 수치다.

유레아제가 정말 헬리코박터 파일로리가 위에 정착할 수 있도록 하는 데 기여하는지 알아보는 비교실험도 진행되었다. 즉 유레아제 유전자를 제거한 변이 균주를 만들어 위에 살 수 있는지 보았는데, 위에 정착하지 못한다는 실험결과가 나타났다. 이로써 헬리코박터 파일로리가 다량 보유하는 유레아제가 강한 위산에서 살 수 있도록 해주는 필수조건임이 증명되었다.

헬리코박터의 산도 조절에 도움을 주는 유전자가 있다

• • •

헬리코박터 파일로리가 성장하는 데 좋은 산도는 pH 5~6 범위다. 그렇다면 요소분해효소에 의해 만들어지는 암모니아를 어떻게 조절하여 강산의 환경에서 생존하고 성장할 수 있을까? 이렇게 생존에 걸린 환경 조절을 위해서는 위산의 상황을 시시각각으로 파악할 수 있도록 안테나 같은 구조물이 필요하다고 판단했다. 그리고 유레아제 효소중 UreI 단백질만이 다른 유레아제 구성 단백질과 다르게 세균 내막(cell membrane)에 위치하는 사실에 주목했다(그림 19). 즉 요소분해효소 구조단백질인 유레아제 A와 유레아제 B는 헬리코박터 파일로리 세포질 내에 존재하고 있다가 외부의 산이 많아지면 외부의 요소를 세포질 내로 들어오게 해서 암모니아를 만들어내는 반응을 일으켜야 하는데 UreI 단백질이 예민하게 센싱하는 역할을 한다는 것이다. 즉 헬리코박터 파일로리에는 세포 내막과 외막에 둘러싸인 공간이 있는데(periplasmic space)(그림 20A) 이곳에서 매우 복잡한 회로가 돌아가고 있다(그림 20B). 세포 내막에 위치하고 있는 UreI 단백질은 요소 수용체 채널을 만들어 세포질 내로 요소가 들어올 수 있는 게이트 역할을 한다(그림 20B). 헬리코박터 파일로

[그림 20] 요소 분해 효소

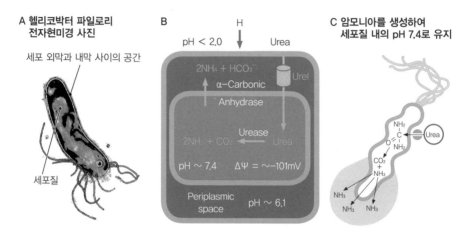

A 헬리코박터 파일로리
　전자현미경 사진

세포 외막과 내막 사이의 공간

세포질

B

H

pH < 2.0　　　　　　Urea

$2NH_4 + HCO_3^-$　　　　UreI

α−Carbonic
Anhydrase

Urease
$2NH_3 + CO_2$　　Urea

pH ~ 7.4　　$\Delta\Psi = \sim{-}101mV$

Periplasmic　　pH ~ 6.1
space

C 암모니아를 생성하여
　세포질 내의 pH 7.4로 유지

NH_2
C
NH_2 ─ Urea

CO_2
+
NH_3

NH_3
NH_3　NH_3

Weeks DL, Eskandari S, Scott DR, et al. A H+-gated urea channel: the link between *Helicobacter pylori*. Urease and gastric colonization. Science 2000:287;482-485.

리 외부 산도가 5이하로 떨어지면 UreI의 구조가 변화하여 게이트가 열리고 이렇게 들어온 요소와 유레아제가 반응하면 암모니아가 생성된다(그림 20B). 이 암모니아는 다시 헬리코박터 파일로리의 세포막 밖으로 나가 위산를 중화시킴으로써 헬리코박터 파일로리 세포 내막과 외막 사이의 공간 pH를 6.1 정도로 만든다(그림 20C).

　이로써 헬리코박터 파일로리는 pH 1 정도의 극한 조건에서도 세포 내막과 외막 사이의 공간의 산도(PH)를 6.1로 유지하며 성장할 수 있게 되는 것이다. 이때 pH 6.1의 상태를 지속적으로 유지하기 위해 중요한 것이 요소의 유입량이다. 너무 많아도 안 되고 너무 적어도 안 된다. 이러한 요소의 유입량이 UreI 단백질에 의해 조절되는 것으로 밝혀졌다. 조지 삭스 교수는 이 *ureI* 유전자와 UreI 단백질 역할을 규

[그림 21] 화살표 방향 내부 공간으로 Urea가 들어가는 모습

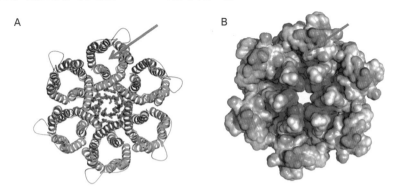

Strugatsky D, McNulty R, Munson K, et al. Structure of the proton-gated urea channel from the gastric pathogen *Helicobacter pylori*. Nature 2013:493;255-258

명해서 2002년 Science 학회지에 논문을 게재했고 이후 10년간 꾸준히 UreI 단백질 구조 연구를 시행하여 마침내 70세가 넘은 2013년 Nature 학회지에 UreI 구조에 대한 논문을 게재했다. UreI urea channel은 한가운데 두겹의 지질 주위로 단일한 protomer가 6번 반복되는 구조를 이루고 있는데 화살표가 가리키는 protomer 내부 공간으로 요소가 들어온다(그림 21).

헬리코박터가 위점막에 부착하는 원리

• • •

헬리코박터 파일로리는 위점막 표면에 강하게 달라붙어 살고 있는 균이다. 헬리코박터 파일로리가 위점막 표면에 달라붙어 사는 이유는 점막으로부터 양분을 흡수하기 위해서다. 따라서 위점막에의 부착 역시 헬리코박터 파일로리의 생존조건이

라고 할 수 있다. 실제 위점막에서 떨어진 헬리코박터 파일로리는 생존할 수 없는 것으로 밝혀졌다.

그렇다면 헬리코박터 파일로리는 어떻게 위점막 표면에 강하게 달라붙을 수 있을까? 여기에 단백질 성분의 여러 부착인자가 작용하는 것이 발견되었다. 이 부착인자가 위의 수용체와 결합함으로써 헬리코박터 파일로리가 위점막 표면에 달라붙을 수 있는 것이다(그림 22B).

[그림 22] 헬리코박터 파일로리의 전자현미경 모습과 모형

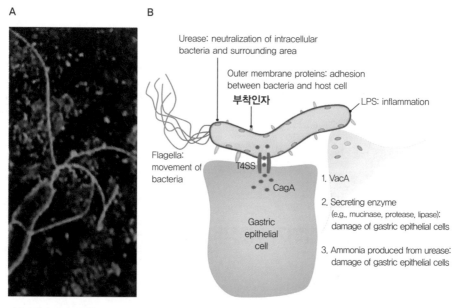

김나영. 헬리코박터 파일로리. 서울. 대한의학서적. 2015

또한 헬리코박터 파일로리의 모습을 보면 4~6개의 꼬리가 달려 있는 것을 볼 수 있는데, 이를 편모(flagella)라고 한다(그림 22A와 22B). 이 편모 역시 헬리코박터 파일로리가 위점막에 달라붙은 후 표면을 따라 생존과 성장에 가장 유리한 위치로 이동하게 하는 데 중요한 역할을 한다.

위에 처음 등장한 헬리코박터 파일로리는 위점막에 달라붙기 위해 먼저 위 점액을 뚫고 헤엄쳐 나가는 운동이 필요하다. 이때 편모가 헬리코박터 파일로리의 운동성을 더해주면서 위점막 표면에서 서식할 수 있게 해준다. 그런 점에서 편모는 헬리코박터의 생존에 중요한 역할을 한다.

헬리코박터 파일로리는 이처럼 정교한 시스템을 구축하여 매우 열악한 조건의 위점막에 정착하는 데 성공하였다. 헬리코박터 파일로리가 서식하기 전에도 위점막에는 소량의 세균 생태계가 있었으나 이들은 강한 위산이 분비되는 위점막에 직접적으로 붙어사는 세균들은 아니었다. 이 평화로운 상황에서 헬리코박터 파일로리가 강산이 분비되는 위점막에 달라붙어 서식에 성공하면 곧바로 전체 세균의 70%를 차지하게 된다. 이를 통하여 헬리코박터 파일로리가 얼마나 강한 세균인지 짐작할 수 있다.

2

헬리코박터는
위에 어떤 영향을 끼칠까?

헬리코박터 파일로리가 위점막 안착에 성공하면 평생 이곳에서 서식을 하게 된다. 그렇다면 헬리코박터 파일로리는 위에 어떤 영향을 주게 되는 걸까? 이에 대해서는 1982년 헬리코박터 파일로리 배양에 처음 성공한 워런과 마셜이 발표한 Lancet 논문에 기본적 내용이 나타나 있다. 즉 워런과 마셜은 당시 스트레스나 자극적인 식품을 자주 섭취하는 식습관 때문에 위궤양이나 위염 등이 발병한다는 속설을 뒤집고, 헬리코박터 파일로리에 의해 대부분의 위장질환이 발생한다고 주장했고 여러 가지 실험을 통해 이를 증명하여 마침내 2005년에 노벨생리학·의학상 수상에 성공했다(그림 8). 미지의 세균 배양에 성공했다고 주장한 논문을 처음 학회지에 접수했을 때 믿을 수 없다고 여러 번 거절 당한 것은 매우 유명한 사실로 연구자들에게 많은 위로를 주기도 한다.

우리나라의 헬리코박터 감염률

• • •

현재 헬리코박터 파일로리 감염률은 전 세계 인구의 50%를 넘는 것으로 추정하고 있다. 필자는 국민보건 차원에서 헬리코박터 파일로리의 국내 감염률 및 지역별 감염률의 현황과 양상을 파악해 보았다. 2016년 1월부터 2017년 6월까지 1년 5개월 동안 전국 10개 대학병원 건강증진센터를 방문한 16세 이상 23,770명을 대상으로 헬리코박터 파일로리 감염에 대한 현황을 조사하여 분석했었다. 그 결과 소화기질환이 없는 정상인 1만 6,885명 중 7,416명에게서 헬리코박터 파일로리에 감염된 것이 확인되었다. 이는 우리나라의 헬리코박터 감염률이 43.9%인 것을 의미하는 것으로, 이것은 전 세계 감염률에 비해 높은 수치는 아니나 미국, 북유럽 등 선진국의 헬리코박터 감염률 30% 이하에는 미치지 못하는 수준이다.

하지만 과거에 조사된 우리나라의 헬리코박터 감염률은 1998년 조사에서 16세 이상 대상자의 66.9%로 나와 매우 높은 감염률을 보이고 있었다(그림 23A). 그러다가 2005년에는 58.6%, 2011년에는 54.5%로 점점 줄어들더니 2016 - 2017년에는 43.9%까지 떨어지는 결과가 나온 것이다(그림 23A). 또 하나의 특징으로는 남성에서의 헬리코박터 유병률이 16세 이하에서는 차이가 없었으나 16세 이후에는 통계적 차이를 보이면서 여성에서보다 높다는 것이다. 이런 결과는 세계 여러나라에서도 확인되었고 우리나라 대규모 역학조사에서도 여성에서보다 남성에서의 감염률이 지속적으로 높았다. 이는 아마도 X 염색체에 면역과 관련된 유전자가 1,000개 이상이나 남성의 Y 염색체에는 100개 정도로 작은 사실에서 보여주듯 여성의 면역이 세다는 것과 관련이 있어 보인다. 또한 과거에는 여성이 남성보다 사회생활에

[그림 23] 헬리코박터 파일로리 유병률의 변화

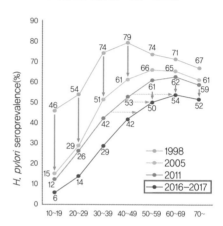

A 남녀별

B 연령별

임선희 등. Trends in the seroprevalence of *Helicobacter pylori* infection and its putative eradication rate over 18 years in Korea: a cross-sectional nationwide multicenter study. PLoS One. 2018;13:e0204762.

덜 노출된다는 사실에 기인하는 것으로 보인다. 현재 전 세계 헬리코박터 감염률 또한 점점 떨어지는 추세로 나타나고 있다. 그 이유는 아마도 산업의 발전으로 인해 생활수준이 높아진 것을 첫 번째 원인으로 꼽을 수 있다. 경제발전으로 생활수준이 높아짐으로써 과거보다 청결한 삶을 살게 됨으로써 감염이 줄어들게 되었다. 또 핵가족화 역시 헬리코박터 감염률을 떨어뜨리는 데 영향을 주는 것으로 보인다. 대가족에 비하여 핵가족은 감염될 확률이 떨어지는 생활방식이기 때문이다. 현재 2023~2024년 감염률을 조사하고 있는 바 아마도 우리나라 감염률은 40% 미만으로 떨어질 것으로 예상된다.

헬리코박터 감염자와 제균치료자의 차이

• • •

헬리코박터 파일로리가 위에 끼치는 영향에 대해 알아보는 좋은 방법 중 하나로 헬리코박터에 감염된 사람에게서 나타나는 증상이 그것을 제균했을 때 어떠한 변화를 보이는지 알아보는 실험이 될 수 있을 것이다.

소화기내과 분야에서 일했던 필자는 이에 대한 관심을 갖고 헬리코박터와 관련된 여러 연구를 진행하였었다. 헬리코박터와 관련된 위질환 중 대표적으로 알려져 있는 것이 위궤양, 십이지장궤양, 위염 등이 있다. 지금은 급속히 달라지고 있지만 20년 전 만해도 십이지장궤양 질환을 만성적으로 앓고 있는 환자가 자주 관찰되었다. 그 합병증인 출혈과 천공도 제법 되었고 이들 환자의 대다수에서 헬리코박터

[그림 24] 헬리코박터 파일로리 제균 후 궤양 재발률 비교

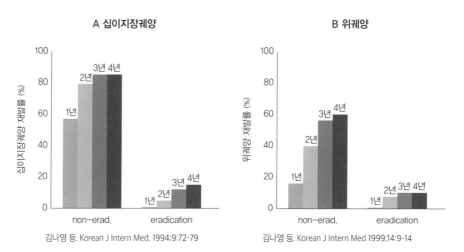

[그림 25] 헬리코박터 파일로리를 1군 발암물질로 지정한 WHO, IARC

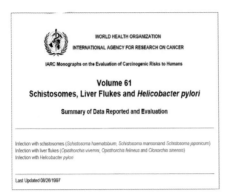

WORLD HEALTH ORGANIZATION
INTERNATIONAL AGENCY FOR RESEARCH ON CANCER

IARC Monographs on the Evaluation of Carcinogenic Risks to Humans

Volume 61
Schistosomes, Liver Flukes and *Helicobacter pylori*

Summary of Data Reported and Evaluation

Infection with schistosomes (*Schistosoma haematobium, Schistosoma mansoni* and *Schistosoma japonicum*)
Infection with liver flukes (*Opisthorchis viverrini, Opisthorchis felineus* and *Clonorchis sinensis*)
Infection with *Helicobacter pylori*

Last Updated 08/26/1997

Group I carcinogen in 1994 (1급 발암물질)

Table 1 IARC evaluation of schistosomes, liver flukes and *H. pylori*

Agent (infection with)	Degree of evidence of carcinogenicity		Overall evaluation
	Human	Animal	
Schistosoma haematobium	Sufficient	Limited	Definite carcinogen
Schistosoma japonicum	Limited	Limited	Possible carcinogen
Schistosoma mansoni	Inadequate	Limited	Not classifiable
Opisthorchis viverrini	Sufficient	Limited	Definite carcinogen
Opisthorchis felineus	Inadequate	Inadequate[1]	Not classifiable
Clonorchis sinensis	Limited	Limited	Probable carcinogen[2]
Helicobacter pylori	Sufficient	Inadequate[1]	Definite carcinogen

[1] No data available. [2] Other relevant data taken into account in making overall evaluation.

파일로리가 발견되었다. 이들 십이지장궤양 환자(그림 24A)와 위궤양 환자(그림 24B)에서 헬리코박터를 제균하면 놀랍게도 그 재발률이 매우 감소하여 현재는 십이지장궤양과 위궤양이 소화기질환이긴 하지만 동시에 감염성 질환으로 분류되고 있다. 한편 헬리코박터 파일로리는 1994년 세계보건기구(WHO)에서 1군 발암물질로 지정되면서(그림 25) 위암에도 관여하는 것으로 알려지게 되었다. 여기서 1군 발암물질이라는 데 주목할 필요가 있다. WHO 산하 국제암연구소(IARC) 발암 물질 분류 기준을 보면 다음과 같이 1~3등급으로 나누고 있다.

1등급(1군) 인체에 발암을 확실히 유발. 126종
2A등급(2A군) 인체에 발암유발 가능성 높음. 94종
2B등급(2B군) 인체에 발암유발 가능성 있음. 322종
3등급(3군) 인체에 발암유발 물질로 분류 불가. 500종

이 분류기준에서 1군 발암물질은 인체에 암을 확실히 유발할 수 있는 물질을 뜻한다. 국제암연구소는 이러한 1군 발암물질로 126종을 선정하고 있는데, 여기에 헬리코박터 파일로리가 포함되어 있는 것이다. 그러므로 헬리코박터 파일로리는 충분히 위암을 일으킬 수 있는 균이라고 볼 수 있다.

이와 관련하여 필자는 연구팀을 구성하여 2006년 2월부터 2014년 5월까지 약 8년 4개월간 장기 연구를 진행한 적이 있다. 이때 헬리코박터 감염에 양성 반응을 보인 환자 중 제균치료를 받은 환자와 그렇지 않은 환자에 대한 비교 연구를 진행하였는데, 그 결과 제균치료를 받은 환자가 그렇지 않은 환자에 비하여 비분무 위암 발생 확률이 65% 정도나 낮게 나오는 결과를 얻을 수 있었다(표 1).

[표 1] 헬리코박터 제균치료 여부에 따른 위암 종류별 발생률 비교

환자군 구분	위치에 따른 구분	조직형에 따른 구분	
	비분문부 위암	장형 위암	미만형 위암
헬리코박터 양성 제균치료이력 없음	1	1	1
헬리코박터 양성 제균치료이력 있음	0.35 (0.27 ~ 0.47)	0.50 (0.36 ~ 0.70)	0.20 (0.13 ~ 0.31)
헬리코박터 음성	0.30 (0.23 ~ 0.39)	0.35 (0.25 ~ 0.49)	0.22 (0.15 ~ 0.32)

※ 대조군 985명, Odds Ratio (95% 신뢰도)
오수연 등. Effect of *Helicobacter pylori* eradication and ABO genotype on gastric cancer development Helicobacter. 2016;21: 596~605

여기서 비분문부 위암이란 분문부 위암과 위치가 다른 위암으로 위암의 90%는

[그림 26] 위암 분류

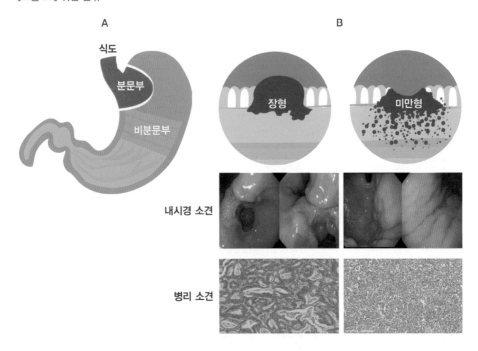

또한 위암은 조직형에 따라 장형과 미만형으로 나뉘는데 미만형 위암 환자의 경우 헬리코박터 파일로리 감염의 효과가 더 크게 나타나는 것을 확인하였다. 미만형 위암이란 위암의 한 유형으로(그림 26B), 위암 세포가 쉽게 흩어져 위의 점막하층 침윤이 빠르고 전이가 쉬운 특징을 보인다. 초기에는 장형에서 흔히 보이는 볼

비분문부 위암이다. 위암 발생에 있어 헬리코박터 감염의 영향을 더 받고 예후도 분문부 위암보다 더 좋은 차이점이 있어 각 위암의 성격 비교에 사용되는 분류법이다(그림 26A).

록 튀어 나오거나 궤양이 확실한 내시경적 소견 없이 점막만 두꺼워지는 모양으로 그 특징이 확연하지 않아 발견이 어려운 위암을 말한다(그림 26B).

헬리코박터 제균치료 효과에 관한 연구는 많이 나와 있다. 미국 카이저 퍼머넌트 노선 캘리포니아(Kaiser Permanente Northern California) 단 리(Dan Li) 박사 연구팀은 무려 20여 년 동안 헬리코박터 파일로리균 검사 또는 치료를 받은 71만 6,567명을 대상으로 연구를 진행하였다. 그 결과 일반인과 비교할 때 제균치료를 했을 경우 10년 후에는 위암(위선암 기준) 발생 위험이 49% 낮아진다는 결과를 얻었다고 보고하였다.

[그림 27] 헬리코박터 파일로리 치료 후 낮아진 이시성 위암 발생 비율

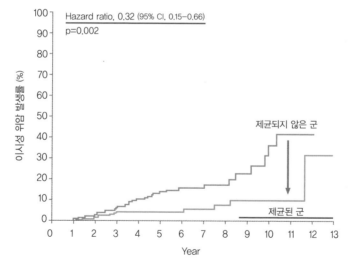

최일주 등. *Helicobacter pylori* therapy for the prevention of metachronous gastric cancer New Engl J Med 2018;378:1085–1095.

국립암센터의 최일주 교수팀은 2018년도 NEJM에 470명의 조기위암이나 위선종 환자에서 내시경적 치료 후 헬리코박터 양성 396명 환자중 무작위 배정을 통해 194명에서는 제균치료를 하였고 나머지 192명을 제균치료하지 않고 평균 (median) 5.9년간 추적 관찰하였다. 그 결과 제균치료된 경우에서 제균하지 않은 경우보다 이시성(異時性) 재발(처음 병변이 확실히 제거되고 다른 부위에서 생기는 경우)이 68% 낮아짐을 발표한 바 있다(그림 27). 또한 2024년도에 순천향의대 홍수진 교수 팀은 국내 건강보험공단 자료를 이용한 빅데이터에서 위선종이나 조기 위암으로 내시경적 점막하박리술 후 위암 재발률을 알아보는 연구결과를 발표하였다. 즉 헬리코박터 제균치료를 한 사람을 대상으로 평균 5.6년 동안 추적 관찰한 결과 새롭게 발생하는 이시성 위암 발생 위험이 제균치료를 하지 않은 경우보다 12% 낮게 나오는 것으로 Gastroenterology 학회지에 발표했다.

또한 필자는 위부분절제술을 받은 위암 환자를 대상으로 헬리코박터 제균이 이뤄진 그룹과 비제균 그룹간의 비교를 통해 생존율, 사망률, 암재발률을 확인해 그 연구결과를 발표했다(Choi, Y, Kim N,, Yun CY, et al. Effect of *Helicobacter pylori* eradication after subtotal gastrectomy on the survival rate of patients with gastric cancer-follow-up for up to 15 years. Gastric Cancer 2020;23:1051-1063). 위암 수술을 받은 환자를 대상으로 헬리코박터 파일로리 제균 유무에 따른 위암 환자의 생존율을 비롯해 전체적인 예후를 확인한 것은 전 세계적으로 처음이다.

연구팀은 2003년부터 2017년까지 15년 동안 분당서울대병원에서 진단·수술을 받은 조기 위암 및 진행성 위암 환자 중 헬리코박터균에 감염된 1,031명을 대상으

[그림 28] 헬리코박터 제균 여부에 따른 이시성 위종양 재발률

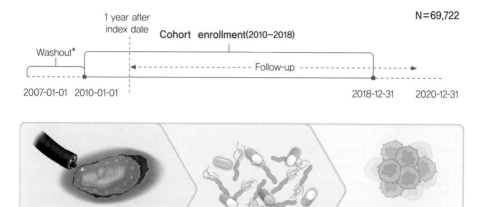

위선종과 조기 위암을 내시경적으로 제거한 후 헬리코박터 제균을 시행한 군과
안한 군의 24개월 관찰에서 이시성 종양 발생의 차이

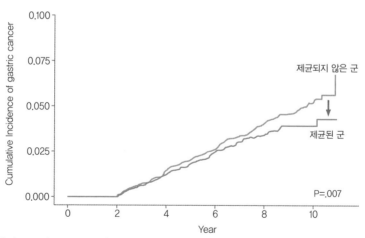

유해원 등. *Helicobacter pylori* treatment and gastric cancer risk after endoscopic resection of dysplasia: A nationwide cohort study. Gastroenterology 2024;166:313-322.

로 연구를 진행했다. 이들 1,031명 중에서 성공적으로 헬리코박터 제균치료를 받은 환자는 451명(43.7%), 제균치료를 받지 않거나 실패한 환자는 580명(56.3%)이었다. 15년 동안의 추적·관찰을 통해 확인한 생존율에서는 전체 생존율이 96.5%(제균) vs 79.9%(비제균), 위암 관련 생존율이 97.6%(제균) vs 92.5%(비제균)로 제균치료 그룹의 생존율이 보다 높다는 결과를 확인할 수 있었다(표 2, 그림 29A).

[그림 29] 제균치료 환자의 생존율 증가

A 생존율

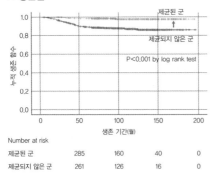

B 조기 위암

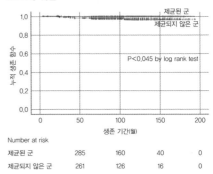

C 진행성 위암

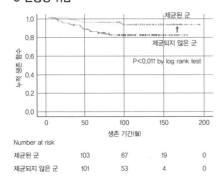

최용훈 등. Effect of *Helicobacter pylori* eradication after subtotal gastrectomy on the survival rate of patients with gastric cancer-follow-up for up to 15 years. Gastric cancer 2020;23:1051-1063.

[표 2] 15년 추적·관찰을 통해 분석한 헬리코박터 제균치료에 따른 생존율

구분		헬리코박터 제균(O)	헬리코박터 제균(X)
전체 생존율		96.5%	79.9%
위암 관련 생존율		97.6%	92.5%
조기 위암	전체 생존율	98.6%	86.7%
	위암 관련 생존율	99.7%	97.5%
진행성 위암	전체 생존율	91.2%	64.9%
	위암 관련 생존율	92.2%	81.3%

최용훈 등. Effect of *Helicobacter pylori* eradication after subtotal gastrectomy on the survival rate of patients with gastric cancer-follow-up for up to 15 years. Gastric cancer 2020;23:1051-1063.

특히 생존율 향상 효과는 조기 위암(그림 29B)보다 진행성 위암(그림 29C)에서 더 뚜렷하게 확인됐다. 조기 위암은 비교적 예후가 좋아 장기 생존율에 큰 차이가 없있지만, 예후가 비교적 나쁜 진행성 위암 환자 헬리코박터 파일로리 제균에 의한 생존 증가율의 차이는 그 의미하는 바가 크다.

두 그룹의 사망률 분석에서도 제균 그룹에 비해 비제균 그룹에서의 사망 위험도가 높았는데, 전체 사망 위험은 5.86배, 위암으로 인한 사망 위험은 3.41배 높게 확인됐다(표 3).

[표 3] 헬리코박터 제균치료에 따른 사망 및 암 재발 위험비 감소

구분	사망 위험비	위암 관련 사망 위험비	암 재발 위험비
헬리코박터 제균(O)	1	1	1
헬리코박터 제균(X)	5.86 (p<0.001)	3.41 (p<0.001)	2.70 (p=0.005)

최용훈 등. Effect of *Helicobacter pylori* eradication after subtotal gastrectomy on the survival rate of patients with gastric cancer-follow-up for up to 15 years. Gastric cancer 2020;23:1051-1063.

아울러 복막전이, 간담도전이, 위암 재발, 폐(흉부) 림프절전이, 뇌전이 등 암 재발률은 제균 그룹이 2.2%(10명/451명), 비제균 그룹이 9.6%(56명/580명)이었다. 이를 토대로 한 다변량 분석에서 비제균 그룹의 암 재발 위험이 2.70배 높게 나타나 헬리코박터 제균이 암 재발도 억제할 수 있음이 밝혀졌다. 이와 같이 수술로 치료된 위암 환자에서 헬리코박터 파일로리 제균에 의한 위암 재발과 사망률 감소 효과 기전에 대해서는 추가 연구가 필요하다. 하지만 이상의 결과 즉 제균치료에 성공한 위암 환자들에서 암 재발 위험은 감소하고 생존율이 향상되었다는 결과는 위부분절제술을 시행한 다음에도 헬리코박터 제균이 필요함을 증명했다는 점에서 주목할 만하다고 생각된다.

또한 다음으로 관심이 있는 주제는 현재까지 별 소화기질환이 없고 증상이 없는데도 헬리코박터에 감염되었다고 진단된 경우 제균을 해야 하느냐 이다. 이에 대해서 가장 관심이 많은 집단이 1촌 가족 중에 위암 환자가 있는 위암 직계가족이다. 필자는 9년 7개월여에 걸쳐 병원에 방문한 약 2,300여 명의 데이터를 심층 분석해 위암 직계가족에서의 위암 발병 위험 인자를 제시하고자 했다. 이를 위해서 성별,

연령, 헬리코박터 파일로리 감염 여부, 혈액형 등 16개 변수를 위암 환자군과 위암이 아닌 대조군, 그리고 이 중에서 위암 직계가족력이 있는 그룹과 없는 그룹, 그리고 다시 위암 직계가족 환자가 몇 명인지에 따라 나누어 조사해보았다.

먼저 위암 직계가족이 한 명인 경우에 위암이 발병한 군과 대조군을 비교한 결과, 헬리코박터 파일로리균 감염 여부를 제외한 변수들의 위험도는 2.5배를 넘지 못했다. 그러나 위암 직계가족이 두 명 이상인 경우 남성은 여성에 비해 약 5.87배, 시골 거주자는 도시 거주자에 비해 7.54배, 흡연자는 6.48배, 매운 음식 선호자는 7.64배, 그리고 다량 음주자는 무려 9.58배에 달하는 위험도를 보였다(표 4).

특이한 것은 시골 거주자의 위암 발생 위험도가 높다는 것인데, 이는 대체로 '헬

[표 4] 위암 직계 가족 수 및 각 변수에 따른 위암 발병 위험도

위험 요인	위암 직계가족 1명	위암 직계가족 2명 이상
성별(남성)	2.38배	5.87배
거주지(시골)	2.14배	7.54배
흡연자	2.23배	6.48배
매운 음식 선호	1.31배	7.64배
다량 음주자	1.71배	9.58배
헬리코박터 파일로리 감염여부	3.7배	1.05배

최윤진 등. Familial clustering of gastric cancer: A retrospective study based on the number of first-degree relatives. Medicine 2016;95:e3606

리코박터 파일로리균'의 감염과 짠 음식 및 흡연, 음주 등의 환경인자가 복합적으로 작용한 것으로 받아들여지고 있다. 이에 대한 설명으로는 헬리코박터균은 위생 상태가 좋지 않은 시골에서 더 잘 감염되는데, 성인이 되어 도시 생활을 하더라도 주로 5세 미만의 시기에 감염이 일어나는 헬리코박터 파일로리균에 이미 노출이 되어 있을 확률이 높다(표 4).

위험도 측면에서 가장 눈에 띄는 수치를 보인 음주와 관련해서는 알콜 섭취량에 따라서도 큰 차이를 보였는데, 특히 위암 직계가족이 두 명 이상인 환자 중 일주일에 소주 두 병 이상을 마시는 과다 음주자의 경우 위암 발생 위험도가 자그만치 55배에 이르러 금주·절주가 필수적인 위암 예방 대책인 것으로 나타났다. 또한 과거 음주력도 위암 발생에 영향을 미치는 만큼, 되도록 빨리 알콜 섭취를 줄여야 위험도를 낮출 수 있을 것으로 보인다(표 5).

[표 5] 위암 직계 가족 수 및 알콜 섭취량에 따른 위암 발병 위험도

위험 요인 (1주일 알콜 섭취량 기준)	위암 직계가족 1명	위암 직계가족 2명 이상
소주 2병 이하	1.22배	4.5배
소주 2병 이상	1.95배	55배
과거 음주력	2.59배	15배

최윤진 등. Familial clustering of gastric cancer: A retrospective study based on the number of first-degree relatives. Medicine 2016;95:e3606

또한 가족 구성원 중 누가 위암 환자인지에 따라서도 흥미로운 결과가 도출됐다.

어머니가 위암 직계가족인 경우 가족 중 위암 환자가 발생할 가능성이 높았고, 실제로 위암에 걸린 가족의 수 평균 역시 아버지나 형제·자매 등이 위암 직계가족일 경우보다 많았다(표 6). 우리나라나 외국 연구에서도 모계 위암 이력이 위암 발생에 더 큰 영향을 보이는 것으로 나타나는데, 이는 위암 발병에 영향이 높을 것으로 예측되는 '식생활'에 어머니가 다른 가족에 비해 더 큰 영향력을 가지기 때문인 것으로 판단된다. 또한 위암 이외의 췌장암, 담관암에서도 비슷한 양상을 보인다.

[표 6] 위암 직계가족의 분류에 따른 위암 발생 위험도

변수	모(母)	부(父)	형제·자매/자녀
위암진단 평균나이	62.2세	57세	64.5세
위암 직계가족 수 2명 이상	22%	8.9%	8%
위암에 걸린 가족의 수	1.36명	1.1명	1.08명

최윤진 등. Familial clustering of gastric cancer: A retrospective study based on the number of first-degree relatives. Medicine 2016;95:e3606

본 연구에서 주는 강력한 메시지는 위암 발생을 억제하기 위해서는 가장 강력한 위암 발생 위험요인인 헬리코박터 파일로리균의 감염 여부를 확인하고 이를 제균하는 것과, 음주 등 식생활을 적극적으로 개선하는 것이다. 헬리코박터 제균 후 위암 발생 예방효과를 아주 멋지게 증명한 이중맹검(randomized) 전향적 논문이 있어 소개한다. 국립암센터 최일주 교수팀의 연구인데 위암 직계가족이 아닌 832명과 위암 직계가족인 844명을 대상으로 헬리코박터 검사를 시행하고 양성인 경우 제균 요법을 이중맹검으로 시행하면서 9.7년간 추적 관찰하였다. 그 결과 제균한

[그림 30] 위암 직계가족에서의 헬리코박터 파일로리 제균 유무가 위암 발생에 미치는 영향

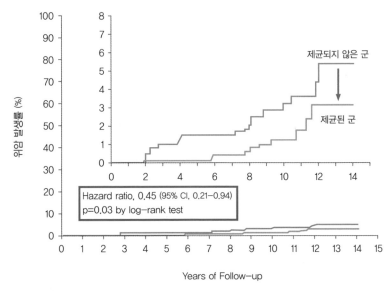

No. at risk

Placebo		844	842	804	769	731	701	640	600	515	423	271	194	94	33	1	0
H. Pylori Treatment		832	832	793	766	727	697	634	593	496	419	275	180	89	31	1	0

최일주 등. Family history of gastric cancer and *Helicobacter pylori* treatment NEJM 2019;382:427-436

군에서의 위암 발생이 제균하지 않은 군보다 55% 감소한 것이다(그림 30).

　헬리코박터 파일로리는 이처럼 제균치료를 통한 여러 연구를 통하여 위질환 및 위암에 영향을 주는 것이 확연해지고 있다.

헬리코박터와 다른 질환과의 상관성에 대한 연구

• • •

그렇다면 헬리코박터 파일로리는 단지 위와 관련된 질환에만 영향을 끼치는 걸까? 이와 관련해서도 필자는 여러 질환에 대해 연구를 진행하고 있다. 가장 임팩트가 크고 깨끗하게 나온 연구는 관상동맥 질환과의 관련성 연구이다. 우리 몸의 심장은 평생 동안 하루에 약 10만회를 박동하며 신체 전반에 혈액을 공급하는 역할을 맡는다. 심장의 막대한 활동량을 뒷받침하기 위해서는 심장 근육 자체도 많은 산소와 영양분을 필요로 하는데, 이를 위해 심장 근육에 혈액을 전달하는 세 가닥의 혈관을 '관상동맥'이라고 한다. 관상동맥은 고지혈증, 당뇨병, 고혈압 등 대사질환에 의해 손상되고, 혈관 벽에 콜레스테롤이 쌓이는 동맥경화가 진행되어 혈관 내경이 크게 좁아지거나 막히게 되면 심장에 심각한 질환을 야기할 수 있다. 관상동맥이 대부분 막혀 심장 근육이 괴사할 시 '심근경색', 혈액의 흐름이 저해되며 흉통을 느끼면 '협심증'이라고 한다. 이러한 관상동맥 질환은 우리나라에서는 암에 이어 주요 사망 원인 2위에 꼽히고, 세계적으로는 가장 흔한 사망 원인으로 알려져 있다.

본 연구팀은 그간 헬리코박터 제균치료가 콜레스테롤 수치나 당화혈색소 (HbA1c) 감소에 긍정적인 영향을 준다는 사실을 입증해왔기에 이러한 대사질환으로부터 유발되는 중증 심혈관질환의 예방에 헬리코박터 파일로리 제균이 실질적으로 기여할 수 있을 것이라는 가설을 세우고 본 연구를 시작했다. 또한 보통 남성에서의 관상동맥 질환이 여성보다 빈번하다가 연령 증가가 되면 이런 남녀 차이가 적어진다는 기존의 지식에 미루어 보아 여성호르몬(에스트로겐)이 감염에 대한 면역반

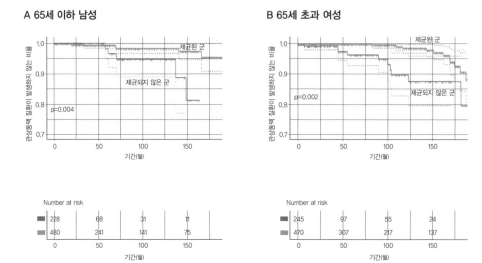

[그림 31] 제균 유무가 관상동맥 질환 발생에 미치는 영향

A 65세 이하 남성

B 65세 초과 여성

김상빈 등. Preventive effect of *Helicobacter pylori* eradication on the coronary heart diseases depending on age and sex with a median follow-up of 51 months. Helicobacter 2023;28:e12969

응을 강화하고 혈관을 확장하는 효과가 있기 때문에, 남녀, 연령에 따라 헬리코박터 파일로리 제균치료 효과가 다를 것으로 예측하였다.

2003년부터 2022년까지 분당서울대병원에서 위내시경을 받은 7,608명 코호트에서 헬리코박터 감염상태를 알아보았다. 과거 관상동맥 질환이 없었던 헬리코박터 파일로리 감염자 4,765명을 대상으로 제균치료를 받은 군(3,783명)과 제균하지 않은 군(982명)을 대조군으로 하여 연구를 진행하였다. 이때 두 그룹은 다행히 연령, 성별, 음주량, 흡연 여부, 당뇨병, 고혈압, 아스피린 섭취량 등에 큰 차이가 없어 정확한 비교를 할 수 있었다. 분석 결과, 남녀 모두 제균치료를 받아 헬리코박터 파일로리가 박멸된 경우에서의 관상동맥 질환 누적 발병률이 비제균 그룹에 비해 유의미하게 감소한 것으로 나타났으며, 남성은 65세 이하에서, 여성은 65세 초과에서 이러한 예방 효과가 특히 큰 것으로 밝혀졌다(그림 31).

이러한 남녀 차이에 대해서 설명을 해보면 남성은 65세 이상이 되면 당뇨, 고혈압 및 고지혈증이 훨씬 많아져서 동맥경화가 심해지므로 제균치료의 효과가 더 이상 유효하지 않을 수 있겠고, 여성에서는 65세 이하에서는 여성호르몬의 효과로 관상동맥 질환이 적다가 65세 초과하면서 그 질환이 많아지기 때문에 제균효과가 크게 나타난 것으로 보인다.

이러한 연구결과가 시사하는 것은 헬리코박터 파일로리는 위암, 위궤양 등 위장 병변을 유발하는 균으로 잘 알려져 있지만, 최근에는 전신의 염증성 사이토카인 활성화를 비롯해 지질대사의 장애를 유발하고, 혈관 손상에도 영향을 미친다는 것과 우리나라의 대표적인 고위험·다빈도 질환인 위암, 심근경색이 헬리코박터 파일로리 제균에 의해 예방되는 효과가 규명된 만큼 헬리코박터 파일로리 감염이 진단되면, 제균치료를 적극 고려해볼 필요가 있다는 것이다.

3

헬리코박터가 뿜어내는
독성 물질들

헬리코박터 파일로리가 위점막에 서식하면서 질환을 일으킬 확률이 높아지는
것은 무엇 때문일까? 헬리코박터 파일로리가 인체에 해로운 독성물질을 만들기 때
문이다. 그러나 인체는 극히 정교하게 구성되어 있어 해로운 균이 감지되면 즉각 면
역반응을 일으켜 이를 방지하는 구조로 되어 있다. 그럼에도 불구하고 헬리코박터
파일로리는 인체에 장기간 서식하면서 피해를 주고 있는데, 그 까닭은 무엇일까?

인체의 면역시스템을 피하는
헬리코박터 파일로리 세균의 생존 기술
• • •

이 세상은 균이 지배하고 있는 세상이라고 할 만큼 균으로 꽉 차 있다. 호흡하

는 동안 코로도 균이 들어올 수 있으며 음식에도 균이 바글거린다. 이처럼 인체는 균의 위험에 끊임없이 노출된 상황인데, 그럼에도 불구하고 정상적인 생활을 할 수 있는 것은 인체가 정교한 면역시스템을 가지고 있기 때문이다. 특히 사람의 위장관은 섭취한 음식물에 들어있는 외부 항원 및 위산과 펩신에 지속적으로 노출되고 있어 이에 대처하기 위한 복잡하고도 고유한 면역작용 및 비면역작용 기전을 구사하고 있다. 비면역작용에 관여하는 인자로는 점액과 상피세포 인지질 방어막, 점막 미세순환, 그리고 점막 치유 기전에 관여하는 신경, 면역, 염증 매개자를 들 수 있는데 이들은 대부분 위·십이지장에 생기는 궤양이나 미란 예방 및 치유에 관여한다.

위장관에서의 점막 방어인자로 병원균에 대처하기 위한 면역망(immune network)을 장과 관련된 림프조직(gut associated lymphoid tissue, GALT)이라고 부르는데 GALT는 B세포, T세포, 식세포(phagocytes) 등으로 구성되어 있다. GALT는 follicle associated epithelia (FAE)라는 특별한 상피를 이용하여 위내강의 항원을 모집하면서 면역세포와 비면역 점막 장벽(barrier) 구성 성분간의 기능을 조화롭게 조절하게 된다. 이처럼 면역과 비면역 기전은 위장관 항상성이라는 목적을 이루기 위해 상호 긴밀한 연관을 가지고 연대한다고 할 수 있겠다.

이러한 면역시스템은 자연면역과 획득면역으로 나눌 수 있는데, 자연면역이란 선천적으로 갖게 되는 면역력이고 획득면역이란 후천적으로 갖게 되는 면역력이다. 이들 두 가지 중요한 면역을 조금 더 자세히 설명하기로 하자. 자연면역이란 후천적인 면역 자극에 대한 노출을 필요로 하지 않는 면역반응으로 병원균에 대한 방어 기전의 첫째 관문을 담당한다. 자연면역의 대표적 매개인자가 Toll like receptor

(TLR, 톨 유사 수용체)로 11가지 TLR 아형이 포유류에서 발견되었는데 세균의 병원성이나 세균과 연관된 분자양태를 인지함으로써 발동한다. 이러한 TLR 수용체를 통한 신호전달은 궁극적으로 NF-κB 활성화를 통한 전염증성 유전자를 활성화한다. 이러한 과정에서 활성화된 단핵구(monocyte), 대식세포(macrophage), 중성구(neutrophil), 자연살해세포(natural killer cell), 호산구(eosinophil), 상피세포(epithelial cell barrier)는 사이토카인, 반응성 산소군(reactive oxygen species), 산화질소와 같은 염증성 매개자를 유리(release)하여 의도하지는 않았지만 숙주세포의 염증과 손상도 유발한다. 자연면역의 또 다른 중요한 요소는 세포질 안에 존재하는 NodI (nucleotide-binding oligomerization domain protein I)인데 NodI은 세포에서 떨어져 나온 peptidoglycan을 인식한 후 상피세포로 하여금 세균을 직접 제거하도록 유도한다. 이에 반해 획득면역이란 과거 알려진 면역 자극에 대한 반응으로 특정 병원균에 특이적이고 면역 기억에 의존한다. 하지만 획득면역 또한 항원을 표현하는 대식세포와 수지상세포의 자극으로 림파구가 활성화되고 동원되며 T-helper (Th) 세포-특이 반응 발생을 유도한다는 점에서 자연면역과 비슷한 측면을 지닌다. Th 세포는 Th1과 Th2의 두 개의 중요 기능으로 대별되는데 Th1 세포는 interferon (IFN)-γ와 interleukin (IL)-2과 같은 사이토카인을 생성하는 반면 Th2 세포는 IL-4, IL-5, IL-10와 IL-13과 같은 사이토카인을 생성하고 B세포 활성화와 분화에 관여한다.

이렇게 무장된 인체의 면역시스템은 외부의 해로운 균이 인체에 감지되는 순간 작동하기 시작한다. 면역시스템에서는 면역세포들이 해로운 균에 대해 방어하는 전사로 나서게 되는데, 대표적 면역세포로 혈액 속의 백혈구, 림프의 대식세포, 림

[그림 32] 헬리코박터 파일로리 세균의 면역반응 회피 기술

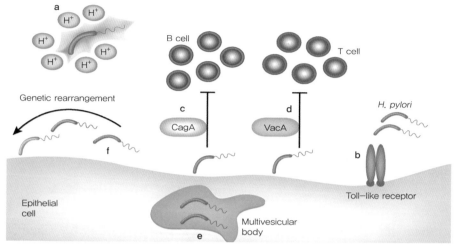

Merrell and Falkow S. Frontal and stealth attack strategies in microbial pathogenesis. Nature 2004;430:250-256

프구의 T세포와 B세포 등이 있다. 이들 면역세포들의 면역반응으로 인체에 해로운 균이 침입하게 되면 병원균으로 활동하지 못하게 하고 사멸시키므로 인체는 건강하게 살아갈 수 있는 것이다.

그렇다면 헬리코박터 파일로리는 어떻게 이런 촘촘하고 정교한 면역시스템을 뚫고 인체에 장기간 서식할 수 있는 것일까? 그것은 헬리코박터 파일로리가 다른 세균과 달리 인체의 격렬한 면역반응을 회피할 수 있는 고도로 조율된 여섯 가지 기술을 갖고 있기 때문이다(그림 32).

위점막세포에서 배출하는 강산도 인체의 자연면역 반응 중 하나인데 헬리코박터

파일로리는 세포질 내 유리아제를 이용하여 위산을 멋있게 중화시키는 기술을 구사할 수 있다. 이것이 면역반응을 피하는 첫 번째 기술이다.

헬리코박터가 인체의 면역반응을 피하는 두 번째 기술은 이미 설명한 TLR의 정교한 감지기능을 무력화시키는 기술이다. TLR은 세포 안팎에 둘러쳐져 있는 것으로 균이 몸속에 침입하면 제일 먼저 이를 알아채고 주변 세포에 알리는 역할을 하는 일종의 감지기다. 그런데 헬리코박터 파일로리는 기가 막히게 TLR을 자극하지 않는 지질다당류와 편모를 가지고 있다(그림 33).

헬리코박터 파일로리는 독소를 분비하는데, 그중에 가장 유명한 독소로 CagA(그림 33), VacA(그림 34)라는 물질이 있다. 신기하게도 이 두 가지는 독소 역할을 톡톡히 하면서도 우리 몸의 면역반응에서 주요한 무기인 B림프구와 T림프구를 억제한다. 공격과 방어를 구사한다는 점에서 매우 놀라운 효율성이다. CagA는 40kb 31개 유전자로 구성되는 큰 *cag* PAI (pathogenecity island)의 하나의 구성 성분인데 (그림 33A) 특이한 것은 *cagA* 유전자를 제외한 나머지 유전자가 대롱 또는 주사기를 만들어 CagA 독소를 숙주세포로 주입한다는 것이다(그림 33B). 이러한 방식을 type IV 즉 제 4형 분비 방식이라고 칭한다(그림 33C). 이 주입된 CagA는 숙주세포로 들어가 위암 등 여러 가지 질환을 일으키는데 중추적 역할을 하는데 특히 위 이외의 기관에 질환을 유발할 때 큰 역할을 한다. 이에 반해 VacA는 하나의 유전자로 이뤄지는데 그 내부에 유전자 변이를 나타내는 부위가 두 군데(s region, mid region)가 있어 각 세균의 독성을 결정한다고 알려져 있다(그림 34A). VacA는 CagA와 다른 방식으로 헬리코박터 파일로리로부터 분비된다. 즉 autotransport(자가운반도구)

[그림 33] 제 4형 분비형(*cag A*)

A *cagA*: one component of *cag* PAI (pathogenecity island) (40kb DNA, 31 genes)

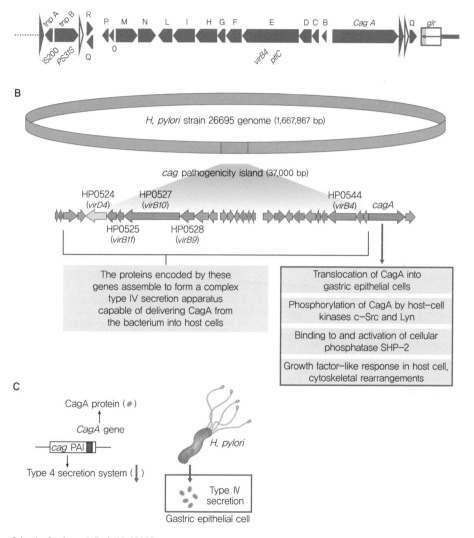

The proteins encoded by these genes assemble to form a complex type IV secretion apparatus capable of delivering CagA from the bacterium into host cells

Translocation of CagA into gastric epithelial cells

Phosphorylation of CagA by host–cell kinases c–Src and Lyn

Binding to and activation of cellular phosphatase SHP–2

Growth factor–like response in host cell, cytoskeletal rearrangements

Sebastian Suerbaum. N Engl J Med 2002

[그림 34] 제 2형 분비형(Vac A)

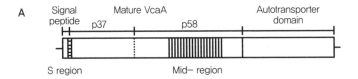

A
Signal peptide
p37 Mature VcaA
p58 Autotransporter domain
S region Mid- region

B Autotranspot (제 2형 분비과정)

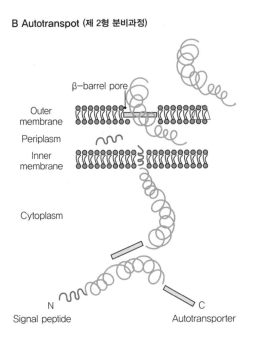

β-barrel pore
Outer membrane
Periplasm
Inner membrane
Cytoplasm
N
Signal peptide
C
Autotransporter

C Vac A가 세포에 물방울 모양의 괴사를 일으키는 모습

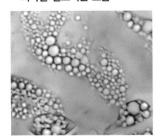

를 만드는 유전자가 β(beta)-barrel pore(베타 술통 모양의 구멍)를 만들면 이것은 세포막에서 일차적인 길을 만들어주어 autotransport를 제외한 VacA 본체가 헬리코박터 파일로리 밖으로 분비되는 형식이다. 그런데 이 독소들이 오히려 앞에서 소개했던 대표적인 면역세포의 증식을 억제하는 것으로 나타났다. CagA라는 독성물질

의 경우 B림프구의 증식을 억제하고, VacA 독소의 경우 T림프구의 증식을 억제한다. 이것이 헬리코박터 파일로리가 면역반응을 회피하는 세 번째, 네 번째 기술이다(그림 32).

또 헬리코박터 파일로리는 아예 인체의 면역시스템을 변경하는 고도의 기술력으로 장기적인 생존을 도모하는 기술을 가지고 있는데, 이것이 다섯 번째 기술이다. 그리고 헬리코박터 파일로리는 환경에 따라 아주 빨리 유전자를 변신하여 적응하는 기술을 가지고 있는데, 이를 통하여 인체의 면역반응을 회피하기도 한다. 이것이 마지막 여섯 번째 기술이다(그림 32).

면역반응을 피하며 헬리코박터가 뿜어내는 독성물질

• • •

헬리코박터 파일로리는 이처럼 인체의 면역반응에 대응하여 생존하는 기술을 가지고 있다. 인체가 이러한 능력을 갖춘 헬리코박터 파일로리를 만나게 되면 자연면역반응 결과로 위상피세포 등에서 사이토카인이라는 물질을 분비하게 된다. 사이토카인은 세균에 대항하기 위해 신호전달 역할을 하는 비교적 크기가 작은 면역단백질이다.

사이토카인이 분비되면 이 신호에 따라 주변의 면역세포들이 모여들게 되는데, 문제는 이 면역세포들이 또 다른 사이토카인을 만들어내어 더 많은 면역세포가 모여드는 연쇄반응이 일어난다는 사실이다. 이 때문에 사이토카인이 과다 분비되면 면역세포들이 많아져서 정상세포들을 공격하게 됨으로써 염증반응이 일어난다. 이러한 과정을 사이토카인 폭풍(사이토카인 방출 증후군)이라 부르며, 이로 인해 사이토카인은 염증을 일으키는 물질로 알려져 있다.

이처럼 헬리코박터 파일로리는 교묘하게 인체의 자연면역반응을 교란시키며 염증 물질이라 할 수 있는 사이토카인을 분비하게 만든다. 그리고 이 사이토카인이 염증반응을 일으키므로 위염이 발생하게 되는 것이다.

여섯 가지 기술로 생존에 성공한 헬리코박터 파일로리는 이번에는 평화로운 인체를 공격하는 적극적인 자세를 취하는데 인체의 획득면역반응도 교란시키는 작용을 한다.

획득면역이란 자연면역이 세균이나 바이러스를 막아내지 못할 때 출동하는 것으로 주로 림프구의 T세포와 B세포 등이 관여하게 된다. 병원균의 항원을 인식하고 항체를 만들어냄으로써 항원을 무력화시키는 방법으로 획득면역반응이 이루어진다. 이러한 획득면역반응 회피에 성공한 헬리코박터 파일로리는 이번에는 이러한 획득면역반응을 교란시켜 T세포와 B세포를 상호작용하게 함으로써 획득면역반응을 활성화시킨다. 이 과정에서 또 여러 종류의 사이토카인이 분비되면서 염증반응이 일어난다.

헬리코박터 파일로리가 면역반응에서 만들어내는 또 하나의 독성물질로 케모카인이 있다. 케모카인은 사이토카인의 한 종류로 사이토카인과 비슷한 역할을 하는 체내 신호 물질이다. 백혈구는 케모카인의 신호에 따라 감염 부위가 어디인지를 알고 이동할 수 있게 된다. 하지만 케모카인 역시 사이토카인과 비슷한 방법으로 염증을 일으키는 물질로 알려져 있다.

헬리코박터 파일로리는 이러한 사이토카인과 케모카인을 만들어냄으로써 인체의 항상성을 교란시킨다. 항상성은 체내의 상태를 일정하게 유지하려고 하는 성질인데, 이것이 깨짐으로써 위뿐만 아니라 인체의 여러 약한 부위까지 질환이 발생하는 것이다.

4

헬리코박터가 위산분비에도
영향을 끼친다고?

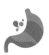

위에는 강한 산이 분비됨에도 불구하고 헬리코박터 파일로리는 이를 견디는 힘을 가지고 있다고 했었다. 그런데 헬리코박터 파일로리는 이처럼 강력한 위산분비를 이겨낼 뿐만 아니라 도리어 정상적 위산분비 시스템을 교란시켜 상황에 따라 위산을 적게 나오게 유도하기도 하고 반대로 많이 나오게 하는 등의 작용을 일으키기도 한다. 위산분비는 위의 정상적 기능을 위해 꼭 필요한 인체의 반응인데, 헬리코박터 파일로리가 이를 교란시키는 것은 심각한 문제라 하지 않을 수 없다.

위산분비가 인체에 미치는 영향

• • •

위산은 정상적인 위 기능을 유지하기 위해 필수불가결한 성분이다. 음식물 섭취

[그림 35] 펩시노겐이 펩신으로 활성화 되는 과정

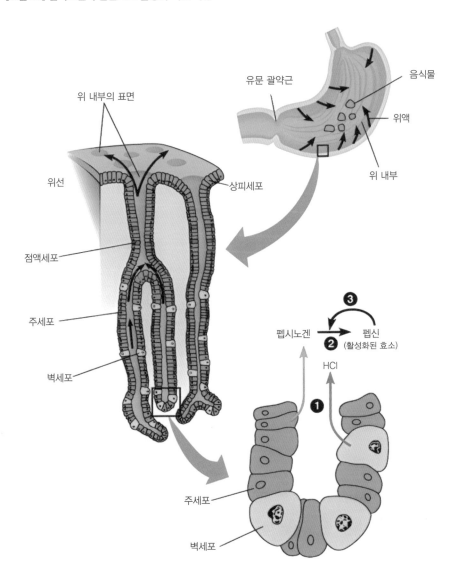

유문 괄약근
음식물
위액
위 내부

위 내부의 표면
위선
상피세포
점액세포
주세포
벽세포

③
펩시노겐 → 펩신
② (활성화된 효소)
HCl
①

주세포
벽세포

를 통하여 위로 들어온 음식물에는 온갖 세균이 득실거리게 되는데, 이때 위산이 이 음식물 속의 세균을 살균하는 작용을 한다. 또한 위산은 단백질 분해에도 중요한 역할을 한다. 단백질은 다른 영양소에 비해 고분자 물질에 해당한다. 고분자 물질이란 분자의 덩어리가 매우 큰 물질을 뜻하는 것으로 이를 분해하기 위해서는 좀 더 강력한 효소가 필요하다. 그 강력한 효소의 이름이 펩신인데, 위에서 분비되는 염산이 펩시노겐을 활성화시켜 펩신이라는 효소를 만들어낸다.

애초에 위의 주세포에서 분비되는 물질은 펩시노겐이다. 펩시노겐 자체는 단백질 분해효소로 작동할 수 없다. 이 펩시노겐이 염산과 반응하면 펩신으로 활성화되는데(그림 35), 이 펩신이 단백질 분해효소로 작동하게 된다. 펩신은 pH 2 정도의 강한 산성 환경에서 가장 활발하게 작동하는데, 이때 단백질을 더 작은 단위의 펩타이드로 잘게 분해하고 결국 단백질의 기본 단위인 아미노산이 되게 한다. 단백질이 아미

[그림 36] 위벽을 보호하는 뮤신

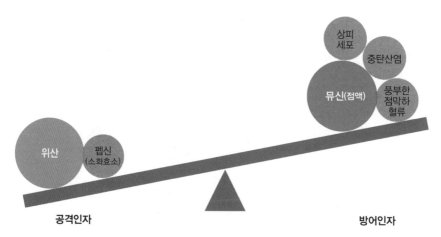

노산으로 분해되면 인체 소장 융모에서 흡수되는 속도가 더 빨라지게 된다.

위산은 이처럼 위뿐만 아니라 인체에 중요한 기능을 하는 물질인데, 만약 이러한 위산분비에 문제가 생기면 인체는 즉각 이상 반응을 일으킨다. 대표적 증상이 위산과다로 인한 속쓰림일 것이다. 평소에 위산이 분비되어도 속쓰림이 없는 이유는 방어기전이 튼튼하기 때문인데 가장 중요한 요소인 뮤신이라는 점액이 위 점액세포에서 분비되어 위벽을 보호해주기 때문이다(그림 36).

하지만 위산이 어떤 문제로 인하여 점액 등 방어기전이 감당하기 힘들게 과다하게 분비되면 위 상피세포와 위벽의 중요한 저지선인 점막근육(그림 37A)을 뚫어 손상을 일으키면(그림 37B) 결과적으로 위궤양, 십이지장궤양 등 다양한 궤양질환이 발생할 수 있다(그림 37C). 역류성 식도염 역시 위산이 하부조임근이라는 저지선을 넘어 식도로 반복적으로 올라와 점막 부식을 유발하여 발생하는 질환이다(그림 37D).

[그림 37] 위산과다 분비로 위궤양, 역류성 식도염 발생

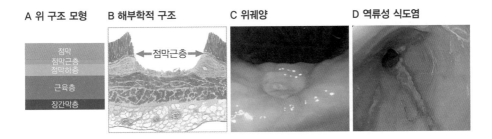

A 위 구조 모형   B 해부학적 구조   C 위궤양   D 역류성 식도염

헬리코박터가 위산분비를 교란시키는 원리

• • •

그동안 위산분비에 문제가 생기는 것은 잘못된 식습관, 생활습관 등이 원인으로 거론되었다. 하지만 헬리코박터 파일로리가 등장하면서 위산분비를 교란시키는 매우 중요한 원인으로 밝혀졌다.

위산이 정상적으로 분비되는 원리는 위산분비를 자극하는 물질과 억제하는 물질이 상황에 따라 적절히 분비되면서 이루어진다. 아세틸콜린, 가스트린, 히스타민 등이 분비될 때는 위산분비가 촉진되고, 소마토스타틴, 세크레틴 등이 분비될 때는 위산분비가 억제된다.

정상적 위산분비와 비교하여 위산이 적게 분비되는 것을 저산증이라 하고, 많이 분비되는 것을 위산과다라고 한다. 만약 헬리코박터 파일로리에 감염되어 위점막에 강한 염증반응이 일어나면 일시적으로 저산증이 일어나는 것이 관찰된다. 이러한 저산증이 일어나는 원인으로는 헬리코박터 파일로리에 의해 만들어지는 사이토카인 특히 IL-1β의 작용이 주목받고 있고, 또 염증반응에 의해 위산을 분비하는 위점막 벽세포에 지속적인 손상이 생기기 때문인 것으로 파악되고 있다. 이러한 현상은 헬리코박터 파일로리가 정상적 위산분비를 교란시켜 위산의 분비를 줄어들게 하는 경우에 해당한다.

헬리코박터 파일로리는 또한 위산과다를 일으키기도 한다. 헬리코박터 파일리로리에 감염되면 결국 만성 위염으로 가는 경우가 많은데, 이때 만성 위염이 생기는

[그림 38] 위의 구조

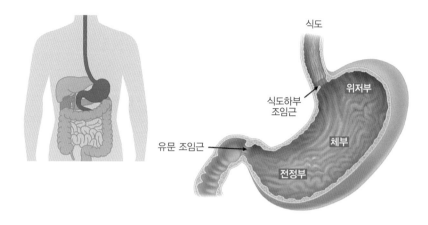

부위에 따라 위산분비는 줄어들기도 하고 늘어나기도 한다. 만성 위염이 생기는 부위에 따라 체부와 전정부로 나뉘는데 체부는 위의 위쪽에 해당하고 전정부는 위의 아래쪽에 해당한다(그림 38). 그런데 헬리코박터 파일로리에 의한 만성 위염이 위산을 분비하는 벽세포가 분포하는 체부에 생기면 위산분비는 감소하고, 가스트린을 분비하는 G세포가 분포하는 전정부에 생기면 위산분비가 증가하는 현상이 관찰된다. 이것은 헬리코박터 제균치료에 의해 증명되기도 하는데, 예를 들어 만성 위염이 체부에 생긴 환자를 대상으로 헬리코박터를 제균하면 체부 염증이 좋아지면서 위산분비가 증가하는 현상이 관찰된다. 이로써 만성 위염이 체부에 주로 발생하여 야기한 위산분비 감소가 헬리코박터 파일로리 때문임이 증명된다. 반대로 만성 위염이 전정부에 주로 생긴 환자를 대상으로 헬리코박터 제균치료를 하면 위산분비가 감소하는 현상이 관찰된다. 이로써 만성 위염이 전정부에 발생하여 야기한 위산분비 과다가 헬리코박터 파일로리 때문임이 증명된다.

5

헬리코박터는
어떻게 감염되는 걸까?

헬리코박터 파일로리는 일반적으로 체내에 서식하는 장내미생물과 달리 가지고 있는 사람도 있고 없는 사람도 있다는 점에서 차이가 있다. 그렇다면 헬리코박터 파일로리는 어떻게 해서 사람의 몸에 들어오는 것일까? 헬리코박터 파일로리는 감염에 의해 인체에 들어오는 다른 세균처럼 외부에 있다가 헬리코박터 파일로리 감염이라는 사건에 의해 인체로 들어와 위점막 표면에 서식하게 된다.

헬리코박터가 우리몸에 들어와 서식으로 성공하는 것은 그리 쉽지 않은 듯하다. 2015년 위점막 표면에 서식하는 세균들을 NGS(차세대염기서열 분석법) 방법으로 분석한 적이 있었는데 분명 보통 행하는 조직검사, 혈청검사, 점막요소분해효소 검사 등에 모두 음성인 몇 분에서의 위점막 NGS 검사가 아주 약하게 양성이 나왔다. 당시 분석해준 회사에 이러한 양성의 의미를 물었다. 아마 유전자 서열이 헬리코박터 파일로리와 비슷한 다른 세균과 헷갈리는 것은 아닌가 하고. 그 회사 전문가는 그럴 리가 없다고 하면서 아주 소량이 있는 것이라고 답변했다. 결국 헬리코박터 파일로리가 위 안으로 들어온 것은 맞지만 헬리코박터 파일로리의 부착인자(그림 22B)의 도움으로 위 상피세포에 안전하게 착지를 못하고 있다가 위액에 의해서 십이지장으로 휩쓸려 가서 결국 감염을 시키지 못한 것으로 보였다. 즉 헬리코박터 파일로리의 부착인자인 편모, 유리아제 등 감염 무기들도 중요하지만(그림 22B) 우리 몸의 대응에 따라 서식에 실패하기도 한다는 것이다.

헬리코박터 감염은 어린아이에서 특히 영양이 안좋아 면역 상태 역시 좋지 않을 때 잘 일어난다. 이처럼 헬리코박터가 서식하기 쉬운 위가 있고, 그렇지 않고 매우 건강하고 외부 세균 침입에 대해 저항인자가 강한 위가 있기 때문에 천하의 헬리코박터 파일로리라도 그 착지가 어려운 경우가 있어 보인다. 성인에서는 대개의 경우 면역력이 세서 후자에 해당하고 제균한 후 재감염이 적은 이유이기도 하다.

환경에 따른 헬리코박터의 감염 실태

• • •

헬리코박터 파일로리의 감염률은 나라마다 다르다. 또한 남성에서 여성보다 그 감염률이 높고 이는 세계적인 현상이다. 주로 후진국일 경우 감염률이 높게 나타나고 선진국으로 갈수록 감염률이 낮아지는 결과를 보인다(그림 39). 또한 세월이 흐르면서 전 지구상의 헬리코박터 파일로리의 감염률은 감소하고 있다(그림 40). 이상의 결과를 통하여 우리가 알아낼 수 있는 사실은 헬리코박터 파일로리 감염률이

[그림 39] 여자와 남자의 헬리코박터 감염률 비교

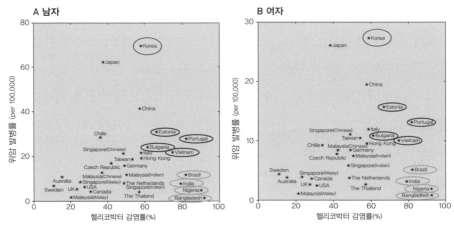

Fock KM, et al. Aliment Pharmacol Ther 2014;407:250-260

[그림 40] 세계적 헬리코박터 감염률의 변화

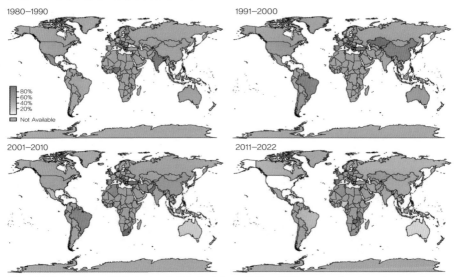

Li Y, et al. Global prevalence of *Helicobacter pylori* infection between 1980 and 2022: a systematic review and meta-analysis. Lancet Gastroenterol Hepatol. 2023;8:553-564.

사회경제적 요인과 위생상태의 영향을 받는다는 점이다. 즉 경제적으로 낙후되어 위생상태가 좋지 않은 후진국이나 농촌의 경우 헬리코박터 파일로리 감염률이 높게 나타나는 반면, 경제적 성장과 함께 위생상태가 개선된 선진국이나 도시의 경우 헬리코박터 파일로리 감염률이 상대적으로 낮게 나타난다는 사실이다.

또한 한 국가 내에서도 지역에 따라, 시기에 따라, 나이에 따라 감염률에 차이를 보인다. 특히 농촌과 도시를 비교해보면 농촌이 도시보다 높은 경향이 있는데 중국의 예가 이를 잘 보여준다. 2004~2005년도 16세 이상 중국 장쑤성 일대 농촌 지역의 경우 전 연령에서 감염률이 55% 이상으로 나타났다. 반면 2003년 16세 이상 수도 베이징 일대의 감염률은 이보다 낮게 나타났다(그림 41).

[그림 41] 지역, 연령에 따른 헬리코박터 유병률 차이

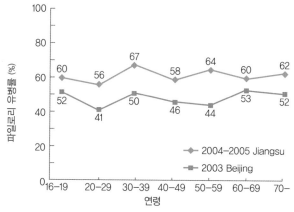

Shi RH, Xu SF, Zhang HJ, et al. Prevalence and risk factors for *Helicobacter pylori* infection in chinese populations. Helicobacter 2008;13:157-165.

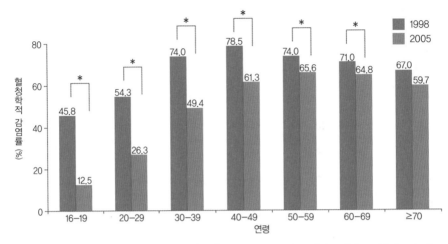

[그림 42] 우리나라 헬리코박터 파일로리 감염률의 변화

김진호 등. Seroepidemiological study of *Helicobacter pylori* infection inasymptomatic people in south korea. J Gastroenterol Hepatol. 2001;16:969-975

　한편 우리나라는 해방 이후 저개발국에서 개발도상국으로 다시 선진국으로 빠른 변화를 보였다. 이를 반영이라도 한 듯 우리나라 헬리코박터 파일로리 감염률도 빠르게 감소하고 있다. 즉 1998년도에 비해 2005년, 2011년, 2017년으로 갈수록 모든 연령에서 감염률이 낮아지는 흐름을 보여주었는데 2005년에는 40세 미만에서 급격한 저하를(그림 42) 이후에는 이러한 감소가 40~50대 이상으로 확대되어가는 양상을 보인다(그림 23). 이들 연구는 제균을 한 경우는 배제한 것이기에 우리나라 자연 감염률을 반영하는 것이고 만일 제균율을 반영하면 헬리코박터 파일로리 감염률은 더욱 낮아질 수 있다.

　우리나라는 헬리코박터 파일로리가 소화성궤양의 원인으로 알려지기 시작한

1990년도 직후부터 헬리코박터 파일로리 감염률에 대한 연구가 비교적 잘 되고 있는 나라이다. 고대 구로병원에서 1992년에서 1993년까지 413명을 대상으로 헬리코박터 감염률을 조사한 적이 있었는데, 당시 20세 이상에서 75%의 감염률을 보였다. 하지만 소규모의 특정 집단을 대상으로 한 것이어서 신뢰도가 떨어지는 문제가 있었다. 이를 보완하기 위해 1997년도에 창립한 대한 *H. pylori* 연구회 학술위원회가 1997년도부터 제주도를 포함한 전국 내과 소아과 전문의 102명이 시작하여 1998년도에 헬리코박터 파일로리에 대한 전국적인 역학조사를 완료하였다. 당시 0세 신생아부터 79세까지 총 5,732명을 대상으로 이루어진 혈청학적 역학조사에서 16세에서 79세에 해당하는 성인의 평균 감염률은 66.9%로 나타났다. 이후 비슷한 규모의 전국적인 역학조사가 2005년도에 이루어졌는데, 16세 이상 감염률은 59.6%로 나타나 1998년 조사보다 7% 가까이 줄어든 결과가 나왔다. 그리고 2011년도에도 10,796명을 대상으로 감염률 조사가 이어졌는데, 54.4%의 감염률을 보여주었다. 2017년 조사에서 43.9%가 나타난 것까지 포함하면 헬리코박터 파일로리 감염률은 계속하여 떨어지고 있다. 1998년 학회 역학조사 이후 2005, 2011, 2017년 전국적 역학조사는 모두 필자가 주도적으로 진행한 것인데 2024년 역학조사가 현재 이뤄지고 있다.

그림 43은 1998년도 연령대별 헬리코박터 파일로리 감염률을 나타낸 그래프이다. 이 연구의 최대의 장점은 신생아까지 포함해서 연구가 이루어졌다는 것인데 대체적으로 연령이 높아질수록 헬리코박터 파일로리 감염률이 높아져 40대에서 78.5%로 가장 높다가 이후 연령에서는 점차 떨어지는 것으로 나타난다(그림 43). 나이가 들수록 감염률이 점점 높아지는 이유는 코호트 효과(cohort effect) 때문인

[그림 43] 우리나라 연령대별 헬리코박터 파일로리 감염률

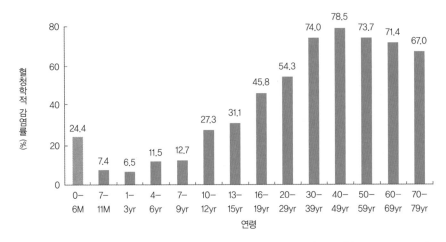

김진호 등. Seroepidemiological study of *Helicobacter pylori* infection inasymptomatic people in south korea. J Gastroenterol Hepatol. 2001;16:969-975

것으로 분석하고 있다. 코호트 효과란 세대별 집단이 갖는 효과를 뜻하는 말로 헬리코박터 파일로리 감염은 주로 만 5세 이하에서 시작되어 일생동안 지속되는 성질을 가진다. 이때 세대가 높아질수록 어렸을 때의 사회경제적 환경 특히 위생이 나빴기 때문에 더 많은 헬리코박터에 감염되었다는 것이다. 그러다 50~60대 이후 감염률이 떨어지는 까닭은 위의 노화가 진행됨에 따라 헬리코박터 파일로리가 서식하기 힘든 상황이 되기 때문이라고 추측된다. 생후 6개월 이내의 24.4% 혈청학적 양성은 신생아의 감염이라기 보다는 엄마의 혈청학적 양성이 아이 피에서 나타나다가 점차 사라지는 것으로 보는 것이 맞다.

헬리코박터 감염률은 소아와 성인 각각에서 지역별 차이를 보여주었는데 소아에

[그림 44] 우리나라 지역별 헬리코박터 파일로리 감염률 차이

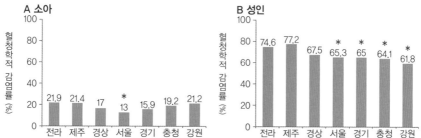

김진호 등. Seroepidemiological study of *Helicobacter pylori* infection inasymptomatic people in south korea. J Gastroenterol Hepatol. 2001;16:969-975

[그림 45] 우리나라 지역별 헬리코박터 파일로리 감염률 변화 추이

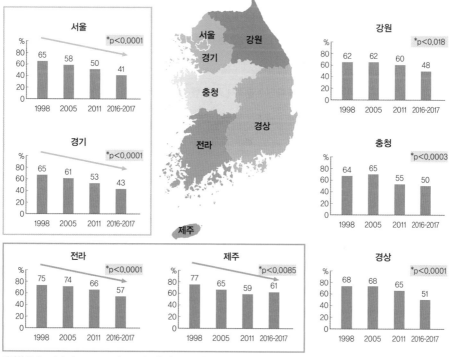

임선희 등. Trends in the seroprevalence of *Helicobacter pylori* infection and its putative eradication rate over 18 years in korea: a cross-sectional nationwide multicenter study. PLos one. 2018;13:e0204762

서는 서울이 가장 낮고, 전라가 가장 높았다. 그러나 성인에서는 강원이 제일 낮고 제주가 높았다(그림 44). 한편 각 지역별 감염률 추이를 보았을 때 서울과 경기는 가장 빠른 감소율을 보였지만 강원, 제주의 감염정도는 상대적으로 완만한 감소를 보여주었다(그림 45).

헬리코박터 감염의 위험인자
• • •

성인 헬리코박터 파일로리 감염률에서 어렸을 때의 사회경제적, 위생조건이 중요하다고 생각되는 근거는 헬리코박터 위험인자로 추측이 가능하다(표 7).

[표 7] 1998년도 전국역학조사에서의 다변수 분석에 의한 헬리코박터 감염의 중요 위험인자

소아 (1~15세)	성인 (16세 이상)
나이	나이
지역	지역
식수 (우물물, 수도물)	남자
낮은 엄마 학력	성장기에 타인과 방 같이 사용
낮은 한 달 가족 수입	성장기의 낮은 가족 수입

김나영 등. 대한내과학회지 2000;59:376-387.

소아에서는 식수가 중요한 조건이었고 성인에서는 현재의 경제력보다는 성장기

[그림 46] 소아와 성인의 헬리코박터 감염률 차이

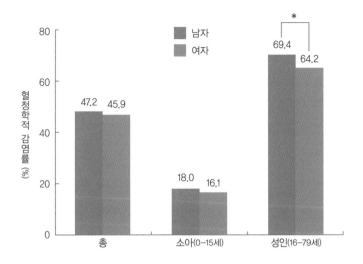

에 방을 같이 사용했거나 성장기의 낮은 한 달 가족 수입으로 나왔는데 이는 코호트 효과를 반영하는 것이다. 한편 성인에서는 남자가 위험인자였지만 소아에서는 그렇지 않아(표 7, 그림 46) 여성에서 남성보다 면역이 강한 성별 차이도 있겠지만 뛰어놀거나 위생이 조금 약할 수 있는 젠더 차이가 반영된 것이라고 생각된다.

그렇다면 헬리코박터 파일로리는 어떤 감염경로를 거쳐 인간의 위에 안착하게 되는 것일까? 이를 이해하기 위해 먼저 세균의 감염경로에 대해 알아둘 필요가 있다. 세균의 주요 감염경로는 종류에 따라 다음과 같이 나눌 수 있다.

접촉감염 / 개달감염 / 비말감염 / 공기감염 /
타액감염 / 수인감염 / 모자감염

접촉감염이란 접촉만으로 감염이 일어나는 경우로 각종 피부질환이나 결막염, 성병 등이 접촉감염에 해당한다.

개달감염이란 오염된 것을 매개로 감염되는 것으로 식중독, B형 간염, 결핵 등이 해당한다.

비말감염은 환자의 기침 등으로 뿜어진 비말을 통하여 감염되는 것으로 감기와 독감, 코로나19 등이 이에 해당한다.

공기감염은 균이 공기 중에 떠다니다가 호흡만으로 감염되는 것을 뜻하며 홍역, 수두바이러스, 결핵 등이 해당된다.

타액감염은 타액 속에 서식하는 병원체가 음식을 섞어 먹거나 입맞춤 등으로 인해 감염되는 경우로 충치균, EB 바이러스 등이 해당된다.

수인감염은 동물과의 접촉으로 인해 감염되는 경우로 장염을 일으키는 비브리오균, 장티푸스, 콜레라, A형 간염 등이 해당되는 것으로 알려져 있다.

모자감염은 태아를 잉태한 어머니에게서 태아에게로 일어나는 감염이고 모유감염은 모유수유를 통하여 일어나는 감염을 뜻한다. 태내감염으로 일어나는 질환이 풍진바이러스, 인간면역결핍바이러스(HIV) 등이고, 모유감염으로 일어나는 질환이 성인T-세포백혈병 등이다.

이러한 세균의 여러 감염경로 중 헬리코박터 파일로리 감염과 관계있는 것은 개달감염, 타액감염, 모자감염 등으로 추정하고 있다.

한편 인체를 기준으로 사람과 사람 사이의 감염을 따질 때 감염경로는 입(구강) 대 입, 위 대 입, 항문 대 입 등이 있다. 여기서 입 대 입은 입에서 입으로 전염되는 경우로 가벼운 입맞춤 정도로 전염되는 것이 아니라 음식 등을 통하여 서로 타액이 오갈 때 이루어지는 전염이다. 위 대 입의 경우 헬리코박터 파일로리 감염자가 역류하는 경우 일시적으로 헬리코박터 파일로리가 구강으로 올라오게 된다. 이 상태에서 충분히 전염이 이루어질 수 있는 것이다. 항문 대 입의 경우 헬리코박터 파일로리 감염자의 대변으로 나온 균이 거름 등의 작용으로 다시 입으로 들어와 감염을 일으키는 경우로 이때는 헬리코박터 파일로리에 감염된 야채를 먹음으로써 감염된다고 이해할 수 있다.

그 외 세균 감염경로 분류로 사람 대 사람 전염, 동물 대 사람 전염, 환경 대 사람 전염 등으로 나누는 방법이 있다.

헬리코박터의 감염경로

• • •

그렇다면 헬리코박터 파일로리는 위에 열거한 감염경로 중 어느 경로를 통하여 감염되는 것일까? 헬리코박터 파일로리의 감염경로는 사실 아직까지 정확히 밝혀지지 않았다고 보는 것이 정확하다. 그럼에도 불구하고 여러 연구로 밝혀진 사실에 의하면 사람 대 사람 전염, 동물 대 사람 전염, 환경 대 사람 전염 등의 분류법에서 볼 때 사람 대 사람으로 전염되는 균으로 인식되고 있다. 어느 경우 헬리코박터 파일로리를 수인성(동물 대 사람) 전염균으로 분류하기도 하는데, 최근 연구결과에서 헬리코박터 파일로리가 수인성 전염은 아닌 것으로 결론짓고 있다.

헬리코박터 파일로리의 감염경로를 생각할 때 감안해야 하는 것은 헬리코박터

[그림 47] 헬리코박터 배양 조건

1차 배양 후 헬리코박터 세균   2차 배양 후 헬리코박터 세균

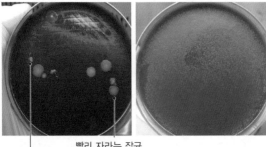

빠르게 자라는 잡균

헬리코박터 파일로리 세균

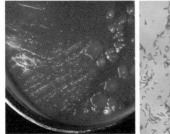
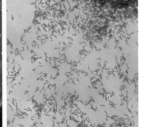

헬리코박터 세균

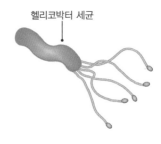

• 항생제를 포함한 선택배지
• 높은 습도 (98%)
• 혐기성 조건 (5% 산소, 10% CO_2, 85% N_2)
• 37℃ 유지하면서 3~4 일간 배양

파일로리의 세균학적 특징이다. 헬리코박터 파일로리는 노벨상 수상자 마셜이 경험한 것처럼 배양하기가 매우 까다롭다. 마셜이 영롱한 군집을 발견한 것은 환자에서 채취한 위점막 조직을 배지에 넣고 난 후 1~2일이 아니었다. 금요일 배지를 확인하고 버리는 것을 잊고 퇴근한 다음 월요일 출근해서 확인해보니 영롱한 처음보는 세균이 자라있는 것을 보고 2차 배양을 해서 성공한 것이다. 헬리코박터 파일로리는 균 증식이 20분으로 빠른 대장균과 달리 4~6시간으로 그 증식 속도가 느리고 혐기성인데다가 98% 습기가 유지되어야 자란다(그림 47).

사실 우리 위에서 생존하는 것을 보면 매우 독한 균이라 생각되기 쉬우나 위점막이 이러한 조건을 가지고 있어서 서식하는 것이다. 즉 보통의 악착같은 균처럼 습기가 적은 공기, 식탁이나 접시에 오래 생존할 수 없어 내시경으로 얻은 점막을 배양하기 위해서는 특수하게 고안된 혐기성 조건의 Jar(외부공기와 단절시킬 수 있는 일종의 항아리 모양의 용기)를 사용한다.

한편 입 대 입, 위 대 입, 항문 대 입 등으로 나누는 분류법에서 헬리코박터 파일로리의 감염은 선진국과 개발도상국에서 다른 양상으로 나타난다는 인식이 있었다. 저개발국이나 개발도상국에서는 항문 대 입으로 전염되는 경우가 많았으나 선진국에서는 항문 대 입 전염은 적고 대신 입 대 입, 위 대 입으로 전염되는 경우가 많다는 것이 대부분의 연구결과였다. 하지만 헬리코박터 파일로리 감염에 대한 좀 더 구체적인 연구가 진행되면서 이 또한 다른 결과가 나타나고 있는 상황이다. 개발도상국의 경우 헬리코박터 파일로리 감염이 주로 가족간에 이루어지고 있다는 사실이 발견되었는데, 이때 어머니로부터 아이에게로 전염되는 비율이 특히 높게 나왔다. 이는 항문 대 입보다는 입 대 입의 전염이 주로 이루어지고 있음을 시사한다. 이러한 결과가 터키나 브라질 등 개발도상국에서 나타났다.

선진국의 경우 좀 더 복잡한 양상으로 나타나는데, 그 이유는 외부의 인구 유입이 많기 때문이다. 예를 들어 독일에 살고 있는 본토 독일시민의 경우 헬리코박터 파일로리 감염률이 13.1%에 불과한데, 터키에서 이주해온 터키 출신 독일인의 감염률은 30.4%로 두 배가 훨씬 넘는다. 반면 터키 본토에 사는 터키인들의 감염률은 44.5%로 나타나 왜 이런 차이가 나타나는지에 대한 분석이 필요해졌다.

이러한 이유는 독일 어린이를 대상으로 한 헬리코박터 파일로리 감염률 조사에서 어느 정도 드러나게 되었다. 즉 7~9세에 해당하는 독일 본토 어린이의 헬리코박터 파일로리 감염률은 7.1%를 나타낸 반면, 독일로 이주해온 어린이의 헬리코박터 파일로리 감염률은 무려 28.2%를 나타내었다. 즉 우리나라 성인의 헬리코박터 파일로리 감염의 위험 인자로 '성장기에 방을 공유하는 경우'인데 이는 사회경제적 이유와 위생 측면이 중요함을 시사한다. 또한 가족 간의 유대관계는 선진국일수록 느슨하고 후진국으로 갈수록 끈끈할 수 있는데 이상을 종합해보면 헬리코박터 파일로리 감염에서 가장 중요한 전염 요인으로 가족이 떠오르는 것은 어쩌면 당연하다고 생각된다.

헬리코박터 파일로리의 가족 감염에 대한 좀 더 심도 있는 연구가 진행되었다. 분자생물학적 방법으로 헬리코박터 파일로리 균주의 유전적 일치성을 알아보는 실험이 진행된 것이다. – 헬리코박터 파일로리 유전적 균주가 일치한다는 것은 서로가 감염을 일으켰다는 것을 뜻한다고 볼 수 있다. – 그 결과 엄마와 자녀 관계에서 유전적 균주의 일치성은 56%로 가장 높게 나왔고, 부부관계에서 유전적 균주의 일치성은 22%로 나타났다. 이상한 것은 아빠와 자녀 관계에서 유전적 균주가 일치된 경우는 전혀 없었다는 사실이다. 이를 통하여 분석할 수 있는 것은 헬리코박터 파일로리가 주로 가족에 의해 전염되는데, 이때 가족관계가 밀접할수록 전염 가능성이 더 높다는 사실이다. 헬리코박터 파일로리 가족 감염에서 가장 높게 나타난 엄마와 자녀 관계에서의 전염은 주로 엄마의 타액에 의해 전염되는 경우가 78%로 나타나 헬리코박터 파일로리 감염에서 타액이 중요한 인자로 작용한다는 사실을 알아낼 수 있다.

헬리코박터 파일로리의 가족 감염과 관련하여 일본의 전통 가정을 대상으로 진행된 연구는 또 다른 정보를 제공해준다. 이 연구에서 헬리코박터 파일로리 감염의 중요한 위험요인을 조사한 결과 형제자매, 엄마, 할머니 순으로 나타났으나 아빠와 할아버지는 위험요인이 아니라는 결과가 나왔다. 이 연구에서 새롭게 등장한 위험요인이 할머니와 형제자매인데, 할머니의 경우 아마도 엄마가 일하러 나간 사이 할머니가 아이를 돌보기 때문에 나타난 결과라고 이해할 수 있다. 전통가정에서 형제자매의 경우 함께하는 시간이 가장 많기 때문이라고 이해할 수 있다. 최근 증상이 전혀 없는 할머니들이 헬리코박터 파일로리 감염에 대해 제균하는 가장 큰 이유가 손자 손녀들에게 전염될까 봐로 응답하여 조부모 사랑을 알 수 있는데 일리가 있는 태도로 보인다.

한편 헬리코박터 파일로리의 가족 감염과 관련하여 중국에서 조사한 연구도 재미있다. 2023년 BMJ 논문에 중국의 헬리코박터 파일로리의 가족 감염에 관한 연구가 실려 있다. 이 연구는 2021년 중국 전역에 걸쳐 10,735개의 가정을 대상으로 설문하는 방식으로 진행되었다. 그 결과 가족을 기반으로 헬리코박터 파일로리 감염자가 있는 가정은 전체 가정의 약 71%로 나타났다. 이 중 가족 전체가 헬리코박터 파일로리에 감염된 가정은 감염 가정 7,636 가정 중 19.7%에 달하는 것으로 나타났다. 또 7,961쌍의 부부를 대상으로 한 설문에서 부부 두 사람이 모두 감염된 경우는 22.99%, 둘 다 감염되지 않은 경우는 33.21%, 남편이나 아내 한 사람만 감염된 경우는 43.8%로 나타났다. 이때 양부모가 모두 감염되었을 때 자녀가 감염된 확률은 34%로 나타났고, 부모가 모두 감염되지 않았을 경우 자녀가 감염된 확률은 14%로 나타났다. 이 조사 결과에서도 가족 간의 끈끈한 관계가 헬리코박터 파일로리의 감염률에 영향을 준다는 사실을 알 수 있다.

　이상의 연구결과를 종합해 볼 때 헬리코박터 파일로리의 감염경로 중 입을 통하여 전염되는 것은 어느 정도 확인할 수 있다. 그것이 다른 사람을 통해서든 음식을 통해서든 입으로 들어온 헬리코박터 파일로리가 구강을 통하여 위에 들어온 후 부착인자를 활용하여 위 상피세포 점액에 안착함으로써 서식하며 살게 된다는 것이다.

6

찌개를 같이 먹으면 감염될까?

　여기에서는 헬리코박터 파일로리 감염에 대한 좀더 실제적인 이야기를 해보고자 한다. 헬리코박터 파일로리가 주로 가족관계에서 전염된다면 물을 같이 마셔도 감염되는지, 찌개를 섞어 먹어도 감염되는지 궁금하지 않을 수 없다.

물에 의한 헬리코박터 감염

• • •

　먼저 헬리코박터 파일로리는 물에 의해 전염될 수 있을까? 세균이 물에 의해 전염되는 것을 수인성(水因性) 전염이라고 한다. 이것은 동물에 의해 전염되는 수인성(獸因性) 전염과 다른 것으로 오염된 물에 의해 세균이 전염되는 경우를 말한다. 헬리코박터 파일로리가 수인성 전염과 관련이 있는지에 대하여 일본에서 진행한 연구에 의하면 조사한 우물 중 다섯 개의 우물에서 헬리코박터 파일로리가 있는 것으로 확인되었다. 당연히 이 우물을 마시면 헬리코박터 파일로리에 감염될 것을 예상할 수 있다. 실제 1998년도에 이뤄진 우리나라 역학조사에서도 '우물물'을 마시면서 살아갈 때 소아에서의 헬리코박터 파일로리 감염률이 높기도 했다. 이 외에도 오염된 물에서 헬리코박터 파일로리가 검출되면서 많은 전문가조차 헬리코박터 파일로리가 물에 의해 전염된다는 사실을 믿고 전파하고 있는 상황이다.

과거 온 동네 사람들이 우물을 마시는 시스템에서 헬리코박터 파일로리 감염이 높았던 것이 사실이다. 이때 우물에서 헬리코박터 파일로리가 많을 수밖에 없었던 데에는 나름의 이유가 있다. 앞에서 헬리코박터 파일로리의 주 감염경로 중 하나가 항문 대 입이라고 했었다. 그런데 이 우물 시스템이 항문 대 입으로 전염되기에 아주 좋은 환경을 갖추고 있었다. 대개 동네의 우물은 마을에서 비교적 낮은 곳에 위치하고, 집은 대개 우물보다는 높은 곳에 위치하는 경우가 많았다. 이 상황에서 각 집의 화장실은 푸세식이었고, 비가 오면 화장실의 변이 섞인 물이 우물로 이어질 수밖에 없는 구조를 하고 있었다. 이 때문에 우물물을 오랫동안 마신 사람들은 헬리코박터 파일로리에 감염될 가능성을 가지고 있었던 것이다.

물에 의해 전염되는 대표적 감염병 중 하나가 A형 간염이다. 이로써 헬리코박터 파일로리도 A형 간염과 같은 경로로 감염된다고 인식되기도 했었다. 하지만 최근 연구결과에 의하면 헬리코박터 파일로리와 A형 간염은 감염경로가 다르다는 것이 보고되고 있다. 헬리코박터 파일로리의 수인성 전염 연구를 진행한 일본에서도 헬리코박터 파일로리와 A형 간염의 감염경로는 다르다고 보고하는 것이 이를 뒷받

침한다. 과테말라의 경우도 헬리코박터 파일로리가 수인성 전염병은 아닌 것으로 이야기하고 있다. 따라서 유튜브를 통해 수인성 전염이라고 말하는 경우가 있지만 헬리코박터 파일로리가 오염된 물에 의해 전염된다는 가설은 완전히 증명되지 않았다고 봐야 할 것이다. 물론 앞에서 이야기한 우물물과 같은 경우는 예외로 봐야 한다.

찌개를 같이 섞어 먹으면 감염될까?

...

그렇다면 찌개를 같이 섞어 먹는 것은 어떨까? 우리나라의 경우 주요 음식이 찌개이고, 그 찌개를 서로가 섞어 먹는 문화이다보니 민감하지 않을 수 없다. 우리나라 사람들은 부글부글 끓는 찌개 냄비 하나에 서로 숟가락을 넣어 맛있게 먹는 문화를 가지고 있다. 라면도 한 젓가락만 하면서 서로 섞어 후루룩 먹는다. 이렇게 찌개 이야기가 나오면 한국 문화에서 연달아 걱정되는 것들이 등장하게 된다. 그렇다면 술잔을 돌리는 것은? 입맞춤하는 것은?

헬리코박터 파일로리가 입에서 입으로 전염된다는 사실 때문에 찌개를 섞어 먹거나 입맞춤 하는 것 등이 걱정될 수는 있다. 하지만 앞에서 이야기한 헬리코박터 파일로리의 주 전염경로를 생각하면 그리 걱정할 필요까지는 없다는 사실을 알 수 있게 된다. 한두 번 찌개를 섞어 먹거나 입맞춤하는 것으로 헬리코박터 파일로리 전염은 잘 이루어지지 않기 때문이다. 즉 37.5도가 아닌 높은 열로 가열한 찌개 속에 헬리코박터 파일로리가 생존해 있을 것 같지 않고 입안에 헬리코박터 파일로리가 오래 머물 수는 없어 입맞춤만으로 전염되는 것은 어렵다. 따라서 부부간 헬리코박터 파일로리가 있는 경우는 결혼을 해서 전염되었다기 보다는 이미 감염이 된 부부가 결혼했다고 보는 것이 더 타당하다. 즉 면역이 충분히 발달하지 않은 어렸을 때 주로 걸리고 어른으로 성장한 후에는 위에 나름 헬리코박터 파일로리를 서식하지 못하도록 막는 인자가 있음을 고려해야 한다. 헬리코박터 파일로리의 주 전염경로가 가족간 전염이긴 하지만 헬리코박터 파일로리에 걸린 어른이 아이들과 밀접한 접촉을 통해 이루어지는 것이지, 가벼운 접촉으로는 전염이 잘 되지 않는다고 설명하는 것이 타당할 것 같다. 이는 헬리코박터 파일로리가 한두 번의 접촉으로 전염되는 성질이 아닌 균임을 뜻한다.

이렇듯 헬리코박터 파일로리가 한두 번의 접촉으로 전염되지 않는 이유는 이 균이 타액에 있는 것이 아니라 주로 위에 존재하고 몸 밖에서는 대변에 존재하기 때문이다. 이런 상태에서 헬리코박터 파일로리가 전염되기 위해서는 대변의 헬리코박터가 입으로 전달되든지 위의 헬리코박터가 입으로 전달되든지 하는 사건이 일어나야 한다. 앞에서 대변의 성분이 자주 섞이는 우물물을 마시는 상황이 대변의 헬리코박터가 입으로 전달되는 경우에 해당한다.

단지 찌개를 섞어 먹는 경우 위의 헬리코박터가 전달될 기회가 쉽게 생기지 않는다. 만약 자주 찌개를 섞어 먹는 과정에서 위의 헬리코박터 파일로리가 구강까지 도달하는 사건이 생긴다면 이야기가 달라진다. 트림이나 되새김질, 역류성 식도염 등 역류에 의해 위의 헬리코박터 파일로리가 구강까지 도달할 가능성이 생기기 때문이다. 하지만 위액과 위점막에서의 세균분포에 대해 알아보기 위해 차세대염

[그림 48] 위점막과 위액에서 차세대염기서열 분석 결과

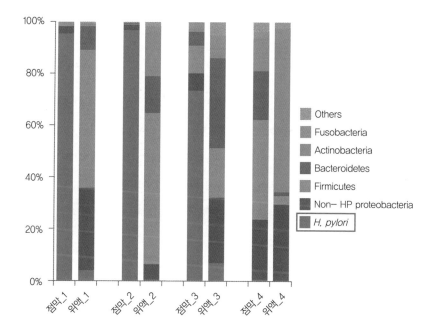

성지희 등. Comparison of gastric microbiota between gastric juice and mucosa by next generation sequencing method.
J Cancer Prev 2016;21:60-66

기서열 분석법으로 비교해본 결과 위액에 헬리코박터 파일로리가 있긴 했으나 위
점막보다는 그 숫자가 훨씬 적었다(그림 48). 이는 위액에 존재하는 헬리코박터 파
일로리 숫자가 매우 적기에 감염자가 한두 번의 역류로 타인에게 감염을 쉽게 유발
할 수 없을 것으로 생각된다. 하지만 위액에 충분히 많다면 위액 역류로 헬리코박
터 파일로리가 섞인 타액이 숟가락 내지 술잔에 묻을 수 있겠고 타액이 오가는 입
맞춤을 하는 경우 헬리코박터 파일로리가 전염될 확률이 있다.

내시경을 하는 소화기내과 의사에게서 헬리코박터 파일로리 유병률이 높다는 보고도 있었는데 이는 위액이 섞인 내시경 기기 표면에 헬리코박터 파일로리가 있다가 소화기내과 의사를 감염시켰을 가능성을 시사한다.

한데 헬리코박터 파일로리가 한두 번의 찌개 섞어 먹기나 입맞춤으로 잘 전염되지 않는다고 해서 조심하지 않아도 된다는 뜻은 아니다. 왜냐면 우리 전 인류의 50%가 감염될 정도로 헬리코박터의 전염력은 강하다고 볼 수 있기 때문이다. 즉 면역이 약한 경우 찌개를 숟가락으로 같이 떠먹거나 입맞춤으로 전염될 수 있을 것이다. 그리고 칫솔을 같이 사용하는 것은 주의해야 한다. 이 경우 헬리코박터 파일로리의 전염 가능성이 높아지기 때문이다.

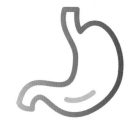

4장

STOMACH REVOLUTION

헬리코박터의 증상과
진단하는 방법

1

헬리코박터에 감염되면
어떤 증상이 나타날까?

헬리코박터 파일로리에 감염될 경우 어떤 증상이 나타나게 될까? 여기에서 알아둘 것은 헬리코박터에 감염되었다고 무조건 질환에 걸리는 것은 아니라는 사실이다.

순한 헬리코박터와 독한 헬리코박터
・・・

필자도 몇 번 출연한 적이 있는 유뷰트 인기 의학채널 '의학채널 비온뒤'에서 아산병원 소화기내과의 정용훈 교수가 헬리코박터 파일로리에 관한 이야기를 하는 것을 보았다. 정용훈 교수는 순한 헬리코박터와 독한 헬리코박터가 있다는 사실을 소개하면서 헬리코박터 파일로리가 모두 같은 것이 아니라는 사실을 알려주었다.

실제 헬리코박터 파일로리는 독성이 강한 균과 독성인자가 없는 순한 균으로 나뉘는데, 한국, 일본, 중국과 같이 동아시아에 퍼져있는 헬리코박터는 독성이 강한 균에 속하고, 아프리카와 유럽 등 서쪽에 퍼져있는 헬리코박터는 순한 균에 속한다. 이 때문에 같은 헬리코박터 파일로리에 감염되어도 증상이 다르게 나타난다. 후진국과 개발도상국이 많은 아프리카의 경우 다른 지역에 비해 헬리코박터 파일로리 감염률이 높은데도 불구하고 동아시아에 비해 위암 발생이 드물게 나타나는데 이는 위암과 같은 환자를 진단하기 위한 내시경을 자주 안하기 때문에 위암 발생률이 낮게 보고된 결과일 수도 있고 독성인자가 적은 순한 헬리코박터 파일로리가 많기 때문에 나타나는 결과이기도 하다.–이 부분에 대한 자세한 이야기는 이 책의 뒷부분에서 다시 다루도록 하겠다.

그렇다면 헬리코박터 파일로리에 감염된 사람 중 균과 관련된 질환이 생기는 비율은 어느 정도나 될까? 현재까지 헬리코박터 파일로리는 전 세계 인구의 약 50%가 감염되어 있는 것으로 알려져 있다. 이 중에서 심한 위질환이 생기는 비율은

[그림 49] 헬리코박터 감염 후 발생하는 질환들

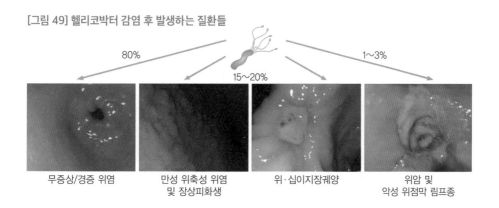

80%	15~20%		1~3%
무증상/경증 위염	만성 위축성 위염 및 장상피화생	위·십이지장궤양	위암 및 악성 위점막 림프종

15~20%이고, 위암이나 악성 위점막 림프종이 생기는 경우는 5% 미만인 것으로 나타나 있다(그림 49). 따라서 헬리코박터 파일로리가 발견되었다고 해서 무조건 제균치료에 들어가기보다 이런 통계를 바탕으로 치료 전략을 세우는 것이 더 현명한 방법이라고 할 수 있겠다.

헬리코박터가 위에 일으키는 증상들

• • •

그렇다면 헬리코박터 파일로리가 처음 위에 들어와 문제를 일으키면 어떤 증상이 나타나게 될까? 헬리코박터 파일로리에 급성으로 감염된 사람의 60% 정도에게서 증상이 나타나는데 심한 경우 극심한 경련성 복부통증, 두통, 몸살기운, 오심(토할 것 같은 증상) 등이 나타난다. 급성감염은 감염된 지 일주일 안에 증상이 나타나기 시작하여 9~12일째에 정점에 다다른다. 이후로는 증상이 점점 줄어들다가 저절로 호전된다.

그렇다면 이러한 증상이 나타나는 사이 위속에서는 어떤 변화가 일어났을까? 위내시경으로 처음 감염 5일째에 분석한 바에 따르면 위점막이 염증반응으로 벌겋게 부어오른 모습이 관찰되었다. 그리고 위액의 산도 측정결과 pH 7.0 정도가 나왔다. 이는 헬리코박터 파일로리의 공격으로 위산분비가 교란되었음을 뜻하고 또 위벽이 공격받았음을 의미한다. 이렇게 하여 헬리코박터는 서식하기 좋은 일시적 환경을 만드는 것으로 보인다. 그렇다면 증상이 거의 없어진 14일째 위의 모습은 어떻게 변해 있을까? 역시 위내시경으로 분석한 결과 위 표면을 덮고 있는 점막의 급성 염증은 거의 사라졌음을 관찰할 수 있었다. 중요한 것은 만성 염증 세포의 수가 증가해 있었다는 사실이다. 겉으로는 면역회피 반응으로 증상이 없어지고 염증이 모두 나은 것처럼 보였지만 사실상 만성 위염 상태로 넘어간 상태였던 것이다. 감염 후 74일째에 다시 위내시경을 한 결과 위액의 산도도 pH 2로 돌아오는 등 모든 것이 정상으로 돌아왔지만, 만성 위염의 상태는 계속 발견되었다(그림 50).

이상의 내용은 헬리코박터 파일로리에 감염된 후 급성기에 나타나는 증상이다. 그렇다면 헬리코박터 파일로리가 어느 정도 위점막에 안착하게 되면 어떤 증상이 나타나게 될까? 일단 헬리코박터 파일로리에 감염이 된 후 급성 위염이 나타났다면 앞에서도 살펴보았듯이 비록 증상이 없어졌다 할지라도 만성 위염으로 넘어갔다고 볼 수 있다. 이 상태에서 헬리코박터 파일로리의 생존자체가 염증을 유발할 수밖에 없는 상황이기에 지속적으로 인체에 영향을 주게 되는데, 이때 나타나는 대표적 질환이 내시경적으로 나타나는 위축성 위염, 장상피화생이 있고 증상으로 느끼는 기능성 소화불량증 등이다. 구조적 변화가 증상과 비례관계가 아니라는 점이 중요하다. 즉 기능성 소화불량증이 심해도 내시경적으로는 아주 정상이기도 하고 장상피화생이 매우 심하지만 전혀 증상이 없는 경우가 있는 것이다. 따라서 소화기 증상이 있으면 위내시경을 해보는 것이 필요하지만 증상이 심하다고 자주 내시경을 할 필요는 없고 증상이 없기 때문에 위내시경을 전혀 안하는 것은 위험할 수 있는 것이다. 결국 전문가의 조언이나 가이드라인에 맞추어 위내시경을 시행 받아야 한다. 또 한가지 중요한 사실은 위축성 위염과 장상피화생은 나이가 들수록 증가하는데(그림 52) 있는 것 자체가 많은 병을 유발하는 것은 아니고 그 정도가 심할 때 위암이 발생할 가능성이 증가한다는 것이다.

[그림 50] 헬리코박터 파일로리 감염 후 나타나는 증상과 위점막 소견

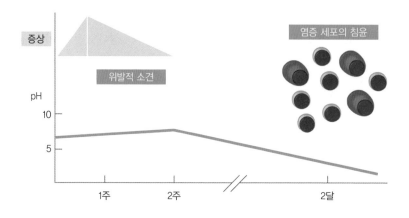

Sobala GM et al: Gut. 1991;32:1415-1418

• 처음 1-2주간 매스껍고 토하고 상복부 통증과 가슴쓰림 등 급성 위장염 증상이 나타남
• 첫 5일간: 산도 7.0으로 올리면서 발적만 보임
• 2주 지나면 발적 감소 pH 7.5
• 74일 지나면 정상 점막, 림파구 등 염증 세포침윤, pH 2.0
• 2달 지나면 만성 염증 상태 유지

위축성 위염은 헬리코박터 파일로리에 의한 지속적 공격으로 위 상피세포가 손상을 입고 소실되면서 전반적인 점막 두께가 얇아지면 점막하 혈관이 잘 보이는 내시경적 소견(그림 51A)과 위산을 분비하는 벽세포나 펩시노겐을 분비하는 주세포가 사라지는 조직학적 소견(그림 51B)을 보인다. 결과적으로 소화효소가 적어질 수는 있으나 대개는 증상을 유발할 만큼은 아니다. 특히 위 연동운동을 담당하는 근육층에는 손상을 입히지는 못하므로 위기능이 떨어질 정도는 아니다. 이와 관련하여 상복부 불쾌감, 복통, 트림, 소화불량, 구역 등의 다양한 위장 증상이 나타날 수

[그림 51] 위내시경 소견과 조직검사 소견

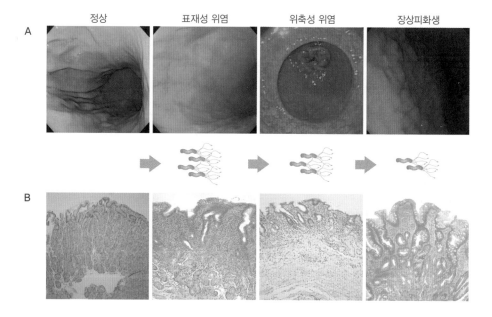

있으나 임상에서 관찰한 바로는 위축성 위염과 기능성 소화불량증 증상과 비례관계는 없어 위축성 위염이 이러한 증상을 유발했다는 인과관계를 말하기는 어렵다.

보통 소아기에 헬리코박터 파일로리 감염이 일어나지만 위축성 위염이 나타나기 시작하는 시기는 20대이다(그림 52A). 이후 10년이 지나는 30대에 비로소 장상피화생 소견이 나타나기 시작한다(그림 52B). 헬리코박터 파일로리의 공격은 위축성 위염이 진행되고도 계속되는데 우리 위는 위축성 위염으로 마모된 위선(胃腺)의 재생을 위해 나름 노력을 계속한다. 한데 안타까운 것은 원래의 위 상피세포로 재생되는 것이 아니라 엉뚱하게도 장 상피세포로 대체되는 현상이 자주 발생한다는

[그림 52] 연령 증가와 함께 증가하는 유병률

A 위축성 위염

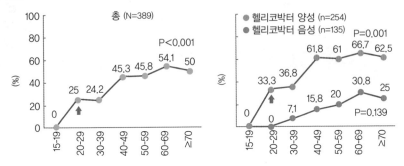

B 장상피화생

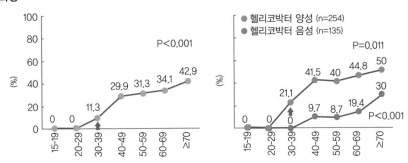

Kim N. et al. Helicobacter 2008;13:244-255

것이다. 장에는 여러 종류의 상피세포, 예를 들어 내분비세포 등이 있는데 그 중에 술잔세포가 위점막의 세포가 사라진 빈 공간을 대체하여 장과 같이 오돌도돌하게 된다(그림 53). 즉 위의 상피세포가 소장이나 대장의 상피와 닮은 조직으로 변하는 것으로 의학용어로는 장상피화생이라고 칭하는데, 전암성 상황(precancerous condition) 또는 위암 전구병변(precancerous lesion)이라 부르고 있다.

[그림 53] 장상피화생과 정상 소장의 내시경, 병리 소견

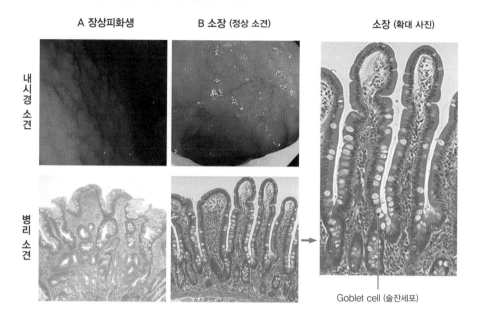

A 장상피화생   B 소장 (정상 소견)   소장 (확대 사진)

내시경 소견

병리 소견

Goblet cell (술잔세포)

이러한 노화현상에 의해 위가 맡은 기능이 떨어지므로 각종 소화기 증상이나 체중감소, 무력감 등의 증상이 나타날 수 있으나 그 비율이 높지 않다. 또한 소화액의 분비와 위장 운동 이상으로 기능성 소화불량증이 일어날 수 있다. 기능성 소화불량증의 대표적 증상으로는 명치 주변에 답답함 또는 통증 그리고 트림, 구토, 식욕 부진 등이 있다. 앞에서도 강조한 사항이긴 한데 일반적 추측과는 달리 장상피화생 정도와 증상은 비례관계가 없어 증상이 아주 심한 분의 내시경 소견이 위축성 위염이나 장상피화생이 없는 아주 깨끗한 분들도 많다. 반대로 장상피화생이 아주 심하지만 소화기 증상이 전혀 없는 분들도 많아 위축성 위염이나 장상피화생을 기능성 소화불량증 원인으로 생각하기 어렵다는 것이 의학계의 전반적 의견이다.

헬리코박터가 뇌와 관련하여 일으키는 증상들

...

인간은 생각하거나 노력하여 소화를 시키거나 숨을 쉬지 않는다. 이 모든 것은 몸 스스로 하게 되는데, 이때 관여하는 것이 자율신경계이다. 자율신경계가 스스로 작동하여 인체의 생리활동을 일으키기 때문에 사람은 소화나 호흡 등에 따로 노력을 기울이지 않아도 된다.

이러한 교감신경과 부교감신경으로 구성된 자율신경계가 널리 알려져 있으나 사실 더 중요한 신경계가 하나 더 있으니 바로 내장신경계이다. 내장신경계는 소화와 관련하여 중요한 기능을 하는 곳으로 교감신경과 부교감신경보다 더 많은 세포가 관여하고 있다. 한편 내장신경계 등 모든 신경계는 뇌의 통제를 받기 때문에 뇌와 직접적으로 연결되어 있다. 이와 관련하여 뇌-장관-장내미생물축(brain-gut-microbiome axis) 이론이라는 것이 등장하였다. 뇌-장관축이란 장과 뇌가 서로 상호작용을 한다는 내용으로 이때 장내미생물도 이 과정에 깊숙이 작용하여 신호전달 역할을 한다는 이론이다.

그런데 헬리코박터 파일로리 역시 뇌-장관-장내미생물축에 영향을 주는 것으로 밝혀지고 있다. 이 때문에 헬리코박터 파일로리 세균은 위점막 표면에 서식하면서도 단지 위 관련 증상뿐만 아니라 다양한 증상을 일으킬 수 있다고 알려지고 있다(그림 54). 아직 이들 세세한 발생 기전에 대해서는 구체적 증거가 모두 있는 것은 아니나 예를 들어 무엇을 알아차리거나 기억력이 떨어지는 증상이 나타날 수 있고, 불안과 우울 증상이 나타나는 등 정신적 문제를 일으킬 수 있을 것으로 추정되

[그림 54] 헬리코박터 감염으로 일어난 다양한 증상

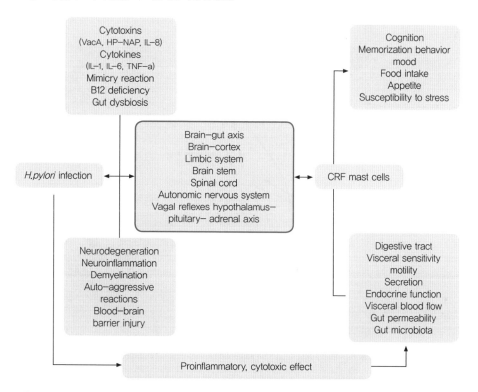

Malfertheiner P et al: Gut. 2012;61:646-664
Budzyński J et al: World J Gastroenterol. 2014;20:5212-5225

고 있다. 뇌-장관-장내미생물축 기전은 장내세균이 자극을 주면 장 점막세포에서
의 호르몬, 사이토카인, 대사물질이 분비되어 뇌에 직접적으로 영향을 주기도 하고
미주신경을 통해 영향을 미치기도 하며 시상하부-뇌하수체에서 나온 코르티졸이
내장신경계에 영향을 주는 것이다(그림 55). 헬리코박터 파일로리 또한 장내세균이
기에 위점막세포에서 분비되는 호르몬의 불균형으로 인한 증상, 미주신경을 대표

[그림 55] 뇌-장관-장내미생물축 기전

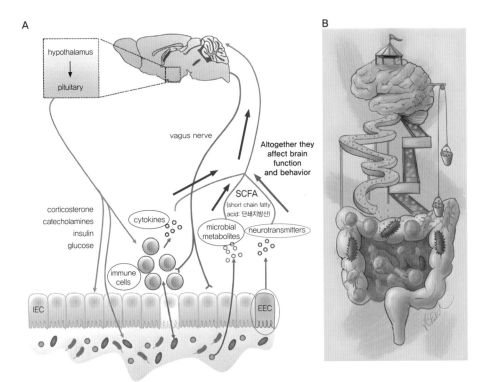

A

hypothalamus

pituitary

vagus nerve

corticosterone
catecholamines
insulin
glucose

cytokines

Altogether they
affect brain
function
and behavior

SCFA
(short chain fatty
acid: 단쇄지방산)

microbial
metabolites

neurotransmitters

immune
cells

IEC

EEC

B

A)Jašarevic E, et al. Phil Trans R Soc B. 2016;371:1688
B) Nat Rev Neurosci 2012;13:701-712.

로 하는 부교감신경계 이상으로 인한 증상을 일으킬 수 있다고 추정된다. 뒷장에서 설명하겠지만 헬리코박터 세균의 CagA를 대표로하는 세균 독소가 뇌혈관 내피세포에 미치는 영향은 잘 알려진 바 있고 헬리코박터 파일로리를 제균했을 때 이런 소견들이 개선되는 것은 하나의 증거라 할 수 있겠다. 이에 대해서는 지속적인 연구 결과가 나오고 있기에 향후 더 많은 증거가 나올 것으로 기대된다.

2

헬리코박터에 감염된 것을
어떻게 알 수 있을까?

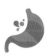

오늘날 헬리코박터 파일로리는 거의 대중화된 세균이라고 할 수 있다. 여기에 기여한 것이 '헬리코박터 프로젝트 윌'이라는 광고카피 때문일 것이다. 이 광고만 보고서 더러는 헬리코박터가 좋은 균이라고 오해하는 경우도 있다. 어찌되었건 이 광고로 인해 헬리코박터 파일로리에 대한 관심이 커졌으며 오늘날 건강검진 항목에서 헬리코박터 감염 유무를 따지는 것으로까지 발전하였다. 그렇다면 병원에서는 헬리코박터 파일로리에 감염된 사실을 어떻게 알아낼 수 있을까?

내시경이 필요한 검사와 필요하지 않은 검사
• • •

헬리코박터 파일로리 감염에 관한 검사는 대부분 위내시경을 통하여 알아내는 것으로 알려져 있는데, 위내시경을 하지 않아도 헬리코박터 파일로리 감염을 알아 내는 방법은 여러 가지가 있다. 이런 기준으로 헬리코박터 파일로리 감염에 관한 검사는 크게 위내시경을 하면서 진행되는 검사(그림 56A)와 내시경을 하지 않고도 할 수 있는 검사로 나눌 수 있다.

위내시경 검사를 통해 헬리코박터 파일로리 감염 검사를 하는 것은 대개는 헬리 코박터 검사를 하기 위해서라기보다는 위내시경을 통해 전반적인 위 상태를 점검 하여 관련된 질환까지 알아보고 치료까지 가는 경우가 대부분이다. 즉 우리나라는 위암 발생률이 전세계 1위이기에 위내시경을 하면 위암이 있는지 그 외 소화성궤 양이나 위염 정도 그리고 식도와 십이지장 상태를 보는 장점이 있고 이 위내시경을 통하여 위점막 조직검사를 하게 되면 헬리코박터 양성뿐만 아니라 이로 인한 염증 의 정도, 이와 관련된 질환까지 알아낼 수 있다. 이로써 제균치료가 필요한지 파악 할 수 있을 뿐 아니라 질환의 치료에까지 접근할 수 있다.

하지만 위내시경 검사는 간단한 검사법이 아니다. 위를 정밀하게 보는 내시경 기 계가 식도로 들어가야 하는데 그 기계의 굵기(지름)는 과거의 12mm보다 많이 얇 아진 9mm이다(그림 56B). 하지만 이 기계가 식도 입구를 통과하려면 호흡이 이루 어지는 성대 바로 옆을 통과해야 하기에 숨이 막힐 것 같고 순간 목에 밧줄이 들어 오는 듯한 격렬한 통증을 느끼게 된다. 또한 구역 반사가 심한 분은 계속되는 구역 으로 내시경 삽입을 힘들어 하고 성대가 예민한 분은 기침을 심하게 해서 처음 삽 입이 실패하기도 한다. 다행히 위에 복잡한 질환이 없는 경우는 위내시경 검사가 약 5분 정도 걸리는 것이 큰 위로가 되고 이러한 구역 반사가 별로 없고 성대가 예

[그림 56] 위내시경 검사

A 위내시경 하는 모습

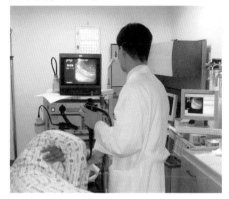

B 겸자공을 통해 겸자가 들어가 있는 내시경 단면 모습

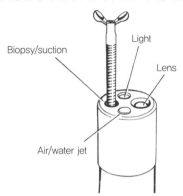

Biopsy/suction

Light

Lens

Air/water jet

민하지 않는 분은 아주 쉽게 검사를 받기도 한다.

이러한 긴장감을 덜어주기 위해 개발되어 1995년경부터 많이 사용하게 된 방법이 수면내시경이다. 이 방법은 미다졸람이라는 빠른 효과가 있는 수면제를 정맥 주사하여 약 20~40분 정도 수면 상태를 유지하는 방법으로 80%는 아주 편하게 검사를 받을 수 있다. 또한 검사 중에 다소 힘들어한 경우도 그 순간을 기억하지 못하게 하는 효과가 있어 내시경 검사가 끝나고 잠을 잘 잔 후 언제 검사를 했느냐고 환불을 요구하는 경우도 있다. 이러한 경우는 아주 수면이 잘 된 경우이지만 아주 드물게는 역설반응을 경험하기도 한다. 역설반응이란 미다졸람이 들어가서 수면이 유도되는 대신 반대로 격렬한 반응을 일으켜 내시경을 못하게 막거나 심한 경우는 이를 제지하고 내시경을 삽입하려고 하는 의료진을 때리는 경우도 있다. 이는 무의식적인 반응이어서 의료진이 현재 수면내시경을 하고 있는 것이라고 상황을 설명하고 협조를 구하는 것은 매우 어렵다. 그럼에도 불구하고 수면효과를 없애는 것은 쉽지 않은 결정이어서 몇 번의 시도는 해보지만 내시경을 더 이상 진행하기 어렵다고 판단되는 경우는 플루닐을 정맥 주사하게 되는데 이 약은 미다졸람의 해독제(antidote)로 미다졸람의 효과를 곧바로 없애버리는 효과를 가지고 있다. 가끔 너무 깊이 수면이 되어 숨을 쉬지 않아 산소압이 떨어지는 경우도 동일한 플루닐을 사용한다.

수면내시경은 고통이 없다는 장점도 있지만 내시경 후 잠을 자는 시간을 30~40분 가져야 해서 비수면 내시경보다 시간이 더 걸리는 단점이 있다. 검사 후 잠을 충분히 잔 후 정신과 육체가 멀쩡하다고 생각하지만 비몽사몽 상태로 걸어가다가 넘어지기도 하고 운전사고 등을 일으키기도 해서 현재는 대부분의 병원에서 보호자를 모셔오지 않으면 수면내시경을 해주지 않는 것을 원칙으로 하고 있다. 또한 잠이 깨서 설명을 해주면 잘 알아듣는 것처럼 반응을 하지만 집에 가서는 의료진에게서 무슨 말을 들었는지 전혀 기억이 안 날 수 있기에 보호자를 대동해야 한다고 강조하고 있다. 이 과정에서 안타까운 것은 혼자 사시는 분인데 친척, 지인에게 미안해서 오라고 요청하는 것도 쉽지 않다고 호소하지만 일단 사고가 나면 큰 결과로 이어지기에 병원에서는 혼자 내시경을 하러 오는 경우 수면보다 비수면을 권유하는 것이 현실적인 선택이다. 사실 1995년 주사 수면제가 개발되기 이전에는 모두 비수면 내시경의 불편함을 모두 경험한 만큼 불가능한 것은 아니기 때문이다. 수면내시경을 하지 않는다 하더라도 내시경 준비를 위한 금식, 또 검사받을 때의 통증 등을 감내해야 하기에 만약 검사 목적이 단지 헬리코박터 파일로리 감염 여부를 확인하는 데 있다면 굳이 이런 힘든 위내시경 검사까지 할 필요는 없다.

이때 위내시경을 하지 않고도 헬리코박터 감염 여부를 알아낼 수 있는 검사법으로는 혈액을 채취하여 시행하는 혈청검사나 소변, 대변을 이용한 검사, 그리고 날숨을 이용한 요소호기검사가 있다. 즉 헬리코박터 파일로리는 이런 간단한 방법으로도 감염 여부를 알아낼 수 있으나 이러한 헬리코박터 감염 진단방법은 각각의 장단점이 있어서 상황에 맞는 검사 선택은 의사선생님과 상의한 후 결정하는 것이 좋다.

위내시경으로 헬리코박터를 진단하는 방법들

· · ·

위내시경으로 헬리코박터 파일로리 감염 여부를 알아내는 방법에는 여러 가지가 사용된다. 대표적인 것이 조직검사이다. 조직검사란 위점막에서 조직 일부를 떼어내어 현미경 등으로 관찰하는 검사법이다. 이때 염색을 하는 방법이 사용되는데, 그 이유는 특수 염색을 하면 헬리코박터 파일로리를 더 선명하게 관찰할 수 있기 때문이다.

한편 위내시경을 통하여 얻은 조직을 가지고 헬리코박터 양성을 알아내는 다른 검사법도 있는데 점막요소분해효소 검사다. 이 검사는 헬리코박터 진단의 대표적 방법 중 하나인데 헬리코박터 파일로리가 뿜어내는 요소분해효소가 있는지 알아보는 검사로 내시경실에서 손쉽게 진단할 수 있다.

그 외 위내시경으로 헬리코박터 파일로리 감염 여부를 알아내는 방법으로 균배양 검사법이 있다. 균배양 검사란 헬리코박터 파일로리를 단지 관찰만 하는 것이 아니라 배양까지 하여 더 세밀히 균의 형질을 알아내는 방법이다. 이러한 배양 검사가 필요한 이유는 그 사람이 감염된 헬리코박터 파일로리의 항생제 내성을 자세히 알아내어 그에 따른 항생제를 정확히 사용하기 위함 때문이라고 할 수 있다. 그런 점에서 균배양 검사법이야말로 헬리코박터 파일로리의 진단과 치료까지 이어지는 유일한 종합적인 검사라고 할 수 있다.

위내시경 없이 헬리코박터를 진단하는 방법들

• • •

위내시경을 하지 않고도 헬리코박터의 감염 여부를 알아내는 방법에는 어떤 것이 있을까? 가장 기본적으로는 피검사를 통하여 헬리코박터의 감염 여부를 알아내는 방법이 있다. 인체에 어떤 균이 들어오면 반드시 그 항원에 따른 항체를 만들게 되어 있다. 여기에서 항체와 항원에 대한 개념을 이해할 필요가 있다.

사람의 몸은 외부에서 어떤 병원체가 들어오면 이에 대하여 방어하는 시스템이 갖춰져 있다. 이를 면역체계라고 하는데, 면역세포들은 즉각 침입한 병원체에 대하여 대응 시스템을 만들어낸다. 이때 면역체계가 인식하는 병원체를 '항원'이라고 한다. 인체의 면역체계는 항원이 몸안으로 들어오면 이 항원에 대하여 즉각 항체를 만들어낸다. 이때 항체는 항원과 결합함으로써 항원이 문제를 일으키지 못하도록 만든다. 그런 점에서 항체란 어떤 특정 항원에 대응하여 만들어진 특정 대응체라고 할 수 있다.

인체는 헬리코박터 파일로리가 들어오면 그에 대응하기 위한 항체를 만들어낸다. 하지만 B형 간염에 대한 항체 개념과는 다르게 다음에 발생할 수 있는 헬리코박터 파일로리 감염에 대해 예방할 수 없고 대신 그 항체를 이용한 진단에 사용하고 있다. 즉 피검사만으로도 헬리코박터 파일로리의 감염여부를 알아낼 수 있어 헬리코박터 역학조사에 사용하기 용이하다. 헬리코박터 감염이 불치병인 소화성궤양의 원인이라는 사실이 알려지면서 큰 관심을 모은 1990년대에 각 제약회사별로 감염을 예방하는 항체를 개발하려는 노력이 전세계적으로 있었다. 중국 소아에서 70% 정도의 확률로 예방 가능하다는 항체가 발표되기도 했지만 그 효과가 지속되는지 알아보는 추가 임상시험의 벽을 넘지 못해 현재까지 헬리코박터 예방주사는 개발되지 않은 상태이다.

피검사와 달리 날숨으로 헬리코박터 파일로리의 감염여부를 알아낼 수 있는 방법이 있는데, 바로 ^{13}C가 포함된 요소 시약을 활용한 검사법이다. 요소 하면 떠오르는 것이 헬리코박터 파일로리가 만들어내는 요소분해효소일 것이다. 요소 시약은 바로 이 요소분해효소와 반응하도록 만들어진 시약이다. 이것을 섭취하기 전과 섭취 후 20~30분 후 날숨에 포함된 이산화탄소의 변화를 측정함으로써 헬리코박터 파일로리의 감염여부를 알아낼 수 있다.

이것이 요소 시약을 활용한 호흡 검사법으로 20~30분 만에 위점막에 존재하는 헬리코박터 세균이 ^{13}C 요소를 분해하여 호흡에서 ^{13}C를 정량화한다는 것은 놀라운 일이다. 현재 내시경을 하지 않고도 헬리코박터 진단에 유효하고 제균 여부를 알 수 있는 진단법으로 가장 많이 사용되고 있다. 그 검사 방법은 간단하지만 의료보험 처리가 되어도 환자가 지불하는 비용이 27,000원 정도로 비싸다는 단점이 있고 2세 미만의 소아의 경우 날숨을 잘 불 수 없어서 사용이 어렵다.

한편 헬리코박터 검사법 중에는 대변을 이용한 검사법도 있는데 헬리코박터 파일로리는 대변에서 검출된다. 따라서 대변에 포함된 헬리코박터 파일로리 항원을 검출해냄으로써 헬리코박터 파일로리의 감염여부를 알아낼 수 있는 것이다.

3

위내시경으로
헬리코박터를 알아내는 원리

여기에서는 가장 일반적으로 이루어지고 있는 위내시경으로 헬리코박터를 진단하는 원리에 대해 알아보고자 한다. 앞에서 위내시경으로 헬리코박터를 진단하는 방법에는 조직검사법, 점막요소분해효소 검사법, 균배양 검사법 등이 있다고 했었다.

조직검사로 헬리코박터를 진단하는 원리

• • •

조직검사로 헬리코박터를 진단하기 위해서는 먼저 필요한 조직을 떼어내는 작업을 해야 한다. 이렇게 조직이 준비되면 조직 내 헬리코박터 파일로리를 잘 관찰하기 위해 염색을 해야 한다.

그런데 헬리코박터는 자신의 성장에 가장 좋은 점막에서 군데군데 뭉쳐있는 양상으로 자라면서 분포가 고르지 않은 성격을 가지고 있어서 최적의 조직검사 부위를 결정해야 한다. 보통 조직검사를 하게 되면 점막에 상처를 주는 것이기에 약간의 피가 흘러나오지만 보통은 곧바로 멈춘다. 하지만 노령인구가 증가함에 따라 심장이나 뇌혈관에 문제가 있는 경우 아스피린 등 혈소판응고억제제를 사용하는 경우가 늘고 있는데 이때는 지혈이 안 되어 사고로 이어질 수 있다. 이를 방지하기 위해서는 조직검사 전 약제에 따라 2~5일 정도 미리 끊어야 하는데 이렇게 끊는 경우 심장이나 뇌혈관에 혈전이 생겨 문제가 발생할 가능성이 있는지 여부에 대해서 현재의 상태를 미리 알아봐야 한다.

결국 내시경 하는 의사는 보통은 헬리코박터 진단을 위한 조직을 가급적 적게 얻으려 하고 염증이 심한 부위에서 조직을 얻는 경우가 많다. 하지만 헬리코박터 분포가 골고루 분포하고 있지 않기 때문에 시드니에서 열린 국제학회 가이드라인에서는 위전정부, 위체부와 함께 위각(gastric angle)에서도 조직검사 할 것을 권유하고 있다. 하지만 보통은 위각은 안하고 전정부와 체부의 대만과 소만에서 각각 채취하여 헬리코박터 및 염증의 정도를 판정한다(그림 57A). 병리 의사가 판독하는 5가지 요소를 도식적으로 표시한 모습(그림 57B)을 자세히 보면 첫째, 헬리코박터는 없는 경우와 있는 경우로 나눈다. 헬리코박터가 있는 경우는 다시 약한, 중간, 심한 경우로 나누고, 둘째, 급성 염증을 대변하는 중성구 침윤정도를, 셋째, 만성 염증을 나타내는 단핵구를, 넷째, 위축성 위염을, 다섯째, 장상피화생 정도를 세 단계로 제시한다(그림 57B).

[그림 57] 헬리코박터 조직검사

A 검사 부위

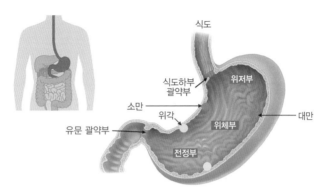

B 판독하는 5가지 요소

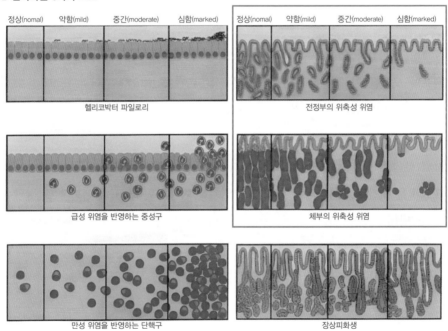

Dixon MF, et al. Classification and grading of gastritis. The updated Sydney System. International Workshop on the Histopathology of Gastritis, Houston 1994. Am J Surg Pathol 1996;20:1161–1181.

[그림 58] 조직검사

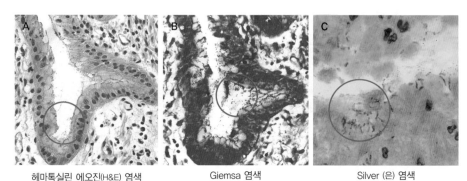

헤마톡실린 에오진(H&E) 염색   Giemsa 염색   Silver (은) 염색

김나영. 헬리코박터 파일로리. 서울: 대한의학서적. 2015

 또한 조직검사 염색 종류별로 헬리코박터 진단률에 차이가 있기 때문에, 보통 세포의 모양을 자세히 볼 수 있는 헤마톡실린 에오진(H&E) 조직검사(그림 58A)를 시행한다. 또한 균주 수가 적을 경우 H&E 염색만으로 헬리코박터 파일로리의 관찰이 쉽지 않은 경우가 있기 때문에 특수염색을 사용하기도 한다. 즉 처음부터 파라핀 블록에서 슬라이드를 더 준비하여 헬리코박터가 잘 보이는 Giemsa 염색(그림 58B)을 추가로 진행하기도 한다. 특수염색을 이용하면 H&E 염색보다 더 정확히 헬리코박터 파일로리를 관찰할 수 있는 장점이 있지만, 대신 비용이 다소 증가한다는 단점이 있다. 또한 더 자세히 보기 위한 은 염색(그림 58C)을 할 수 있지만 그 염색법이 너무 번거롭고 시간이 많이 걸려 연구용 외에는 사용하지 않는다.

점막요소분해효소 검사법으로 헬리코박터를 진단하는 원리

• • •

조직검사는 현미경으로 디테일하게 관찰해야 하기 때문에 위축성 위염이나 장상피화생 등의 만성 염증 여부를 확인할 수 있는 장점이 있다. 하지만 검사 조건이나 검사자의 기술에 따라 다른 결과가 나올 수 있고 무엇보다도 시간이 4~7일 걸리고 비용이 다소 비싸다는 단점이 있다. 이에 반해 점막요소분해효소 검사는 떼어낸 조직을 검사자의 기술에 상관없이 빠르고 간단하게 감염여부를 알아낼 수 있다는 장점을 가지고 있다. 뿐만 아니라 요소분해효소 검사는 검사비도 비교적 싸고 검사 결과도 실제 양성인 사람이 양성으로 나올 확률, 음성인 사람이 음성으로 나올 확률이 높기 때문에 헬리코박터 감염 진단을 위해 손쉽게 이용되는 검사이다.

점막을 이용한 요소분해효소의 검사 원리는 간단하다. 떼어낸 조직에서 요소분

[그림 59] 헬리코박터 감염 진단

A 요소분해효소 검사 키트

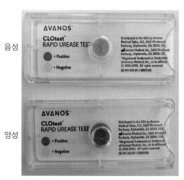

B

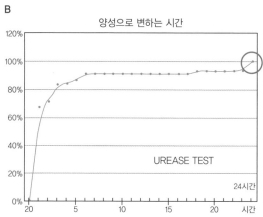

해효소가 있는지 확인하기만 하면 된다. 코로나 검사 키트처럼 이를 검사하는 키트가 있는데 검사키트의 색깔변화로 요소분해효소가 있는지, 없는지가 간단히 나온다. 만약 검사키트의 색깔이 요소분해효소가 있는 결과로 나온다면 헬리코박터 파일로리에 감염된 것으로 판단할 수 있다. 그 원리를 간단히 알아보면 키트에 들어있는 겔에 요소와 항생제 외 페놀 레드(phenol red) 지시약이 들어있어 요소가 헬리코박터 요소분해효소에 의해 분해되어 산도가 높아지면 빨간색으로 변한다(그림 59A). 세균에 들어있는 효소 활성도가 높으면 20분 이내에 급격히 변한다. 이후 3시간부터는 별 차이가 없다가 다시 22시간부터 더 변하기도 하기에 24시간까지 관찰하여 헬리코박터 양성을 평가한다(그림 59B).

균배양 검사법이 헬리코박터 종합검사인 이유

• • •

조직검사나 요소분해효소 검사는 단지 헬리코박터 파일로리가 있는지 없는지 알아내는 검사라고 할 수 있다. 이 검사법들의 한계는 디테일한 헬리코박터의 성질을 알아낼 수 없다는 데 있다. 그에 반해 균배양 검사는 그 개인만이 갖고 있는 디테일한 헬리코박터의 성질을 알아낼 수 있다는 점에서 차원이 다른 검사법이라고 할 수 있다. 균배양 검사법을 유일한 헬리코박터 종합검사라고 하는 이유가 바로 여기에 있다. 균배양 검사는 그 개인만이 갖고 있는 헬리코박터 파일로리의 특성을 알아내어 그에 맞는 치료법을 안내하고 그에 맞는 적절한 항생제 사용에도 도움을 줄 수 있다. 하지만 그 절차가 복잡하고 각 항생제에 따른 내성을 알아내는데 20일 이상 소요되므로 항생제 부작용이 높고 꼭 제균이 되어야 하는 경우이거나 제균이 2~3회 실패하여 항생제 내성의 확률이 높은 경우에 한해서 시행한다.

헬리코박터 파일로리를 배양하기 위해서는 검체가 필요한데, 이때 검체란 해당 사람으로부터 채취한 위점막 조직을 뜻한다. 이때 균배양 검사에 적합한 가장 좋은 조직은 바로 위내시경으로 떼어낸 조직이다.

이렇게 떼어낸 조직은 배양실로 운반되어야 하는데, 이때 헬리코박터 파일로리가 죽지 않도록 생리식염수나 운반배지 등에 담가 이동하게 된다. 운반배지는 헬리코박터 파일로리가 생존할 수 있도록 환경이 조성된 용기에 넣어 이동한다. 만약 이동 시간이 길어질 경우 동결 처리하여 이동하기도 한다. 이렇게 배양실로 옮겨진 조직은 이제 최적의 배양조건에 옮겨진 후 헬리코박터 파일로리가 잘 자라도록 도와 주어야 한다. 왜냐하면 헬리코박터 파일로리는 매우 까다로워 배양 성공률이 70~90%로 다양하게 나오기 때문이다. 이때 헬리코박터 파일로리의 성장을 돕기 위해 성장 보충제를 투여하기도 한다. 헬리코박터 파일로리가 잘 자라는 최적의 온도는 35~37℃로 이 조건에서 3~4일이 지나면 헬리코박터 파일로리가 집단을 이루며 자라는 모습이 보이기 시작한다(그림 47).

이렇게 배양한 헬리코박터 파일로리는 이제 특정 항생제에 맞는지 여부를 알아보기 위한 각 항생제별 내성 검사에 투입될 수 있다(그림 60A). 즉 각 항생제 별로 8가지 농도로 만든 배지에 이미 잘 배양된 헬리코박터를 뿌리면 항생제에 의해 죽은 경우와 자란 경우로 판정할 수 있는데(그림 60A) 이 검사를 통하여 헬리코박터에 사용되는 여러 항생제 내성 여부를 조사한 후(그림 60B) 그 헬리코박터 파일로

[그림 60] 항생제 내성 검사

A 내성 판정 기준

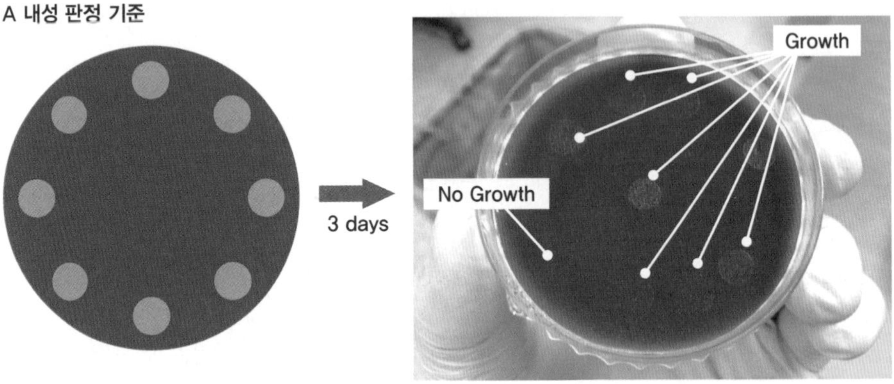

3 days

Growth

No Growth

B 검사에 사용하는 항생제 농도

항생제	Unit : μg/ml						
아목시실린			2	1	0.5	0.25	0.125	
테트라사이클린			16	8	4	2	1	
메트로니다졸		64	32	16	8	4	2	
리보플록사신	16	8	4	2	1	0.5	0.25	0.125
목시플록사신	16	8	4	2	1	0.5	0.25	0.125
클래리스로마이신	32	16	8	4	2	1	0.5	0.25	
리파부틴			1	0.5	0.25	0.125	0.06	

리에 맞는 항생제를 골라 맞춤요법을 진행할 수 있다.

점막을 이용한 종합효소연쇄반응

• • •

헬리코박터 파일로리를 배양하는 것은 매우 어렵다고 말했다. 이를 보완하기 위해서 개발한 방법이 점막을 이용한 종합효소연쇄반응(Polymerase chain reaction, PCR)이다. PCR은 균의 핵산을 증폭하여 검출해 내는 검사로, 위점막 뿐 아니라 대변, 구강점막을 통해서도 가능하기는 하다. 일반적으로는 내시경 중 얻은 점막조직을 많이 사용하게 되는데 이 검사를 통해서 헬리코박터 파일로리 진단은 물론 가장 많이 사용되는 클래리스로마이신 내성 검사를 동시에 시행하는 장점이 있다(그림 61A). 클래리스로마이신 내성을 자주 나타내는 기전은 핵산에서의 유전자가 바뀌는 점돌연변이이다. 특히 단백질을 합성하는 리보조옴 핵산인 23S rRNA 유전자의 2142, 2143 유전자 아데닌이 구아닌으로 변하면(그림 61B) 클래리스로마이신은 헬리코박터를 죽일 수 없다. 이 PCR 검사의 장점은 배양이 필요없기 때문에 비교적 빠르다는 것이다. 하지만 그 비용이 높아 흔하게 사용하지 않는다.

[그림 61] 헬리코박터 파일로리와 클래리스로마이신 내성 검사

A 헬리코박터 진단과 내성 검사 양성

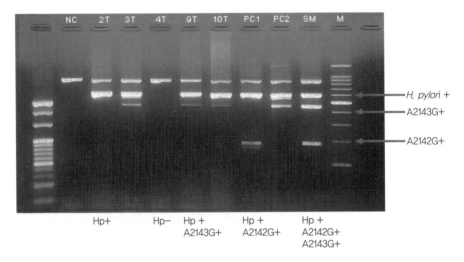

B 클래리스로마이신 점돌연변이 위치

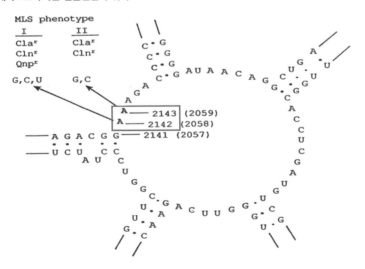

4

피검사로
헬리코박터를 알아내는 원리

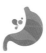

지금까지 위내시경으로 떼어낸 조직을 가지고 헬리코박터 감염을 알아내는 방법에 대해 알아보았다. 이 방법은 복잡하고 어려운 위내시경 과정을 거쳐야 하는 수고가 뒤따른다. 하지만 지금부터 소개할 헬리코박터 진단법은 위내시경 검사법과는 비교도 되지 않을 만큼 간단한 방법으로 헬리코박터 감염여부를 알아낼 수 있다. 그중 첫 번째가 피검사를 통하여 헬리코박터 감염여부를 알아내는 방법이다.

쉽고 빠르고 싼 혈액 검사법, 그러나 단점도 있다
* * *

혈액을 채취하여 헬리코박터를 진단하는 방법은 보기에도 쉽고 빠르며 가격도 저렴하다는 장점이 있다. 검사자 입장에서도 피만 뽑으면 되기에 위내시경에 비해 훨씬 수월한 검사법이다. 또 다른 검사의 경우 항생제나 특정 약을 복용하고 있으면 실제 헬리코박터 양성임에도 불구하고 음성으로 나오기도 하는데, 혈액 검사는 이런 오류가 적다는 점도 장점이라고 할 수 있다.

하지만 혈액 검사법은 헬리코박터 파일로리 감염의 흔적이라 할 수 있는 항체를 알아보는 검사법이기 때문에 현재 헬리코박터 파일로리의 활동성이 어느 정도인지 알아보는 데에는 한계가 있다. 실제 헬리코박터 제균치료를 받아 이미 헬리코박

[그림 62] 혈액에 남아있는 헬리코박터 항체

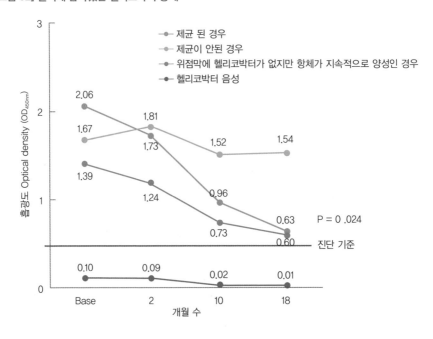

이정훈 등. Long-term follow up of *Helicobacter pylori* IgG serology after eradication and reinfection rate of H. pylori in South Korea. Helicobacter 2008;13:288-294

터 파일로리가 없어진 상황에서도 혈액 검사를 해보면 항체가 여전히 남아 있어 양성이 나오기도 한다(그림 62). 이것은 코로나19 양성 환자가 다 나은 후에도 몇 개월 이상 코로나19 검사에서 양성 반응이 나오는 것과 유사하다.

한 번 균에 감염되면 항체가 형성되고 이것이 혈액 속에는 오랫동안 유지되는 성질 때문에 나타나는 현상이다. 이 때문에 헬리코박터 제균치료 이후에는 혈액 검사법이 잘 권장되지 않는다. 혈액 검사법은 많은 사람을 대상으로 하는 역학 연구 등에서 주로 사용된다.

혈액 검사로 헬리코박터를 진단하는 원리

• • •

그렇다면 혈액에서 어떻게 헬리코박터 항체를 검출해낼 수 있을까? 헬리코박터 항체 검사를 하기 위해서는 혈액에서 분리한 혈청이 필요한데, 이 혈청 속에 항체가 존재하게 된다. 혈청을 이해하기 위해 혈액의 성분에 대한 이해가 필요하다. 혈액은 적혈구, 백혈구 등과 같은 혈액 세포와 액체 성분인 혈장으로 구성되어 있다.

이 혈장에서 피브리노겐(혈액 응고에 관여하는 성분)까지 제거하면 비로소 검사에 필요한 혈청이 된다. 이러한 혈청을 만들어내기 위해서는 혈액을 시험관에 가만히 세워두는데, 이 때 아래에 짙고 어두운 붉은색의 덩어리가 가라앉고 나머지 엷은 노란색의 투명한 액체가 만들어지는데, 이 투명한 액체가 바로 혈청이다.

이 혈청을 가지고 항체 검출을 위한 시약을 반응시키면 시약 속의 항원과 혈청 속의 항체가 결합하는 반응을 통하여 항체를 검출하게 된다. 그동안 헬리코박터 항체 검출을 위한 시약은 주로 외국산 제품이 대부분이었으나 녹십자사에서 헬리코박터 항체 검출을 위한 시약을 개발함으로써 국산 제품도 사용되고 있다. 우리 나라에서 1998년, 2005년, 2011년, 2017년도에 헬리코박터 양성률에 대한 전국적 대규모 조사가 진행될 때 녹십자사의 제품이 사용되었었다.

5

날숨으로
헬리코박터를 알아내는 원리

헬리코박터 진단방법 중에 날숨을 이용하여 헬리코박터 파일로리의 감염 여부를 알아내는 방법이 있다. 이를 요소호기검사라고 하는데, 이는 다른 검사법에 비해 편리하고 정확도도 높은 검사법이라고 할 수 있다. 그렇다면 과연 어떻게 날숨으로 헬리코박터 파일로리를 감지해낼 수 있는 것일까?

날숨으로 헬리코박터 파일로리를 감별해내는 원리

• • •

날숨으로 헬리코박터 파일로리의 존재를 알아내는 원리는 헬리코박터 파일로리가 분비하는 요소분해효소를 응용하는 방법을 사용한다. 요소분해효소는 요소를 분해하여 암모니아와 이산화탄소를 만들어냄으로써 이때 알칼리성을 띠는 암모니아가

[그림 63] 요소호기검사 (^{13}C-Urea Breath Test)

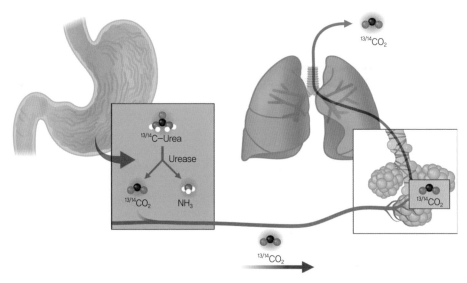

김나영 등. 헬리코박터 파일로리. 서울: 대한의학서적. 2015

위산과 대응함으로써 강산을 이겨낸다고 했었다. 날숨으로 헬리코박터 파일로리 감염 여부를 알아내는 방법은 바로 이 반응에서 착안하여 만들어진 검사법이다.

　방법은 간단하다. 검사자로 하여금 요소 시약을 섭취하게 한 후 검사자의 폐에서 날숨으로 배출되는 이산화탄소의 양을 측정한다(그림 63). 이산화탄소는 호흡할 때 날숨에 포함되어 있는 기체이다. 만약 검사자가 헬리코박터에 감염되어 있지 않다면 요소 시약을 섭취하더라도 요소분해효소가 없기 때문에 아무 반응도 일어나지 않아 날숨으로 나오는 이산화탄소의 양은 큰 변화가 없을 것이다. 그러나 검사자가 헬리코박터에 감염되어 있는 상태에서 요소 시약을 섭취할 경우 요소분해효소가 있기 때문에 요소와 요소분해효소의 반응도 일어나 그 결과로 이산화탄소가 발생할 것이다(그림 63). 이 이산화탄소가 날숨에 섞여 나오게 되므로 날숨으로 나오는 이산화탄소의 양은 더 많아지게 될 것이다. 이러한 원리를 이용하여 요소 시약과 날숨만으로 헬리코박터 파일로리에 감염되어 있는지 알아낼 수 있게 된다.

이때 정확한 검사를 위해 요소 시약에는 일반 날숨에는 포함되어 있지 않은 탄소동위원소가 포함되어 있다. 이 탄소동위원소가 요소분해효소와의 반응을 통하여 만들어지는 이산화탄소에 포함되고 이것이 다시 날숨의 이산화탄소에 섞여 나옴으로써 요소분해효소와 반응한 이산화탄소인지 알아낼 수 있게 된다. 물론 이 탄소동위원소는 인체에 해가 없다.

날숨 검사법의 구체적 진행과정
• • •

이 검사를 위해서는 먼저 요소 시약을 먹어야 한다. 요소 시약은 대개 분말 또는 캡슐 등의 약과 같은 형태로 되어 있다. 요소 시약에서 중요한 것은 요소 시약이 최대한 위에 오래 머물 수 있도록 하는 기술이다. 그래야 요소분해효소와의 충분한 반응을 기대할 수 있기 때문이다. 이를 위해 요소 시약을 위에 최대한 오래 머물 수 있도록 해주는 구연산 용액을 사용하기도 한다. 구연산 용액은 요소분해효소의 활성도를 증가시켜 가음성(헬리코박터가 소량으로 있어 결과가 음성으로 나오는 경우)을 줄이고 잡균에 의한 가양성(헬리코박터가 없으나 요소분해효소를 가지고 있는 다른 균주에 의해 요소가 분해되어 양성인 것처럼 나오는 경우)을 줄이는 방법으로 소개되기도 했다. 이에 필자도 큰 기대를 가지고 구연산을 구입하여 이에 대한 연구를 해보았으나 별 효과가 없었다. 현재는 요소호기검사를 시행할 때 구연산을 사용하고 있지 않고 있다.

요소호기검사는 요소 시약을 먹은 후 반드시 20~30분 후에 날숨을 채취해야 한다. 이 시간이 중요한 이유는 너무 일찍 날숨을 채취할 경우 입안에 존재하는 요소분해효소가 작동하여 오류를 일으킬 수 있기 때문이고, 너무 늦게 날숨을 채취할 경우 이미 요소 시약이 위에서 십이지장으로 넘어간 후일 수 있기 때문이다. 실제 요소 시약 섭취 후 30분 이내에 채취한 날숨에서 검사의 정확도가 가장 높게 나타나는 것으로 결과가 나와 있다. 또한 이 검사를 시행하기 전 6시간 공복을 유지하여 위점막의 잡균(음식과 같이 들어간 잡균이 일시적으로 위에 머무를 수 있다)이 늘지 않도록 최대한 억제해야 한다. 또한 헬리코박터의 요소분해효소 활성도를 떨어뜨리는 항생제를 4주 이상 복용하지 말아야 하고, 양성자펌프억제제처럼 강하게 산을 억제하는 약 또한 2주 이상 복용하지 않는 것이 좋다. 지금까지 개발된 내시경을 하지 않고 시행하는 방법중 그 예민도와 특이도가 90% 이상으로 높아 가장 효과적인 헬리코박터 진단법으로 인정되고 있다.

6

대변과 소변으로
헬리코박터를 알아내는 원리

지금까지 위내시경 없이 간편하게 헬리코박터 파일로리를 진단할 수 있는 혈액 검사법(혈청항원 검사)과 날숨 검사법(요소호기검사)에 대하여 알아보았다.─이 중 혈액 검사법보다는 날숨 검사법이 정확도 면에서 더 높은 결과를 나타내고 있다. 그런데 날숨 검사법에 버금가는 정확도를 나타내는 검사법이 있으니 바로 대변을 이용한 검사법이다(그림 64).

[그림 64] 대변을 이용한 검사법

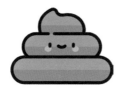

HpSA™
Enzyme immunoassay
detecting H. pylori
antigen in stool

대변을 이용하여 헬리코박터 감염을 알아내는 원리

· · ·

헬리코박터 검사법은 좀 더 편리한 방법을 개발해냄으로써 발전해 왔다고 볼 수 있다. 혈액 검사법은 피를 뽑아야 한다는 부담이 있고, 날숨 검사법도 요소 시약을 먹고 기다려야 하는 부담이 있다. 이들에 비하여 대변을 이용한 검사법은 더욱 간단한 검사법이라고 할 수 있다. 대변을 채취하여 제출하기만 하면 되기 때문이다. 이 때문에 대변을 이용한 검사법은 세 가지 중 가장 나중에 나온 검사법이다.

그렇다면 어떻게 대변을 이용하여 헬리코박터의 감염여부를 알아낼 수 있는 것일까? 이것은 헬리코박터 파일로리의 항원 단백질이 대변에서 검출되는 원리를 이용하여 개발해낸 검사법이다. 항원 단백질이란 헬리코박터 파일로리가 성장과 증식하는 과정에서 생긴 것으로 대변에서 직접 검출되는 물질이다. 앞에서 항원과 항체의 관계를 이야기했었는데, 이때 헬리코박터 파일로리의 항원 단백질과 결합하는 항체를 이용하면 대변 속의 항원 단백질을 검출해낼 수 있다. 이런 원리를 이용하여 헬리코박터의 감염여부를 알아내는 검사법이 바로 대변항원 검사인 것이다.

대변항원 검사는 헬리코박터 파일로리에 처음 감염된 것을 알아내는 데 높은 정확도를 보이는 것으로 나타나 있다. 또한 헬리코박터 제균치료 후의 추적 검사에서도 높은 정확도를 보이고 있다. 따라서 제균치료 후에는 대변항원 검사를 시행하는 것이 유용한 방법이라고 할 수 있다.

대변항원 검사에서 유의사항도 있는데, 무른 변이나 설사의 경우 정확도가 떨어지기 때문에 가능한 피해야 한다는 점이다. 또한 위나 소장 등에 출혈이 있는 경우에도 정확도가 떨어지기 때문에 체크해야 한다.

소변을 이용한 헬리코박터 검사법도 있다!

• • •

우리나라에서는 아직 많이 사용되지 않지만, 소변을 이용한 헬리코박터 검사법도 있다. 소변을 이용한 헬리코박터 검사법은 대변을 이용한 검사법에 비하여 정확도 면에서는 떨어지지만, 편리성에 있어서는 훨씬 유용한 방법이다.

소변을 이용한 헬리코박터 검사법은 소변에 헬리코박터 파일로리의 항체가 섞여 나오는 것에 착안하여 만들어진 방법이다. 따라서 소변을 이용한 헬리코박터 검사법을 요항체검사라고 부른다. 실제 여의도성모병원 소화기내과 박수헌 교수팀이 헬리코박터 및 상부위장관학회지에 발표한 논문에 따르면, 소변을 이용한 항체검사의 정확도는 80% 이상인 것으로 나타났다.

소변을 이용한 항체검사의 방법은 매우 간단하다. 임신테스트기처럼 요항체검사지가 있는데, 여기에 소변을 묻히기만 하면 검사가 끝난다. 코로나19 검사키트처럼 만약 헬리코박터균에 감염돼 있으면 20~30분 내로 검사지 색깔이 변하는 것으로 헬리코박터 감염을 진단할 수 있다. 하지만 이 검사 역시 요소호기검사보다 별로 사용하고 있지 않다.

7

특수한 상황에서의
헬리코박터 검사법

헬리코박터 파일로리 감염을 이야기할 때 유아 때부터 헬리코박터 파일로리 감염이 시작된다고 했었다. 경우에 따라 아이 때에 헬리코박터 감염여부를 알아보는 검사가 진행될 수도 있다. 여기에서는 소아의 헬리코박터 진단방법에 대하여 알아보고자 한다. 또한 식도와 위, 십이지장 출혈이 있는 환자의 경우 기존의 헬리코박터 진단법의 정확도가 떨어질 수 있기 때문에 정확도가 높은 검사법을 선택하는 것이 중요하다.

아이들에게 적합한 헬리코박터 진단법
· · ·

위내시경 검사는 복잡한 절차를 필요로 하기 때문에 모든 아이들에게 적용하기에는 어려움이 있는 검사법이다. 만약 위내시경 검사가 어려운 아이들이라면 위내시경 외의 검사법을 생각해볼 필요가 있다. 위내시경 외의 검사법 중에는 혈액을 이용한 검사, 날숨을 이용한 검사, 대변을 이용한 검사 등이 있다. 그중 혈액을 이용한 검사는 과거 아이들에게 자주 적용하던 방법이었다. 하지만 어린아이의 경우 항체가 잘 생기지 않는 경우도 있다는 사실이 발견되면서 현재는 잘 사용하지 않는다. 대신 날숨을 이용한 검사와 대변을 이용한 검사가 많이 사용되고 있다.

요소 시약을 활용한 날숨 검사법은 소아청소년기 아이들에게 비교적 정확도가 높은 검사법으로 알려져 있다. 만약 이 검사법으로 헬리코박터 양성 판정을 받은 아이들이 제균치료 후 다시 날숨 검사법으로 검사를 하게 되면 정확도가 거의 100%에 이르러 소아청소년을 대상으로 한 헬리코박터 검사법으로 가장 많이 이용되고 있다.

그럼에도 불구하고 6세 이하의 어린아이들에게 이 검사법을 시행하기에는 어려움이 있다. 헬리코박터 양성이 아님에도 불구하고 양성으로 나타나는 비율이 약 8.3%로 나타났기 때문이다. 6세 이상의 경우 이 비율이 1% 미만으로 나타난 것과는 대조적이다. 6세 이하의 어린아이들에게서 이런 결과가 나오는 까닭은 아마도 요소 시약을 먹는 과정을 정확히 따라하는 데 어려움이 있기 때문으로 보인다. 따라서 이런 어린아이들의 경우 요소 시약을 활용한 날숨 검사법보다는 대변을 이용한 검사법이 더 효과적일 수 있다. 대변항원 검사는 대변만 채취하면 검사할 수 있는 방법이기 때문이다.

상부위장관 출혈이 있을 때 헬리코박터 진단법

• • •

식도부터 위, 십이지장까지를 상부위장관이라고 부른다. 이러한 상부위장관에 출혈이 있는 경우 일반적 헬리코박터 진단법으로 검사를 진행할 경우 오류가 생길 수 있다. 이것은 상부위장관에 출혈된 혈액이 정상적인 검사를 방해하기 때문인 것으로 이해되고 있다.

상부위장관에 출혈이 있는 경우 위내시경을 통한 조직검사, 점막요소분해효소 검사, 배양검사 등에서 정확도가 그렇지 않은 경우에 비하여 떨어지는 것으로 나타나고 있다. 또한 대변을 통한 항원검사 역시 상부위장관에 출혈이 있는 경우 정확도가 떨어지는 것으로 보고된 바 있다. 그럼에도 불구하고 위내시경을 통한 점막요소분해효소 검사 등이 상부위장관에 출혈이 있는 환자에게 많이 시행되고 있는 상황이다. 그렇다면 상부위장관에 출혈이 있는 경우에도 정확도가 높은 검사법에는 어떤 것들이 있을까?

헬리코박터 진단법 중 상부위장관에 출혈이 있음에도 불구하고 비교적 정확도가 떨어지지 않는 검사법으로는 요소 시약을 활용한 날숨 검사와 혈액을 통한 항체검사가 거론된다. 이 중 혈액을 통한 항체검사는 출혈 상황에서 첫 검사로는 적합하지 않다. 왜냐하면 상부위장관에 출혈이 있다는 것은 궤양이 있다는 뜻이고 이 경우 대부분 헬리코박터 파일로리가 원인이 될 가능성이 매우 높다. 따라서 정확한 진단과 함께 제균치료까지 할 수 있는 검사법이 필요한데, 혈액을 통한 항체검사는 여기에 적합한 검사는 아니기 때문이다.

남은 것은 요소 시약을 활용한 날숨 검사법이다. 이 검사법은 많은 연구에서 상부위장관의 출혈이 있는 상황에서도 정확하게 헬리코박터 파일로리를 검사할 수 있는 방법이라 보고되고 있다. 그럼에도 불구하고 이 검사법 역시 문제가 없는 것은 아니다. 상부위장관 출혈이 있는 환자에게 요소 시약을 먹게 하는 것에 어려움이 있을 수 있기 때문이다.

그 다음으로 사용할 수 있는 대안은 점막을 이용한 종합효소연쇄반응이다. 이 PCR 방법은 헬리코박터 파일로리를 배양하는 것이 아니라 비교적 빠르고 정확하기 때문에 상부위장관의 출혈이 있을 때 내시경을 통해 그 출혈 부위를 파악하고 조직검사를 통해 헬리코박터 파일로리 존재 여부를 정확히 진단할 수 있다.

STOMACH
REVOLUTION

헬리코박터가
일으키는 질환들

1

헬리코박터가 위염, 기능성 소화불량증,
위궤양을 일으키는 과정

위 관련 질환이 있는 상태에서 헬리코박터 파일로리 검사에서 양성이 나올 경우 우리나라에서는 제균치료를 받도록 권고하고 있다. 그 이유는 헬리코박터 파일로리가 위암까지 진행시킬 가능성이 있기 때문이다. 5장에서는 헬리코박터 파일로리가 일으키는 질환 중 위와 관련된 질환에 어떤 것이 있고, 또 어떻게 질환을 발전시켜 가는지에 대해 알아보고자 한다.

위염에서 위암까지! 코레아 가설

• • •

그동안 인간에게 퍼지고 있던 많은 위장 관련 질환의 원인 중 하나가 헬리코박터 파일로리임이 서서히 밝혀지고 있다. 그리고 헬리코박터 파일로리가 일으키는 질환은 대부분의 경우 진행하는 성질이 있으며 그 예후도 좋지 않다는 것이 관찰되고 있다. 그런 가운데 나온 것이 바로 코레아 가설이다.

코레아 가설은 1990년대에 콜롬비아 병리학자 펠라요 코레아(Pelayo Correa)가 내놓은 이론으로 헬리코박터 파일로리에 감염된 후 질환이 진행될 때 처음에는 가벼운 위염으로 시작했다가 만성 위축성 위염으로 넘어가며, 다시 위장세포가 소장과 대장세포로 변질되는 장상피화생으로 발전한다. 장상피화생은 다시 위선종(암 직전의 종양)으로 발전했다가 결국 위암으로 가는 경로로 병이 진행한다는 주장으로 코레아 가설의 핵심내용이다(그림 65).

[그림 65] 코레아 가설

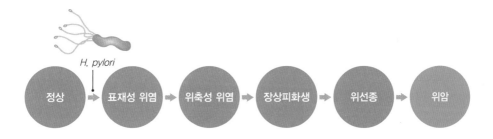

위축성 위염과 장상피화생을 조심하라

• • •

코레아 가설에서 위장과 관련하여 주목해야 할 질환은 위축성 위염이다. 일반적으로 위염이라고 하면 대개는 표재성 위염(위점막 표면에 생기는 위염)일 가능성이 높다. 한 연구에 의하면 위내시경 검사에서 한국인 약 80%가 위염 진단을 받는다는 결과가 있을 정도로 위염은 흔한 소견이다. 그러나 위염이 있다고 해서 당장 위험한 것은 아니다. 대부분의 위염은 표재성 위염일 가능성이 높고 이런 위염은 건강에 크게 위험하지는 않기 때문이다. 그럼에도 불구하고 증상이 없는 위염이라도 치료를 해야 하는 이유는 이러한 염증이 수십 년 지속되다 보면 위의 정상적인 구조를 변형시킬 수 있기 때문이다.

위 상피세포에는 위 분비샘이라는 구조가 포함되어 있다. 위 분비샘은 소화와 관련된 여러 물질을 분비하는 기능을 한다. 그런데 상피세포가 계속하여 염증에 의해 파괴되는 일이 잦아지면 샘의 수가 줄어들고 샘을 이루고 있는 세포층의 두께가 얇아지는 현상이 생기게 된다. 이것은 샘을 이루는 세포가 염증에 의해 없어지고 그 자리에 섬유화가 진행되기 때문에 나타나는 현상이다(그림 51B). 위내시경으로 보면 세포층의 두께가 얇아진 모습을 관찰할 수 있는데, 이것을 '위축'이라고 표현하며, 이런 상태의 위염을 위축성 위염이라고 부른다(그림 51A). 위축성 위염이 나타나면 대개 증상이 없을 수도 있으나 상복부 불쾌감, 복통, 트림, 소화불량, 구역 등의 증상이 나타나기도 한다.

위축성 위염이 다른 위염에 비해 좋지 않은 까닭은 이것이 더 진행하면 장상피화생으로 갈 확률이 높기 때문이다. 장상피화생(Intestinal metaplasia)은 어려운 의학용어로 되어 있지만, 한자 뜻을 알면 어렵지 않게 이해할 수 있다. 장상피화생(腸上皮化生)이란 장의 상피세포(腸上皮)로 변성(化生)이 일어났다는 뜻으로 위의 점막 세포 모양이 소장이나 대장에 있는 세포 모양으로 변형이 일어난 상태를 뜻한다(그림 53). 즉 위장 세포가 소장이나 대장 세포 모양으로 변형이 일어난 상태가 바로 장상피화생인 것이다.

원래 위장 세포로 이루어진 위는 매끈한 붉은색 표면을 나타낸다(그림 51A). 그런데 소장이나 대장 세포는 좁쌀 모양의 융털이 우툴두툴 난 모양으로 되어 있다(그림 53A). 장상피화생에 걸린 위는 매끈한 붉은색 표면이 좁쌀 모양의 우툴두툴하고 회백색의 모습을 보인다(그림 53A). 장상피화생은 대부분 큰 증상이 없으나 경우에 따라 속쓰림, 복통, 소화불량, 복부 팽만감, 식욕부진, 명치 통증, 구역질 등 위장 관련 증상이 나타날 수 있다. 하지만 염두에 두어야 하는 것은 이런 증상이 있다고 해서 이것이 장상피화생의 결과인지는 확실하지 않다고 말했다. 조기 위암의 경우도 90%는 무증상임이 알려진 바 있다.

위내시경으로 위축성 위염이나 장상피화생 진단을 받으면 그 원인이 헬리코박터 파일로리일 가능성이 높다. 위축성 위염과 장상피화생의 최고 위험인자로 헬리코박터 파일로리가 지목되고 있기 때문이다(그림 52). 따라서 내시경 소견상 위축성 위염이나 장상피화생이 의심되면 조직검사를 하게 되는데 이 조직검사로 헬리코박터를 진단할 수 있다(그림 58). 그리고 헬리코박터 제균치료를 받으면 위축성 위염은 빨리 좋아지고 더디긴 하지만 오랜 시간이 경과하면 장상피화생 또한 좋아진다는 보고가 많아지고 있다(그림 66).

2011년도에 내시경을 받은 4,023명의 사람을 대상으로 두 질환에 대한 전국적인 조사가 이루어졌는데, 그 결과 위축성 위염은 40.7%, 장상피화생은 12.5%로 나타났

[그림 66] 헬리코박터 파일로리 제균치료 후 호전되는 위축성 위염과 장상피화생

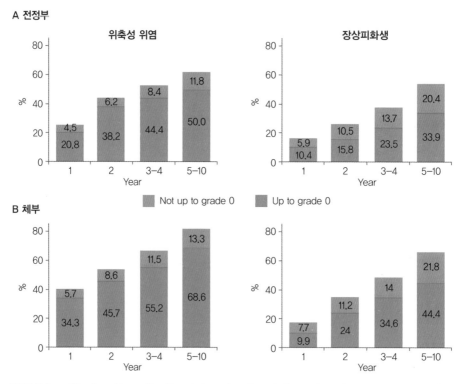

황영재 등. Reversibility of atrophic gastritis and intestinal metaplasia after *Helicobacter pylori* eradication - a prospective study for up to 10 years. Aliment Pharmacol Ther. 2018;47:380-390.

다. 이는 우리나라 성인의 40% 가량이 위축성 위염에 걸려 있고, 10% 이상이 장상피화생에 걸려 있음을 나타내는 것으로 적지 않은 수치다. 한 연구에 의하면 위축성 위염이 있는 사람이 장상피화생으로 발전하는 경우가 약 30%에 이른다고 한다. 이것은 계속하여 헬리코박터 파일로리에 의한 공격으로 위점막 상태가 더 안 좋아지기 때문에 나타나는 결과라고 이해할 수 있다. 다행인 것은 헬리코박터 파일로리의 감염

률이 낮아지는 것과 함께 위축성 위염의 유병률도 점점 낮아지고 있다는 사실이다.

한편 위축성 위염과 장상피화생이 많이 진행된 경우에는 외형으로 그 변화가 나타나기 때문에 위내시경으로 진단할 수 있다(그림 51A). 하지만 그 정도가 경도로 약한 경우(그림 57B)는 위내시경으로 진단하는 것이 어려울 수 있고 경우에 따라 오진이 생길 수도 있다. 이때는 조직검사를 통하여 정확한 진단을 받아보는 것이 좋다.

기능성 소화불량증도 헬리코박터와 관련 있다고?

• • •

위질환 중 기능성 소화불량증이라는 게 있다. 이것은 이름 그대로 위내시경으로는 특별히 외형상의 문제가 관찰되지 않는데, 위장관련 증상들이 6개월 이상 나타나는 질환을 뜻한다. 구체적으로는 상복부에서 통증 또는 상당한 불편감을 느낄 수 있고, 가슴뼈 아래에서 배꼽 사이에서 타는 듯한 뜨거운 느낌의 속쓰림을 느낄 수 있다(그림 67A). 또 식사 후에도 위에 음식이 남아 있는 듯한 불편감을 느낄 수 있고, 식사를 얼마 하지 않았음에도 불구하고 위에 음식이 가득 찬 느낌이 들 수 있다(그림 67A). 이로 인해 식욕이 떨어지는 증상이 동반된다. 이것을 국제학회 치료지침에서는 기능성 소화불량증 아형으로 분류하고 있는데 전자를 상복부통증증후군이라고 부르고 후자를 식후불편증후군이라 부른다.

필자가 전국역학조사를 통해 파악한 우리나라 기능성 소화불량증 아형은 식후불편증후군이 68.2%로 높고 상복부통증증후군이 46.4%였다. 두 가지 증상을 모

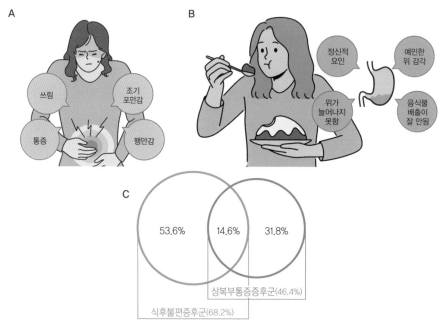

[그림 67] 기능성 소화불량증의 발생기전

A

쓰림
조기 포만감
통증
팽만감

B

정신적 요인
예민한 위 감각
위가 늘어나지 못함
음식물 배출이 잘 안됨

C

53.6% 14.6% 31.8%

상복부통증증후군(46.4%)

식후불편증후군(68.2%)

김성은 등. Prevalence and risk factors of functional dyspepsia: a Nationwide multicenter prospective study in Korea. J Clin Gastroenterol. 2014;48;e12-e18.

두 가지는 경우를 혼합형이라 칭하는데 우리나라에서는 14.6%였다(그림 67C).

서양에서는 소화가 안 되는 것보다 쓰림, 통증의 상복부통증증후군이 많은데 비해, 우리와 달리 자극성 음식을 많이 좋아하지 않는 일본도 식후불편증후군이 높은 것을 보면 아마도 인종에 따른 차이가 있을 것으로 생각된다. 재미있는 것은 이러한 기능성 소화불량증 역시 그 위험 요소는 여자이고 여자에서 남자보다 1.5배 자주 걸리는 성별 차이를 보인다는 점이다. 즉 스트레스에 민감한 경우 잘 걸림을 시사한다 하겠다. 이러한 기능성 소화불량증은 위 관련 질환 환자 중 약 50%(1차 의료기관 방문 기준) 정도를 차지하는 것으로 알려져 있다. 3차 기관에서도 암이나 궤양 등의 구조가 달라지는 경우는 20% 정도로 보고하고 있다. 즉 소화기 증상이 심해도 기능성 질환이 많음을 시사한다.

위 검사에서 특별한 문제가 관찰되지 않는데도 이러한 증상이 나타나는 이유는 위의 기능에 문제가 생겼기 때문이라고 할 수 있다. 위의 기능 중에는 소화를 시키기 위한 소화액을 분비하는 기능, 그리고 위에 음식이 들어오면 곧바로 위체부가 느슨해져야 하고 소화된 음식을 배출시키기 위한 운동 기능이 필요한데(그림 67B), 이러한 기능에 문제가 생기므로 위와 같은 증상들이 나타나는 것이다. 또한 스트레스 등의 정신적 요인으로 위감각이 예민해지면서 통증 등의 기능성 소화불량증

[그림 68] 상복부통증증후군에서 증상 강도와 불안 상관성의 남녀 차이

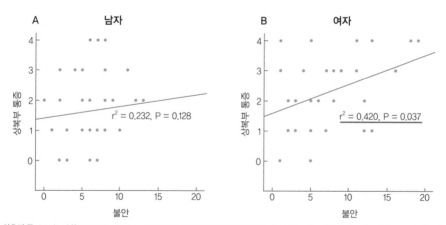

최윤진 등. Gender differences in ghrelin, nociception genes, psychological factors and quality of life in functional dyspepsia. World J Gastroenterol 2017;23:8053-8061.

증상이 발생할 수 있다. 이를 반증하는 것은 오목가슴 쓰림과 통증을 보인 상복부 통증증후군에서 불안, 우울 설문지 조사를 했을 때 남자는 이러한 관련성이 없었으나(그림 68A) 여자는 불안증상이 증상의 강도와 아주 좋은 비례관계를 보여(그림 68B) 스트레스가 여자의 기능성 소화불량증의 중요한 원인임을 보여준 바 있다.

그렇다면 기능성 소화불량증의 원인에도 헬리코박터 파일로리가 작동하는 걸까? 이와 관련하여 헬리코박터 파일로리가 기능성 소화불량증의 원인이 된다는 연구결과도 있지만, 그렇지 않음을 보여주는 결과가 혼재되어 있어 아직 명확히 정립되었다고 할 수는 없는 상태다. 하지만 헬리코박터 파일로리가 위산분비나 호르몬 분비를 변화시키기 때문에 기능성 소화불량증에 관여할 가능성은 여전히 남아 있다. 몇몇 역학 연구에 따르면 기능성 소화불량증 환자들의 헬리코박터 감염률이 그렇지 않은 그룹에 비해 높다는 결과를 보고하고 있다. 한 메타분석 연구에서는 기능성 소화불량증 환자들의 헬리코박터 감염률이 1.6배 높다는 결과를 보여주기도 했다.

이러한 결과를 바탕으로 국제 보건의료 연구단체인 코크란 연합에서는 기능성 소화불량증에 대한 제균치료 효과에 대한 연구를 진행하였다. 그 결과 제균치료를 하였을 경우 기능성 소화불량증이 발생할 상대적 위험도가 10%(95% 신뢰구간, 6~14%) 감소한다는 유의미한 결과가 나왔다. 또 제균치료에 대한 장기적 효과에 대한 연구도 진행되었는데, 제균치료를 했을 경우 기능성 소화불량증의 발생률이 의미있게 줄어드는 것으로 관찰되었다.

기능성 소화불량증의 제균치료 효과와 관련하여 흥미로운 점은 서구보다 중국

[그림 69] 헬리코박터 파일로리 제균 후 통증 인지 수용체 발현 감소

A 통증 인지 수용체(TRPV1)

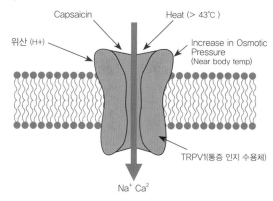

B 위점막 통증 인지 수용체 면역염색검사

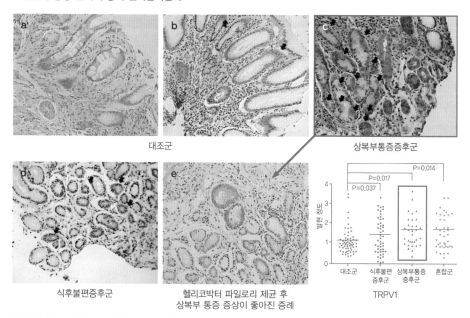

대조군

상복부통증증후군

식후불편증후군

헬리코박터 파일로리 제균 후
상복부 통증 증상이 좋아진 증례

TRPV1

최윤진 등. Upregulation of vanilloidreceptor-lin fuctional dyspepsia with or without *Helicobacter pylori* infection. Medicine (Baltimore). 2016;95:e 3410

과 싱가포르 등에서 조사했을 때 더 높은 효과를 나타냈다는 점이다. 중국의 경우 제균치료를 했을 때 그 효과가 그렇지 않은 그룹에 비하여 3.61배(95% 신뢰구간, 2.62~4.98) 높다는 연구가 있고, 싱가포르의 경우 무려 약 13배 높다는 결과가 있으며, 우리나라의 경우 약 5.81배(95% 신뢰구간, 1.07~31.59) 높다는 조사결과가 있다. 이렇게 기능성 소화불량증 증상이 좋아지는 기전에 대해서는 두 가지로 설명된다. 예민한 위감각을 유발하는 수용체로는 TRPV1(통증 인지 수용체)이 있는데(그림 69A) 기능성 소화불량증 환자에서 헬리코박터 파일로리를 제균하면 위점막에서의 그 발현이 의미있게 감소하면서 증상이 좋아졌다는 것인데 특히 상복부통증증후군에서 그 감소폭이 컸다(그림 69B).

또한 더부룩한 증상이 발생하는 원인은 아실 그렐린(acyl ghrelin)의 감소로 위배출 지연이 발생하기 때문인데 식후불편증후군에서의 아실 그렐린이 가장 낮아 이를 반증한다(그림 70A). 또한 기능성 소화불량증이 자주 발생하는 여성에서 남성보다 아실 그렐린 혈중 농도가 낮았고(그림 70B), 1년 후 추적관찰했을 때 증상이 좋아진 군은 아실 그렐린 또한 의미있게 증가하였다(그림 70C). 한데 헬리코박터 파일로리를 제균하면 이러한 아실 그렐린을 분비하는 내분비세포가 증가하여 이의 생성이 증가하면서 식후불편증후군이 좋아진다는 것이다.

이상의 제균치료 효과를 볼 때 분명 헬리코박터가 기능성 소화불량증에 영향을 미치는 것으로 예측할 수 있다. 물론 이러한 연구결과들에 대하여 반박하는 분위기도 있기 때문에 여전히 확신할 수는 없는 상태이나 전반적으로는 학계에서 기능성 소화불량증에 대한 헬리코박터 파일로리의 영향을 받아들이고 있는 분위기라

[그림 70] 기능성 소화불량증 군에서의 아실 그렐린

A 아실 그렐린 농도

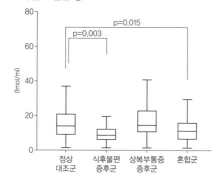

B 남녀에 따른 아실 그렐린 농도 차이

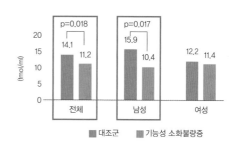

C 1년 후 아실 그렐린의 변화

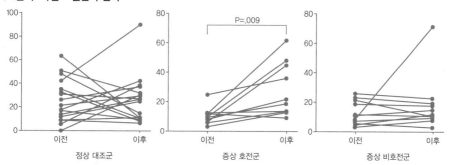

A) 최윤진 등. Increase in plasma acyl ghrelin is associated with amelioration of dyspepsia following *Helicobacter pylori* eradication. J Gastroenterol. 2016;51:548-559

여겨진다. 특히 기능성 소화불량증의 치료지침을 보면 동양과 서양 모두 헬리코박터 파일로리를 검사하여 양성이면 제균할 것을 권유하고 있다.

헬리코박터와 연관성이 높은 위궤양과 십이지장궤양

· · ·

위염은 단지 염증이 있는 상태이지만 이것이 더 진행되면 계속된 염증의 진행으로 조직의 표면이 부분적으로 헐거나 움푹 파이는 등의 손실이 생기는 단계로까지 가게 된다. 이를 궤양이라고 하며 위와 십이지장에 관련된 궤양으로 위궤양, 십이지장궤양 등이 있다. 의학에서는 위궤양과 십이지장궤양 등을 합하여 소화성궤양이라고 부르는데, 이러한 소화성궤양은 진행 정도에 따라 출혈이 생길 수 있기에 주의해야 한다. 만약 위궤양의 크기가 2cm 이상일 경우 치료하는 데 시간이 걸리며, 위궤양의 경우 위암과 혼동의 여지가 있어 조직검사가 필요하다. 또 암이 아닌 양성 위궤양이라 하더라도 나중에 위암으로 진단되는 정도가 0.8~12.2%까지 나온다는 보고도 있기 때문에 내시경상 위궤양으로 보여도 조직검사를 적어도 4개 이상 하고 헬리코박터 파일로리 검사를 해서 양성이면 제균치료와 함께 공격적인 치료가 필요하다. 또한 다 나았는지 다시 내시경을 통한 관찰과 함께 조직검사를 하여 위암 가능성이 0% 인지 확인을 해야 한다.

소화성궤양의 원인으로 여러 가지가 있지만, 그중 헬리코박터 파일로리가 주요 원인의 70% 이상을 차지하는 것으로 알려지고 있다. 소화성궤양 환자의 헬리코박터 감염률에 대한 연구에 의하면 십이지장궤양의 경우 전체 환자의 73~95%, 위궤양의 경우 전체 환자의 65~80%가 헬리코박터 파일로리에 감염되어 있는 것으로 나타났다. 위궤양이 십이지장궤양보다 다소 낮은 이유는 위궤양의 원인으로 헬리코박터 파일로리 외에 진통소염제가 그 원인의 하나로 작용하기 때문이다. 이 정도면 소화성궤양의 가장 큰 원인으로 헬리코박터 파일로리가 지목될 만하다. 한편 헬리코박터 전체 감염자를 기준으로 소화성궤양 환자를 따지면 전체 감염자 중 5~10%만이 소화성궤양에 걸리는 것으로 나타나기 때문에 헬리코박터에 감염된다 하더라도 무조건 소화성궤양에 걸리는 것은 아니라는 사실은 알아둘 필요가 있다.

　이처럼 소화성궤양은 헬리코박터 파일로리가 원인일 가능성이 높기 때문에 소화성궤양 진단을 받은 환자가 동시에 헬리코박터 파일로리 양성이 나온다면 소화성궤양 치료를 위해 제균치료를 병행하게 된다. 이때 제균치료에 성공하였을 경우 소화성궤양의 완치율은 급격히 높아진다. 일반적으로 소화성궤양은 약물 치료 후 낫더라도 재발 확률이 매우 높은 난치성 질환에 속한다. 과거에는 획기적인 궤양 치료제가 없었기에 소설 주인공이 이러한 소화성궤양 합병증인 출혈, 천공으로

[그림 71] 헬리코박터 파일로리 제균 여부에 따른 소화성궤양 재발률

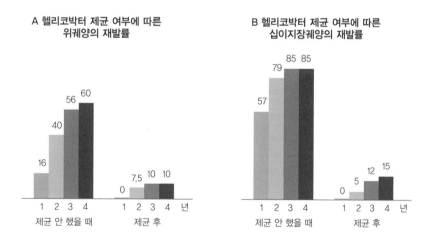

A) 김나영 등. Korean J Intern Med 1999;14:9-14.
B) 김나영 등. Korean J Intern Med. 1994;9:72-79.

사망하는 경우가 더러 있었다. 마치 뭉크의 어머니와 누이가 폐결핵으로 사망하여 '절규'와 같은 위대한 작품이 나온 배경과 비슷하다.

 필자의 연구에 의하면 헬리코박터 파일로리 제균치료를 안한 경우 위궤양은 치료 후 1~4년 내에 60% 정도가 재발하고(그림 71A), 십이지장궤양은 치료 후 1년 내에 57%가 재발하는 것으로 알려져 있다(그림 71B). 그런데 헬리코박터 제균치료를 하여 제균에 성공하게 되면 재발률이 위궤양의 경우 10% 정도로, 십이지장궤양의 경우 15% 이하로 드라마틱하게 떨어지는 것으로 보고한바 있다. 따라서 소화성궤양의 치료에 있어 헬리코박터 제균치료는 필수적 치료과정이라고 할 수 있는데 궤양 치유 촉진, 궤양 재발 감소, 합병증 감소가 그 제균치료의 이유이다.

2

위축성 위염과
장상피화생은 왜 생기지?

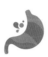

　위축성 위염과 장상피화생은 위암으로 갈 수 있는 가능성이 있기에 매우 주의를 요하는 질환이라고 할 수 있다. 그렇다면 위축성 위염과 장상피화생에 걸리는 원인은 무엇일까?

헬리코박터가 제1원인이다
· · ·

　지금까지 나타나 있는 여러 연구를 종합하여 위축성 위염을 발병시키는 위험 인자를 순위별로 나타내면 다음과 같다. 필자가 주관한 본 연구에서는 위축성 위염과 장상피화생 진단의 기준은 위 조직검사였다.

헬리코박터 파일로리 감염 > 고령(61세 이상) > 남성 > 메틸화 등 유전자 변이

또한 장상피화생을 발병시키는 위험 인자를 순위별로 나타내면 다음과 같다.

헬리코박터 파일로리 감염 > 고령(61세 이상) > 남성 > 위암의 직계가족력 > 흡연 > 자극적인 식습관 > 직업(무직 또는 비전문적인 직업) > 메틸화 등 유전자 변이

이를 종합해 보면 위축성 위염과 장상피화생을 일으키는 가장 중요한 위험 인자는 헬리코박터 파일로리 감염이다. 헬리코박터 파일로리의 독성인자인 CagA, VacA 등이 지속적으로 위벽을 공격함으로써 위축성 위염을 일으키고 급기야 조직의 변형을 일으켜 장상피화생에까지 이르게 하는 것으로 추측되고 있다. 실제 헬리코박터 파일로리에 감염된 CagA 양성환자 58명을 11년 5개월 추적 조사한 연구가 있는데, CagA 음성군에 비하여 위축성 위염과 장상피화생이 매우 높게 나타났다.

위축성 위염과 장상피화생을 일으키는 위험 인자들

• • •

위축성 위염의 조직검사와 관련하여 필자가 위축성 위염의 위험 인자에 대해 보고한 또다른 연구에서는 앞의 위험인자 순서와 조금의 차이가 있다. 즉 헬리코박터 파일로리 감염과 61세 이상의 고령이 1, 2위로 나타나는 것은 같았으나 세 번째 요인은 헬리코박터 파일로리의 독성인자인 *cagA, vacA* (m1 양성) 양성으로 나타났다는 사실이다. 이는 결국 우리나라의 위축성 위염 환자의 경우 헬리코박터 파일로

리 감염이 더 주된 원인으로 작동한다는 사실을 알 수 있다.

반면 장상피화생의 경우 헬리코박터 파일로리 감염과 61세 이상의 고령이 1, 2위로 나타나는 것은 같았으나 이후의 원인들은 조금 다른 경향으로 나타났다. 3위가 흡연력, 4위가 매운 음식, 그 외 무직과 비전문직, 유전자 변형 등으로 나타난 것이다. 이를 통하여 우리나라의 장상피화생 환자의 경우 흡연과 음식 등 환경적 요인 역시 매우 중요한 원인으로 작동한다는 사실을 알 수 있다.

위축성 위염과 장상피화생의 위험인자에 대한 내시경적 소견을 기준으로 이루어진 다기관 연구결과는 조직학적 분석과는 조금 차이가 있었다. 즉 이 분석에서 위축성 위염의 경우 60세 이상의 고령과 헬리코박터 파일로리 감염이 주원인인 것은 비슷하게 나타났으나 대학 미만의 학력도 주원인 중 하나로 분석되었다. 장상피화생의 경우에도 60세 이상의 고령과 헬리코박터 파일로리 감염이 주원인인 것은 비슷하게 나타났으나 위암 직계가족력, 대학 미만의 학력, 유제품 섭취 등도 주원인으로 분석되었다. 이들 결과를 종합하면 위축성 위염은 주로 헬리코박터 파일로리 독성인자에 의한 괴사가 중요 원인이고 장상피화생은 헬리코박터 파일로리 감염 외에 흡연, 음식 등 환경인자가 중요함을 시사하고 있다.

위축성 위염과 장상피화생이 지난 15년 사이에 주로 여성에서 줄고 남성에서는 그대로인 이유

• • •

지난 15년간 국내 위축성 위염 및 장상피화생의 남녀별 양상을 연구한 결과, 여성의 발병률은 유의미하게 감소한 반면 남성의 경우 제자리를 맴돈 것으로 나타났다. 이러한 결과는 위암의 주요 원인으로 꼽히는 '헬리코박터 감염'이 감소하고 있는 상황에서 장상피화생 발병에 음주 및 흡연, 식이 등 생활습관도 큰 영향을 미친다는 점을 시사해 주목을 끈다.

다행스럽게도 위축성 위염 및 장상피화생은 헬리코박터 제균치료를 통해 호전될 수 있으며, 이를 통해 위암을 효과적으로 예방할 수 있다. 개인 위생에 대한 인식이 높아지고 적극적 치료가 권장되면서 헬리코박터 감염률이 전반적으로 감소하고 있는 상황에서, 필자는 헬리코박터 감염 외에도 남녀별 유병률과 생활습관, 식습관 등에 대해 조사해 장상피화생 예방에 영향을 미치는 요인들을 알아보고자 했다.

이에 연구팀은 2003~2018년에 분당서울대학교병원을 방문한 총 2,002명을 대상으로 연구를 진행했는데 03~07년, 08~12년, 13~18년의 세 기간으로 나누어 조직검사를 통한 위축성 위염과 장상피화생, 성별, 위암 가족력, 음주, 흡연, 식습관, 사회경제적 상태 등에 대해 분석했다. 연구결과, 이 기간 동안 헬리코박터 감염률은 49.2%, 40.2%, 36%로 점차 감소하는 추세를 보였다. 남성에서 여성보다 헬리코박터 파일로리에 더 잘 걸리고 위축성 위염과 장상피화생으로 더 잘 진행함을 알고 있어서 이들의 성별 차이를 알아보았다. 그 결과 여성에서는 위축성 위염과 장상피화생의 유병률이 유의미하게 감소한 반면, 남성에서는 연도별로 차이가 없었다.

　이러한 남녀별 위축성 위염과 장상피화생의 추이 차이는 흡연, 음주, 식습관 차이로 인해 발생하는 것으로, 위암 위험인자에 있어 헬리코박터 감염 외에도 생활습관 또한 큰 영향을 미친다는 사실을 시사한다. 실제로 보건복지부 국민건강영양조사에 의하면 2017년 기준 흡연율은 남성 38.1%, 여성 6.0%였으며, 음주율(월간 폭음률)은 남성 52.7%, 여성 25.0%로 나타났다. 또한 국내외 문헌에 따르면 여성이 남성에 비해 야채, 과일 등을 많이 소비하는 경향이 있다고 한다.

　위축성 위염과 장상피화생의 위험인자에 대한 다변량 분석 결과, 나이가 많을수록, 헬리코박터에 감염되어 있을수록 위축성 위염과 장상피화생의 위험이 높았고, 위전정부의 경우에는 흡연자에서 특히 장상피화생 위험이 높은 것으로 드러났다.

　최근 국내 보건 정책은 위암을 조기 진단하여 치료하는 것에서, 헬리코박터 제균치료를 통해 위암을 예방하는 적극적인 정책으로 선회가 이루어지고 있는 바 앞으로는 특히 금연, 절주 그리고 식습관에 대해서도 많은 관심과 주의가 필요함을 알 수 있다.

3

헬리코박터에 의해 발생한 위축성 위염과
장상피화생은 모두 위암으로 가는 것일까?

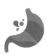

위축성 위염과 장상피화생이 위암으로 갈 가능성이 높다는 이야기를 들으면 많은
사람은 질환에 대한 두려움을 갖고 있기에 덜컥 겁부터 먹을 가능성이 높다. 그렇다
면 과연 위축성 위염과 장상피화생이 위암으로 갈 확률은 어느 정도나 되는 것일까?

위축성 위염과 장상피화생이 위암으로 갈 확률은?
...

코호트 연구란 특정 요인에 노출된 집단과 노출되지 않은 집단을 실험군과 대
조군으로 분류한 후 이들을 장기간 추적 조사하여 결과를 알아내는 연구방법이다.
위축성 위염과 장상피화생이 위암으로 갈 확률에 대한 코호트 연구가 여러 나라에
서 이루어졌는데, 미국의 연구에 의하면 위축성 위염과 장상피화생이 위암으로 진

행할 위험률은 0.3%와 1.0%로 각각 나타났다. 네덜란드의 코호트 연구에서도 위축성 위염과 장상피화생이 10년 내 위암으로 진행할 위험률은 각각 0.8%와 1.8%로 낮게 나타났다. 이러한 결과들은 우리의 생각보다 위축성 위염과 장상피화생이 위암으로 진행할 위험률은 낮다는 것을 나타낸다.

하지만 한국, 일본, 중국과 같이 위암 발생률이 높게 나타나는 국가에서는 위축성 위염과 장상피화생을 위암의 전단계에서 나타나는 질환으로 보고 있기에 미국과 유럽 등 서양 연구에서 나타난 코호트 연구결과에 쉽게 마음을 놓을 수는 없다. 따라서 위축성 위염과 장상피화생의 진단이 나타났다면 질환이 더 진행되지 않도록 치료를 위해 각별히 신경을 쓰는 태도가 필요하다.

한데 장상피화생의 정도가 중요하다. 즉 조직검사로 장상피화생의 정도를 표시하면 (그림 57B) 없음, 경도, 중증도, 중증으로 분류할 수 있는데 중증은 매우 의미가 크지만 경증은 별로 의미가 없었다. 따라서 위축성 위염과 장상피화생이 내시경적으로 의심이 된다면 위전정부와 위체부에서 각각 조직검사를 시행하여 그 심한 정도를 살펴보는 것이 필요하다. 만일 위전정부와 위체부 모두 경증이면 안심을 해도 되지만 중증이면 위축성 위염과 장상피화생을 유발하는 인자 즉 헬리코박터 파일로리 양성의 경우 제균을 해야 하고, 금주와 금연이 필요하며, 짠 음식, 훈제식품, 젓갈류 등의 음식을 줄여야 한다. 한데 무엇보다도 위축성 위염과 장상피화생의 치료에 있어서는 역시 가장 큰 원인으로 나타나고 있는 헬리코박터 파일로리 제균치료가 중요하다. 물론 헬리코박터 파일로리가 현재 감염되지 않은 상태로 나타나면 제균할 필요는 없겠다.

현재까지 헬리코박터 파일로리 제균이 위축성 위염과 장상피화생의 치료에 얼마나 효과가 있는지에 대한 메타분석(meta-analysis, 수년간 축적된 연구 논문들을 분석하는 연구방법)은 크게 2007, 2011, 2014년도 세 번에 걸쳐 발표되었다. 2007년에 발표된 분석에 의하면 위축성 위염은 어느 정도 호전된 결과가 나타났으나 장상피화생은 큰 호전이 없다는 결과가 나왔다. 2011년의 분석에서는 체부(위 몸통 부분)의 위축성 위염은 호전되었으나 전정부(위 아랫부분)의 위축성 위염과 장상피화생은 호전되지 않은 것으로 나타났다. 2014년의 분석에서는 위축성 위염이 호전되었을 뿐만 아니라 전정부의 장상피화생도 어느 정도 호전되었으나 체부의 장상피화생은 호전이 없는 것으로 나타났다.

한편 중국에서 대규모로 헬리코박터 파일로리 제균과 위암과의 관계에 대한 연구가 이루어졌는데, 그 결과 장상피화생이 없는 경우는 헬리코박터 파일로리 제균이 위암 발생을 예방할 수 있는 것으로 나타났지만, 이미 장상피화생이 발생한 경우에는 헬리코박터 파일로리 제균이 위암 발생을 예방하는 효과가 떨어지는 것으로 나타났다.

이 연구결과만으로 볼 때 가장 바람직한 헬리코박터 파일로리 제균 시점은 장상피화생이 발생하기 이전인 20대 말이나 30대 초반이 적절하다는 의견이 제시된다. 하지만 이 시기가 지난 후라도 헬리코박터 파일로리 제균치료가 위축성 위염과 장상피화생 치료에 효과적이라는 긍정적인 연구결과도 많기 때문에 헬리코박터 파일로리 제균치료는 위암 발생을 감소시키는 방법으로 여전히 권장되고 있는 상황이다. 특히 조기 위암이나 진행성 위암에서도 병변을 제거한 후 헬리코박터를 제균하는 것이 악성 병변 재발 방지에 결정적 요인이었기 때문에 위축성 위염 및 장생피화생이 있는 경우에는 나이를 불문하고 헬리코박터 파일로리 제균이 필요하다고 생각된다.

4

악성 위점막 림프종, 위암까지 일으킨다!

위염으로부터 시작된 위질환이 계속하여 진행하면 암까지 진행할 수 있다는 연구가 속속 보고되고 있다. 여기에 헬리코박터 파일로리가 작동하고 있다는 사실도 밝혀지고 있다. 그렇다면 과연 헬리코박터 파일로리는 어떻게 하여 위염에서 시작된 질병을 암까지 진행시킬 수 있는 걸까?

악성 위점막 림프종과 헬리코박터 파일로리의 관계

• • •

우리가 병원에서 듣는 질환 중에 림프종이라는 것이 있다. 환자의 입장에서 림프종이라는 병명을 듣게 되면 겁부터 덜컥 나게 마련이다. 림프종이 뭔가 암과 연관이 있다는 느낌을 받게 되기 때문이다. 그런데 이러한 림프종이 위에서도 발생할 수 있다는 사실이 오래 전에 알려지게 되었다.

림프종을 이해하기 위해 먼저 림프가 무엇인지에 대해 알아볼 필요가 있다. 인체에는 크게 세 개의 순환도로가 있는데, 혈관계가 첫 번째이고, 신경계가 두 번째, 림프계가 세 번째이다. 혈관계와 신경계에 대해서는 일반적으로 많이 알려져 있으나 림프계는 생소한 경우가 많다. 림프계는 혈관처럼 인체의 전신으로 퍼지는 가느다란 림프관으로 구성되어 있다. 림프관에는 마치 혈액처럼 림프액이 흐르고 있는데, 붉은색의 혈액과 달리 하얀색이라는 점에서 차이가 있다. 드물게 상처가 났을 때 하얀색 물이 나오는 것을 볼 수 있는데, 이것이 바로 림프액이다. 림프액에는 혈구처럼 림프구가 있는데, 여기에 B세포와 T세포 등 면역세포가 존재한다.

또 림프계는 이러한 림프구와 림프액이 흐르는 림프관과 함께 림프절이라는 것도 있는데, 림프절은 목, 겨드랑이, 사타구니, 뱃속, 가슴속 등 주요부위에서 다양한 크기로 존재한다. 우리가 흔히 임파선이라고도 부르는 것이 바로 림프절이며, 림프액이 우리 몸의 말초 부위로부터 림프관을 타고 이동한 후 마지막으로 도착하는 곳이 바로 림프절이다. 림프절은 림프액의 성분 중에서 림프구들이 모이는 집결지라고 이해하면 된다. 우리가 알고 있는 비장(위체부 뒤쪽에 있는 기관으로 지라라고 부르기도 함)과 흉선(흉골 뒤쪽의 조직), 편도는 림프절의 3대 림프절 장기라고 할 수 있다. 그 외 림프절은 우리의 인체 곳곳에 무수히 많이 분포되어 있다.

이러한 림프계와 림프절을 이해했다면 이제 림프종을 아는 것은 어렵지 않다. 림프종은 바로 이 림프계의 림프조직이나 림프절에 종양이 생기는 질환을 뜻한다. 많은 경우 림프종은 림프절에서 발생하지만 어떤 경우에는 림프절이 아닌 림프조직이나 심지어 림프조직이 없는 소화기관, 안구, 뼈 자체에서 림프종이 발생하기도 한다.

그렇다면 림프종은 무조건 악성종양 즉 암인 것일까? 다행히 모든 림프종이 암으로 판정받는 것은 아니다. 림프종은 양성종양에 가까운 것부터 암에 이르기까지 다양한 형태로 나타나기 때문이다. 위림프종은 이러한 림프종이 위에 나타난 질환을 뜻한다. 그렇다면 위림프종은 헬리코박터 파일로리와 어떤 관계가 있는 것일까?

림프종 중에 점막의 림프조직에서 발생한 림프종이 있는데, 이것을 말트(mucosa associated lymphoid tissue, MALT, 점막에서 유래한 림프조직) 림프종이라고 한다. 말트 림프종은 림프조직이 있는 곳에서는 어디든 발생할 가능성이 있다. 이러한 말트 림프종 중에 위점막과 연관되어 있는 림프조직에서 발생한 림프종을 위말트 림프종(gastric MALToma)이라고 한다. 말트 림프종 중에 50~60%가 소화기관에서 발생하며, 그중 위에서 가장 많이 발생하는 것으로 알려져 있다.

위말트 림프종은 다양한 임상양상을 일으키기도 하지만 별 변화를 일으키지 않는 것이 대부분이나 드물게 다른 장기로 전이가 일어나는 경우가 있어 위말트 림프종은 악성으로 분류된다. 악성종양은 양성종양과 달리 갑자기 커지거나 다른 부위로 전이하여 피해를 줄 수 있기에 양성종양과 구분하여 암이라고 부른다. 위말트 림프종은 위에서 발생하는 위암 중 약 5% 정도만 차지하는, 흔하지 않은 질환이다. 또한 헬리코박터 파일로리 감염자의 1%에서 악성 위점막 림프종이 발생한다고 알려져 있다.

위말트 림프종 발생의 가장 큰 원인은 헬리코박터 파일로리균인데, 전체 말트 림프종 환자의 약 90%에서 헬리코박터균 양성을 보이는 것으로 보고되고 있다. 위는 일반적으로 림프(임파선) 조직이 존재하지 않는 장기이지만, 헬리코박터균이 모여서 위염을 일으키면 염증반응으로 인해 점막 관련 림프조직(MALT)이 형성되고, 지속적인 염증반응에 의한 자극으로 림프종이 성장, 발달하게 된다. 헬리코박터가 위내에서 자리를 잡고 생존하는 과정에서 헬리코박터균 자체의 독성 인자, 인체의 방어 기능(림프구의 포식 기능이나 항원 제시 기능 등) 이상이 함께 관여하는 것으로 알려져 있고, 유전자 이상이 동반되는 경우도 있다. 오랜 시간이 지나면 말트 림프종이 환자의 아주 일부에서 미만성 거대 B세포 림프종과 같은 악성 림프종으로 진행한다는 보고도 있으나, 그 기전에 대해서는 아직 정확히 밝혀지지 않았다.

헬리코박터 파일로리가 위말트 림프종을 일으키는 과정은 다음과 같이 추측되고 있다. 헬리코박터 파일로리는 사이토카인 등의 염증인자들을 유발하여 면역세포를 교란하는 기능을 한다. 이렇게 성질이 변한 면역세포가 도리어 위 조직을 공격하는 자가면역 상태가 이루어짐으로써 위점막에 림프종을 생성하게 된다는 것이 대략의 가설이다. 위말트 림프종 중에는 다른 곳으로 전이되어 발생한 종류도 드물게 있다.

위말트 림프종은 55세에서 60세 사이에 가장 많이 나타나는 것으로 알려져 있다. 초기에는 별다른 증상이 없거나 증상이 있어도 소화불량이나 속쓰림 정도에 그친다. 따라서 대개는 건강검진에서 우연히 발견되는 경우가 많은데 그 모양은 다양한 형태로 나타난다. 다음은 위내시경에서 보이는 위말트 림프종의 종류들이다(그림 72A). 악성 위점막 림프종의 내시경적 소견을 순서대로 제시하면 다발성 미란

[그림 72] 악성 위점막 림프종의 내시경 소견과 조직학적 소견

A 내시경 소견

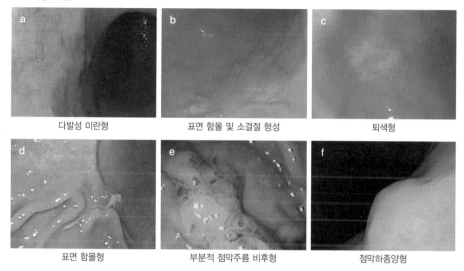

다발성 미란형

표면 함몰 및 소결절 형성

퇴색형

표면 함몰형

부분적 점막주름 비후형

점막하종양형

B 조직학적 소견에서의 림프상피병변과 이의 면역 염색 모습

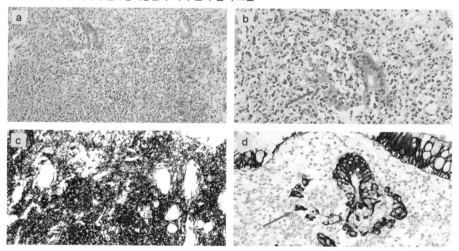

※ 화살표는 악성 위점막 림프종 진단에 필수적인 소견인 림프상피병변(lymphoepithelial lesion)을 가르킨다.

형, 표면함몰 및 소결절 형성, 퇴색형, 표면 함몰형, 부분적 점막주름 비후형, 점막 하종양형으로 나눌 수 있다(그림 72A).

학자들은 헬리코박터 파일로리가 위점막에 서식하므로 위말트 림프종은 헬리코박터 파일로리와 연관되어 있을 것이란 사실을 어렵지 않게 추측하고 있었다. 이후 헬리코박터 연구결과 위말트 림프종의 주요원인이 헬리코박터 파일로리라는 사실이 증명되었고 헬리코박터 파일로리를 제균하면 위말트 림프종이 75% 정도에서 완치에 이른다는 것으로도 알 수 있다.

1990년대 중반까지는 위말트 림프종으로 진단 받게 되면 수술을 권했으나 헬리코박터 제균치료 효과가 알려지면서 최근의 치료 지침은 헬리코박터균 감염 여부나 병기와 관계없이 헬리코박터 제균치료를 우선 시행하도록 하고 있다. 대부분의 위말트 림프종 환자에서 헬리코박터균 양성이 관찰되기 때문에, 헬리코박터 제균치료만으로 I, II기 말트 림프종 환자의 약 60~90%에서 완치가 가능하다. 또한 III, IV기 말트 림프종에서도 헬리코박터균 감염이 지속적인 염증반응을 유발할 수 있기 때문에 항암 화학요법과 함께 헬리코박터 제균치료를 시행하도록 권고하고 있다. 한편 최초 검사에서 헬리코박터 파일로리 음성이었더라도 제균치료를 한 경우 40% 정도의 환자에서는 완치가 가능한 것으로 보고되고 있다. 그 이유는 헬리코박터 파일로리와는 다른 세균에 의해서 생긴 말트 조직에 암 변화가 있었던 것도 제균요법에 효과가 있어 완치에 이르게 하기 때문이다. 하지만 그 반응률은 헬리코박터 파일로리 양성보다는 낮다. 낮은 병기일수록 제균치료 후에 높은 완치율을 기대해 볼 수 있으나, 주변 장기로의 침범이 있거나 MALT1 등의 유전자 변이가 있는 경우에는 그 완치율이 낮아 항암요법 치료 내지 방사선 치료가 병행되어야 한다.

　결과적으로 위말트 림프종 환자에 대한 제균치료 효과에 대해서는 여러 연구에 의해 밝혀지고 있다. 1,408명의 위말트 림프종 환자를 대상으로 제균치료를 시행한 32개 연구에 의하면 77.5%의 환자에게서 종양의 크기가 줄어든 것이 관찰되었다. 이로써 초기 위말트 림프종의 치료에서 헬리코박터 제균치료는 매우 효과적인 치료로 권장되고 있다.

　과거에는 성공적인 제균치료 후에 조직검사에서 말트 림프종이 완전히 없어지지 않고 남아 있으면 바로 다음 단계의 치료를 하였지만, 최근의 연구결과들에서는 추가적인 치료 없이 주기적인 관찰만 하였을 때 대부분 환자들에서 더 이상 진행하지 않거나, 약 2년에 걸쳐서 서서히 치료 반응이 나타났다고 보고하고 있다(그림 73). 따라서 제균치료 후 내시경 조직검사에서 말트 림프종이 일부 남아있더라도, 더욱 진행되거나 악화되는 소견이 없고 안정적이라면 2년 정도까지는 경과를 관찰

[그림 73] 위말트 림프종 제균치료 후 호전되는 시간

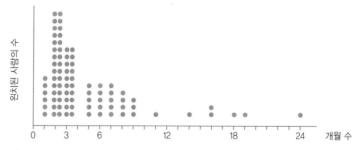

2006년 아산병원에서 발표한 연구결과

하며 기다려 볼 수 있다. 하지만 1주에 5일 반복하는 4주 방사선 치료로 완치가 가능하기 때문에 의사 선생님과 상의한 후 결정하는 것이 안전하다.

위암을 일으키는 헬리코박터

• • •

위관련 질환 중 사람들이 가장 두려워하는 질환이 바로 위암일 것이다. 국가암 통계에 의하면 위암은 2023년 기준 우리나라에서 전체 암 발생 순위 4위에 해당하는 흔한 암 중 하나이다. 2021년 암 발생률을 남녀로 나누어 보면 남성에서는 2위, 여성에서는 5위를 차지했다(그림 74). 전 세계를 기준으로 하면 전체 암 발생 순

[그림 74] 우리나라 성별 주요 암 발생 현황

A 남성 2021년

순위	암종	발생자수	백분율	조발생률
	모든 암	143,723	100.0	561.7
1	폐	21,176	14.7	82.8
2	위	19,533	13.6	76.3
3	대장	19,142	13.3	74.8
4	전립선	18,697	13.0	73.1
5	간	11,207	7.8	43.8
6	갑상선	8,771	6.1	34.3
7	신장	4,775	3.3	18.7
8	췌장	4,592	3.2	17.9
9	방광	4,201	2.9	16.4
10	담낭 및 기타담도	4,085	2.8	16.0

B 여성 2021년

순위	암종	발생자수	백분율	조발생률
	모든 암	133,800	100.0	519.7
1	유방	28,720	21.5	111.6
2	갑상선	26,532	19.8	103.1
3	대장	13,609	10.2	52.9
4	폐	10,440	7.8	40.6
5	위	9,828	7.3	38.2
6	췌장	4,280	3.2	16.6
7	간	3,924	2.9	15.2
8	자궁체부	3,749	2.8	14.6
9	담낭 및 기타담도	3,532	2.6	13.7
10	난소	3,221	2.4	12.5

위 5위에 해당하며 암 사망률은 세 번째로 높은 암에 해당한다.

위암은 대개 1~4기로 진행 정도를 나누는데, 쉽게는 조기 위암, 진행성 위암, 전이성 위암으로 인식하면 이해가 쉽다. 조기 위암은 아직 커지지 않은 암으로 이 시기에는 특별한 증상이 나타나지 않거나 나타나더라도 소화불량, 속쓰림, 식욕부진 등 일반적 위장관련 증상이 나타나 인식하기가 쉽지 않다. 그러나 진행성 위암으로 발전했을 경우 눈에 띄는 증상이 나타나게 된다. 복부에 딱딱한 덩어리가 만져지거나 위출혈로 인하여 검붉은색 대변을 볼 수도 있다.

그렇다면 과연 헬리코박터 파일로리는 위암에까지 영향을 미치게 될까? 암이 발생하는 원인에 대해서는 암에 따라 다르지만 대부분의 경우 그 정확한 원인이 규명되지 않은 채 발암인자 등이 알려지고 있는 실정이다. 세계보건기구 WHO에서는 이런 발암물질을 선정하여 해마다 발표하고 있다. 그런데 위암과 관련하여 주요 발암인자 중 하나가 바로 헬리코박터 파일로리로 지정되어 있다. 헬리코박터 파일로리는 WHO 기준 1군 발암물질로 선정된 바 있는데 1군 발암물질은 가장 높은 수준의 발암물질을 뜻한다. WHO는 이미 1994년 이런 선택을 하였는데, 헬리코박터 파일로리는 어떻게 하여 이런 불명예를 뒤집어쓰게 되었을까?

헬리코박터 파일로리가 위암과 관련 있을 것이란 주장이 처음 제기된 때는 1989년이었다. 그것은 위암이 헬리코박터 파일로리와 연관이 있는 위축성 위염 환자에게서 더 많이 나타나는 것으로부터 연구가 시작되었다. 위축성 위염 환자가 그렇지 않은 환자보다 위암에 걸릴 확률이 높다는 것은 헬리코박터 파일로리가 관련

되어 있을 거란 추측을 할 수 있기 때문이다. 이후 헬리코박터 파일로리와 위암과의 관계를 알아보는 연구가 이루어졌고, 헬리코박터 파일로리가 위암 발생 위험을 2.8~6.0배 증가시킨다는 보고가 이어졌다. 이때 미국, 일본, 유럽 등 13개국이 참가한 대규모 조사가 이루어졌는데, 헬리코박터 감염자가 비감염자에 비해 위암에 걸릴 확률이 무려 6배 증가한다는 결과를 얻어냈다. 또 일본의 연구에서는 헬리코박터 감염자 1,246명과 비감염자 280명을 대상으로 평균 7.8년간 추적 관찰한 결과 감염자 1,246명 중 36명에게서 위암이 발생하고, 비감염자에게는 위암이 한 명도 발생하지 않는 결과를 얻기도 했다. 그 외 여러 연구에서 헬리코박터 파일로리와 위암의 연관성이 발견되었고, 이렇게 헬리코박터 파일로리는 위암 발생의 주요원인 중 하나로 떠오르게 되었다.

하지만 이러한 조사와 반대되는 결과도 있기에 논란의 여지도 있는 상황이다. 예를 들어 인도나 아프리카 지역은 헬리코박터 감염률이 높은데도 불구하고 위암 발생률은 낮은 수준을 보이고 있다. 또 서구의 조사 중 헬리코박터 감염률이 낮아지는데도 불구하고 위와 식도의 경계부문에 나타나는 위암은 오히려 늘어나는 결과가 나오기도 했다. 그럼에도 불구하고 국제암연구소(International Agency for Research on Cancer, IARC)는 이 모든 연구결과를 종합하여 헬리코박터를 1군 발암물질로 지정하였다(그림 75). 그것은 헬리코박터 파일로리가 암의 주요원인 물질로 작용한다는 결과가 압도적으로 많았기 때문이다.

헬리코박터 파일로리가 위암을 일으키는 메커니즘은 앞에서도 이야기한 코레아 가설과 유사한 과정으로 여겨지고 있다. 즉 헬리코박터 파일로리가 사이토카인 폭풍

[그림 75] 1군 발암 물질로 지정한 IARC

Group I carcinogen in 1994

WORLD HEALTH ORGANIZATION

INTERNATIONAL AGENCY FOR RESEARCH ON CANCER

IARC Monographs on the Evaluation of Carcinogenic Risks to Humans

Volume 61
Schistosomes, Liver Flukes and *Helicobacter pylori*

Summary of Data Reported and Evaluation

Infection with schistosomes (*Schistosoma haematobium, Schistosoma mansoni* and *Schistosoma japonicum*)
Infection with liver flukes (*Opisthorchis viverrini, Opisthorchis felineus* and *Clonorchis sinensis*)
Infection with *Helicobacter pylori*

IARC evaluation of schistosomes, liver flukes and *H pylori*

Agent (infection with)	Degree of evidence of carcinogenicity		Overall evaluation
	Human	Animal	
Schistosoma haematobium	Sufficient	Limited	Definite carcinogen
Schistosoma japonicum	Limited	Limited	Possible carcinogen
Schistosoma mansoni	Inadequate	Limited	Not classifiable
Opisthorchis viverrini	Sufficient	Limited	Definite carcinogen
Opisthorchis felineus	Inadequate	Inadequate[1]	Not classifiable
Clonorchis sinensis	Limited	Limited	Probable carcinogen[2]
Helicobacter pylori	Sufficient	Inadequate[1]	Definite carcinogen

등의 반응으로 위염을 일으키고 이것이 만성 위염으로 이어지는 과정에서 위벽이 지속적으로 공격을 받음으로써 유전자 변이가 일어나 결국 위암까지 가게 된다는 가설이다. 그런데 최초의 위염이 위암으로까지 발전하기 위해서는 대부분 유전자 돌연변이 과정을 거쳐야 한다. 이를 이해하기 위해서는 유전자에 관한 정보를 알아야 한다.

인간의 세포는 분열하면서 성장하는 성격을 가지는데, 이때 어느 정도 성장하고 나면 더 이상 분열하지 않게 되고 세포자멸사(apoptosis)를 거쳐 사라지게 된다. 이러한 세포의 세포핵에는 염색체가 들어 있는데, 인체 세포에는 총 23쌍의 염색체가 들어 있다. 바로 이 염색체 하나에 수백 개에서 수천 개의 유전자가 들어 있고, 바로 이 유전자가 세포의 성장과 분열을 조절하는 역할을 한다. 그런데 이 유전자에 문제가 생기면 정상세포가 분열을 멈추지 않고 무분별한 분열을 계속하게 된다. 이렇게 유전자 변이가 일어난 세포를 암세포라 부르며, 암세포는 지속적 분열을 하기 때문에 주변 세포에까지 피해를 주면서 성장을 거듭하며 결국 생명까지 위독하게 만든다.

즉 암세포가 만들어지는 이유는 유전자 변이 내지 후성유전자 변이 때문이라고 할 수 있다. 헬리코박터 파일로리가 암의 주요원인 물질이 된 까닭은 바로 이 유전자 변이에 관여하기 때문이다. 헬리코박터 파일로리가 유전자를 변형시키는 메커니즘에 유전자 스위치가 포함되어 있다는 사실이 알려졌다. 유전자 스위치란 필요에 따라 유전자를 켜고 끄는 역할을 하는 것으로 DNA 메틸화(DNA methylation), 마이크로RNA(microRNA) 등이 관여한다. 그런데 연구에 의하면 헬리코박터 파일로리는 이 유전자 스위치에 문제를 일으킴으로써 유전자 변이를 일으킨다는 사실

[그림 76] 유전자 변이와 후성유전적 변이

A 유전자 변이

유전자 구조의 변화(Change in Gene Structure)

B 후성유전적 변이

MBD HDAC
M M
STOP

유전자 활성도의 변화(Change in Gene Activity)

[그림 77] 마이크로 RNA 발현에 영향을 주는 헬리코박터 파일로리

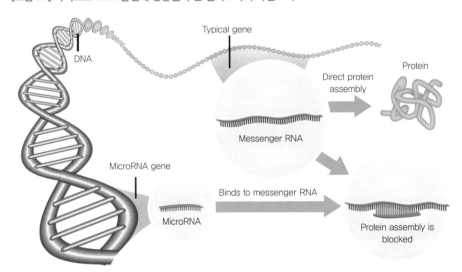

Typical gene

DNA

Direct protein assembly

Protein

Messenger RNA

MicroRNA gene

Binds to messenger RNA

MicroRNA

Protein assembly is blocked

Giuseppe Loverro, et al. The stem cells and the cancer stem cells. J Gynecol Women's Health 2019;15(1):555902. DOI: 10.19080/JGWH.2019.15.555902.

이 발견되었다. 예를 들어 유전자는 DNA 메틸화 구조를 통하여 유전자를 켜고 끄는 역할을 하는데(그림 76), 헬리코박터 파일로리에 의해 위암이 발생한 환자의 DNA 중 일부에 메틸화 구조가 변형되어 있다는 사실이 발견된 것이다. 뿐만 아니라 mRNA 발현을 조절하는 마이크로RNA에 헬리코박터 파일로리가 변화를 일으킴으로써 유전자 발현에 영향을 주는 것으로 관찰되었다(그림 77). 따라서 헬리코박터 파일로리 기반 위암의 치료를 위해서는 DNA 메틸화 구조나 마이크로RNA에 관한 연구가 더 이루어져야 하는 상황이다.

그 외에도 헬리코박터 파일로리가 주요인자로 작동하는 위암과 관련하여 혈액형의 영향, 유전의 영향 등과 관련하여 많은 연구가 이루어지고 있다. 예를 들어 A형인 사람들이 O형인 사람들에 비해 위암에 걸릴 확률이 높다는 연구결과가 다수 나왔지만 그 원인을 밝히지 못해 인정을 받지 못하고 있었다. 그런데 여기에 헬리코박터 파일로리가 관여한다는 연구가 이어지면서 다시 주목을 받고 있다. 헬리코박터 파일로리가 혈액형 항원과 작용하기 때문에 혈액형별 위암 발생에 차이를 보인다는 연구이다. 필자 연구에 의하면 B형(BB, BO, AB) 유전자가 있는 환자군은 B형이 아닌 환자군보다 위암에 걸릴 확률이 낮았는데, 특히 B형 대립유전자가 두 개인 경우(BB)에는 B형 유전자가 없는 경우에 비해 약 46% 가량 비분문부 위암에 걸릴 확률이 낮았다. B형 대립유전자가 한 개인 경우(BO, AB)에도 B형 유전자가 없는 경우에 비해 약 27%정도 위암 발생 확률이 낮았다(표 8). 하지만 혈액형 항원과 헬리코박터 파일로리 사이의 직접적인 상호작용에 대해서 아직 밝히지 못해 아직까지 확고한 근거는 가지고 있지 않다.

[표 8] 혈액형에 따른 위암 종류별 발생률 비교

혈액형 (X = A or O)	위치에 따른 구분	조직형에 따른 구분	
	비분문부 위암	장형 위암	미만형 위암
XX	1	1	1
BX	0.73 (0.59 ~ 0.91)	0.72 (0.55 ~ 0.95)	0.64 (0.48 ~ 0.86)
BB	0.54 (0.33 ~ 0.86)	0.59 (0.32 ~ 1.06)	0.39 (0.20 ~ 0.76)

※ 대조군 985명, Odds Ratio (95% 신뢰도)
오수연 등. Effect of *Helicobacter pylori* eradication and ABO genotype on gastric cancer development Helicobacter. 2016;21: 596~605

유전과 관련하여 다른 암과 마찬가지로 위암 역시 유전이 큰 영향을 미친다. 위암 직계가족력이 있는 경우 위암 발생률은 2~3배 증가한다. 그런데 이러한 유전과 함께 환경 또한 무시할 수 없는 요인으로 등장하고 있다. 즉 가족은 같은 식습관과 환경을 공유하기 때문에 강한 독성을 지닌 헬리코박터에 함께 감염될 확률도 매우 높다. 이 때문에 유전적 요인에 더하여 헬리코박터 감염까지 있는 경우 위암 발생률은 5.85배까지 높아진다.

이상으로 헬리코박터 파일로리와 위암의 관계에 대한 내용을 살펴보았다. 완벽하진 않지만 어쨌든 헬리코박터 파일로리는 위암과 분명 관계가 있음이 여러 연구에 의해 인정되고 있음을 알게 되었을 것이다. 암은 사후 치료보다는 사전 관리가 더 중요한 부분이므로 위암을 예방하는 차원에서라도 헬리코박터 양성이 발견되었다면 제균치료를 하는 것이 바람직하다. 그래서 국가 차원에서도 헬리코박터 양성의 경우 제균치료가 권장되고 있는 것이다.

5

장형과 미만형 위암 발생에 헬리코박터는 어느 정도로 위협적일까?

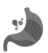

위암은 그 형태에 따라 크게 장형 위암과 미만형 위암으로 구분한다. 장형 위암이란 암세포가 한 곳에 모여 덩어리를 이루며 자라는 위암을 말하고, 미만형 위암이란 작은 암세포가 위벽을 파고들며 넓게 자라는 위암을 말한다(그림 78). 대체로 고령에서는 장형 위암이 많고 40대 이하 젊은 층에서는 미만형 위암이 많은 것으로 알려져 있다. 그렇다면 헬리코박터 파일로리는 장형 위암과 미만형 위암 각각에 어느 정도의 영향을 미치는 걸까?

장형 위암에 미치는 헬리코박터의 영향

• • •

장형 위암은 암세포가 덩어리로 관찰되는 위암이다. 그런데 덩어리진 암세포는

[그림 78] 위암 형태

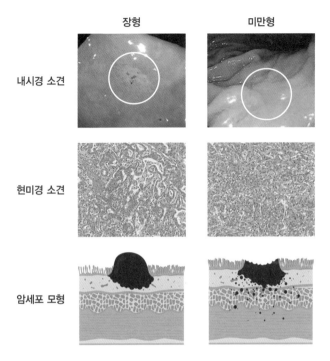

어느 날 갑자기 만들어지지 않는다. 처음에는 위의 작은 염증부터 시작된 것이 치료되지 않은 채 오랜 기간 진행되면 결국 암세포 덩어리로까지 발전하는 질환이 바로 장형 위암이라고 볼 수 있기 때문이다.

그렇다면 헬리코박터 파일로리는 장형 위암 발생에 어느 정도 영향을 주는 걸까? 헬리코박터 파일로리는 위장질환 중 위염, 소화성궤양, 위암 등을 유발하는 주요 원인 중 하나로 작동할 수 있다. 만약 위점막이 헬리코박터 파일로리에 감염되어 있다면 헬리코박터 파일로리가 뿜어내는 독성 물질 등에 의해 염증을 일으키는데, 이때 치료하지 않을 경우 만성 위염으로 넘어가게 된다. 그리고 이 이 염증반응이 장기간 지속되면 점막의 구조와 기능이 변하면서 위축성 위염, 장상피화생이 발생할 수 있다. 이 과정이 계속하여 진행하게 되면 위점막 세포 변이를 일으켜 저도의 이형성증(선종), 고도의 이형성증(선종)으로 진행하고 최종적으로 암세포 덩어리를 만들면서 장형 위암으로까지 진행될 수 있는 것이다(그림 79). 이러한 논리적 추론 과정을 통하여 헬리코박터 파일로리가 장형 위암에 영향을 줄 수 있다는 논리가 가능하게 된다. 물론 이러한 과정은 단기간에 일어나는 것이 아니라 수년에서 수십 년이 걸릴 수 있음도 알아야 한다. 이것이 코레아 가설이다(그림 65).

[그림 79] 장형 위암 발생 과정

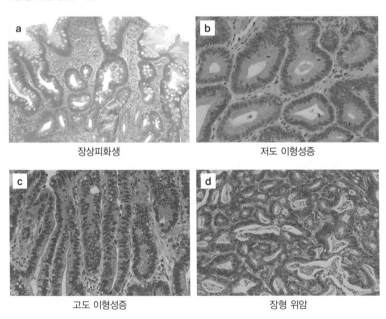

장상피화생

저도 이형성증

고도 이형성증

장형 위암

헬리코박터 파일로리에 의해 만성 염증 - 위축성 위염 - 장상피화생 - 위암으로 진행되는 과정은 위암 중 주로 장형 위암에 관계하는 것으로 생각할 수 있겠지만 헬리코박터 파일로리의 영향이 미만형 위암에 더 클 수 있다는 결과들이 발표되고 있어 주목할 필요가 있다.

미만형 위암에 미치는 헬리코박터의 영향

• • •

미만형 위암은 덩어리로 관찰되지 않고 위점막 아래에 깨알같이 작은 형태로 군데군데 퍼지면서 자라는 암이기 때문에 조기에 발견이 쉽지 않고 또 치료도 어려운 암으로 알려져 있다(그림 78). 장형 위암이 주로 중년 이상 노년층 남자에서 주로 발견되는 것과 달리 미만형 위암은 젊은층에서는 90% 이상을 차지하며 주로 여성에서 발견되는 암이기도 하다. 그렇다면 미만형 위암은 헬리코박터 파일로리와 어느 정도 연관성을 가지는 걸까?

필자는 2006년 2월부터 2014년 5월까지 약 8년 4개월간에 걸쳐 분당서울대병원 소화기센터에서 위내시경을 통해 위암(비분문부암, 하부와 중심부 위암) 진단을 받은 환자 997명과 대조군 1,147명을 대상으로 헬리코박터 파일로리 감염여부, 헬리코박터 제균력, 혈액형 등 14개 요소에 대하여 비교 분석하는 연구를 진행한 적이 있었다. 그때 헬리코박터 감염에 양성 반응을 보인 환자 중 제균치료를 받은 환자는 그렇지 않은 환자에 비해 약 65%나 위암 발생 확률이 낮다는 결과를 얻었었다. 그런데 발견 및 치료가 까다로운 미만형 위암의 경우 헬리코박터 파일로리 제균치

[표 9] 헬리코박터 제균치료 여부에 따른 위암 종류별 발생률 비교

환자군 구분	위치에 따른 구분	조직형에 따른 구분	
	비분문부 위암	장형 위암	미만형 위암
헬리코박터 양성 제균치료이력 없음	1	1	1
헬리코박터 양성 제균치료이력 있음	0.35 (0.27 ~ 0.47)	0.50 (0.36 ~ 0.70)	0.20 (0.13 ~ 0.31)
헬리코박터 음성	0.30 (0.23 ~ 0.39)	0.35 (0.25 ~ 0.49)	0.22 (0.15 ~ 0.32)

※ 대조군 985명, Odds Ratio (95% 신뢰도)
오수연 등. Effect of *Helicobacter pylori* eradication and ABO genotype on gastric cancer development Helicobacter.
2016;21: 596~605

료를 하였을 때 위암 발생 확률이 80%나 줄어든다는 결과를 얻은 바 있다(표 9).
이는 미만형 위암에서 헬리코박터 파일로리의 영향이 더 크게 작용한다는 사실로
추론할 수 있다. 이와 같이 헬리코박터 파일로리는 장형 위암뿐 아니라 미만형 위
암에도 큰 영향을 주는 인자로 작동할 수 있음을 알아낼 수 있다.

6

역류성 식도염, 빈혈도
헬리코박터와 관계 있다!

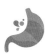

　현대인이 많이 앓고 있는 질환 중 근래에 역류성 식도염이 떠오르고 있다. 건강
보험심사평가원의 통계에 따르면 2021년 기준 역류성 식도염을 포함한 위식도역
류질환(역류성 식도염과 비미란성 식도질환 포함)으로 진료를 받은 환자가 무려 483만
3,042명이라고 한다. 이는 거의 우리나라 국민 10명 중 1명에 달하는 수치이다. 역
류성 식도염은 거의 대중적인 질환이 될 정도로 주변에서 흔히 찾아볼 수 있다. 우
리는 역류성 식도염이 생기는 원인으로 불규칙한 생활습관만을 생각하고 있지만,
최근 헬리코박터 파일로리와의 상관관계에 대한 연구도 이루어지고 있다.

역류성 식도염과 헬리코박터의 상관관계

• • •

헬리코박터 파일로리는 위산분비에 영향을 미치기 때문에 위산분비가 원인이 되는 역류성 식도염과도 관련이 있을 거라 생각되었다. 이와 관련하여 역학조사가 진행되었는데, 서구 사회에서는 오히려 헬리코박터 감염자가 줄어들었음에도 불구하고 역류성 식도염 환자는 늘어나는 현상이 관찰되었다. 물론 역류성 식도염의 원인을 헬리코박터 파일로리 하나로 볼 수 없기에 이 수치만으로 판단하기에는 무리가 있으나 그 외의 조사에서도 헬리코박터 양성인 경우 역류성 식도염 발생이 낮다는 연구결과들이 보고되었다.

[그림 80] 위식도 접경부위의 정상 소견(a)과 역류성 식도염의 내시경적 소견(b~e)

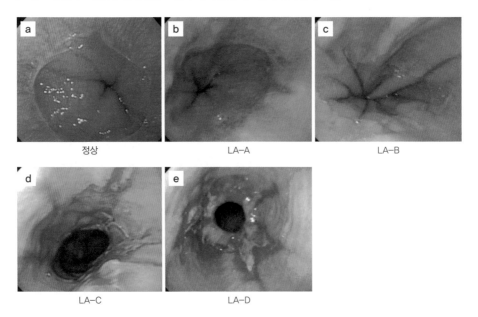

정상   LA-A   LA-B

LA-C   LA-D

역류성 식도염은 위산이 식도로 역류함으로써 식도 상피세포를 공격하여 식도 점막에 염증을 일으키고 더 나아가 부식을 유발하여 미란 및 궤양이 발생하는 질환이다(그림 80). 풍부한 점막보호인자인 점액(뮤신)이 분비되어 산으로부터 보호받는 위와 달리 식도는 강산에 대하여 무방비 상태다. 이런 식도에 강산이 침입함으로써 식도에 염증이 생기는 질환이 바로 역류성 식도염인 것이다.

그렇다면 왜 위산이 식도로 역류하는 현상이 생기는 걸까? 식도와 위의 경계에는 하부식도조임근이라는 근육띠가 있다(그림 81A). 평소에는 이 조임근이 닫혀 있다가 음식을 삼킬 때만 열리도록 장치되어 있다. 이 때문에 평소에는 위산이 식도

[그림 81]

A 식도와 위의 접경

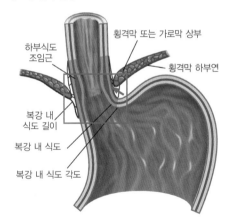

횡격막 또는 가로막 상부
하부식도 조임근
횡격막 하부연
복강 내 식도 길이
복강 내 식도
복강 내 식도 각도

B 위산을 분비하는 벽 세포

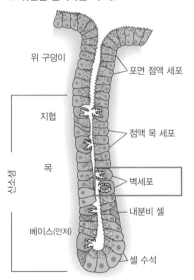

위 구덩이
포면 점액 세포
지협
점액 목 세포
목
벽세포
평샘
내분비 셀
베이스(안저)
셀 수석

Harrison's 20th Ed. Fig. 317-1

로 역류하는 현상이 일어나지 않는다. 그런데 어떤 이유로 평소에 이 조임근이 자주 열려 위산이 역류하는 현상이 일어나서 식도 점막을 부식하는 질환이 역류성 식도염인 것이다. 만약 헬리코박터 파일로리가 역류성 식도염에 직접적 영향을 끼치는 인자라면 이 조임근을 상하게 하는 작용을 해야 할 것이다. 그러나 연구결과에 의하면 헬리코박터 파일로리는 이 발브 역할을 하는 조임근 압력에는 직접적인 영향을 주지 않는 것으로 관찰되고 있다. 이로써 헬리코박터 파일로리는 역류성 식도염과는 전혀 관계가 없다고 결론지을 수 있을까?

역류성 식도염은 음식이 위에 머물 때 분비된 위산이 역류하여 생길 수도 있지만, 공복에 분비된 위산이 역류하여 생길 수도 있다. 위산은 위 상부에 위치하는 벽세포에서 분비되는데(그림 81B) 위에 사는 헬리코박터 파일로리는 바로 이 벽세포와 강한 영향을 주고 받는다. 왜냐면 헬리코박터가 위에 들어오는 순간 강산 세례를 받을 것이고 헬리코박터 파일로리는 수단 방법을 가리지 않고 생존을 해야 하는 절체절명의 위기에 직면하는 상황에 처하기 때문이다. 헬리코박터는 처음 벽세포를 마비시키는 Interleukin (IL)-1β라는 사이토카인을 이용한다. 헬리코박터의 가장 큰 무기인 독성인자 CagA가 *cag* PAI(그림 33)에 의해 만들어지는 주사바늘로 위 상피세포에 침투해 들어가면(그림 82A) 주위에는 여러 염증세포가 몰려오고 IL-1β 등의 사이토카인이 분비되는데 이 사이토카인은 벽세포를 일시 마비시켜서 위산 생성을 막는다. 강력한 위산분비를 막아 일단 생존에 성공한 헬리코박터 파일로리는 지속적으로 IL-1β를 이용하기도 하고 벽세포에 염증을 일으켜 위산분비는 지속적으로 감소한다. 결과적으로 CagA 양성 헬리코박터 파일로리에 감염된 사람은 역류성 식도염 발생이 감소하며 역류성 식도염의 심한 정도와 역관계를 보인다(그림 82B).

[그림 82] 역류성 식도염을 감소시키는 헬리코박터

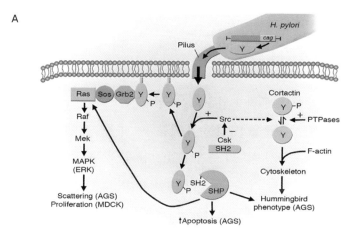

A

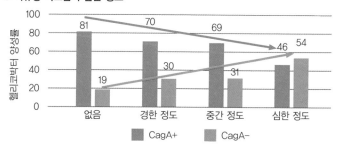

B 역류성 식도염의 심한 정도

Warburton-Timms, et al. The significance of cagA(+) *Helicobacter pylori* in reflux oesophagitis. Gut 2001;49:341-346.

여러 논문 발표에 의하면 헬리코박터에 감염된 경우 헬리코박터 파일로리 음성
보다 역류성 식도염이 50% 감소한다고 알려지고 있다. 그렇다면 헬리코박터가 있
는 것이 좋은 점도 있구나? 라고 생각할 수 있겠다. 한때 헬리코박터는 나쁜 놈인가
라는 주제가 국제적인 주목을 끈 적이 있었고 10년 전 포항공대 교수님들과의 세미
나에서 한 교수가 이 질문을 던졌다. 필자는 역류성 식도염 발생을 줄이는 것과 40

세 미만에서 천식 발생을 적게 하는 점 외에는 좋은 점이 없다고 답변했다. 그렇다면 다음으로 나오는 질문은 "헬리코박터 파일로리를 제균하면 역류성 식도염이 더 많이 발생하지 않을까?"일 것이다. 이에 대해서는 독일에서 십이지장궤양 환자에서 제균하면 식사를 더 많이 하여 역류성 식도염이 증가한다는 보고도 있어 논란이 있었다. 우리나라에서도 필자가 역류성 식도염 환자를 대상으로 헬리코박터를 제균한 군과 제균하지 않은 군을 1년간 추적 관찰하여 논문으로 발표한 바 있었는데 여기에서는 제균 후 역류성 식도염 증가가 없었다. 즉 역류성 식도염 발생 내지 재발에는 비만이나 식이 등 여러 요인이 더 중요한 요인으로 작용하므로 역류성 식도염 환자의 경우 헬리코박터 파일로리 양성이어도 제균치료를 진행하는 것이 맞겠다.

헬리코박터 제균하면 빈혈이 좋아진다

• • •

빈혈은 흔히 철분 결핍으로 생기는 질환으로 잘 알려져 있다. 따라서 가벼운 빈혈은 철분을 보충해줌으로써 증상이 나아지게 된다. 그런데 철분 보충제만으로 잘 낫지 않은 난치성 철결핍성빈혈이 있는데 이러한 철결핍성빈혈이 발생하는 이유는 어떤 원인에 의해 철분이 잘 흡수되지 않기 때문이다.

난치성 철결핍성빈혈은 단지 철분 보충제를 섭취해도 증상이 나아지지 않는다. 이 때문에 이러한 철결핍성빈혈은 약물 치료와 심지어 주사 치료까지 병행되기도 한다. 또한 증상이 개선된 후에도 6~12개월 동안 지속적으로 철분 보충제를 섭취하는 수고를 해야 한다.

그런데 난치성 철결핍성빈혈 환자 중 헬리코박터 양성을 동시에 가지고 있는 경우 제균치료를 하면 철결핍성빈혈이 호전된다는 사실이 관찰되었다. 이러한 사실은 과거 태릉선수촌 20대 여성 운동선수중 빈혈에 걸려있는 선수들에게서 집중적으로 발견되었다. 헬리코박터 파일로리를 검사하여 감염된 경우에는 특이하게도 철분 복용으로 빈혈이 좋아지지 않다가 제균을 시행한 후 비로서 빈혈이 교정된 것이다.

　위점막에 사는 헬리코박터 파일로리가 어떻게 하여 철결핍성빈혈을 일으킬까? 이에 대해서는 몇 가지 설명이 있다. 첫째로는 헬리코박터 파일로리 감염 후 출혈성 위염이 발생하여 혈액이 대변으로 조금씩 소실되는 경우인데 이는 비교적 드물다. 두 번째로는 만성 위염에 의한 저산증(위산이 낮아지는 경우)이 있는 경우 철분 흡수가 감소한다는 것이다. 즉 야채나 곡식에 들어있는 비 heme 철분의 용해와 흡수에 위산이 중요한 역할을 하는데 위산이 부족하면 3가 철(ferric)이 2가 철(ferrous)로 환원되지 않아 철분 흡수가 잘 안 된다는 것이다. 세 번째로는 헬리코박터 파일로리에 의한 철 소비 증가를 들 수 있다. 대부분의 세균과 마찬가지로 헬리코박터 파일로리도 살아가는 데 있어 철분을 필요로 하고 철분 흡수 이용 등 조절과 관련된 유전자를 10가지 이상 가지고 있다. 한데 인체가 흡수해야 할 철분을 헬리코박터 파일로리가 하이재킹(납치)하는 것이 철결핍성빈혈을 유발할 정도인가는 논란의 여지가 있다. 네 번째로는 철분이 헬리코박터 파일로리에 의해서 체내에 흡수되지 못하고 어느 공간에 격리(sequestration)된다는 설명도 있다. 이들 네 가지 모두 난치성 철결핍성빈혈을 정확히 설명해주지는 못하지만 헬리코박터 파일로리가 철의 흡수를 방해하는 것은 확실하여 철결핍성빈혈 환자는 헬리코박터 파일로리 검사가 권장되고 양성인 경우 제균치료가 적극 권장되고 있는 상황이다.

7

알레르기성 천식에도
영향을 미친다!

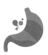

지금까지 위에 서식하는 헬리코박터 파일로리가 위점막과 직접적인 관계를 가지고 질환을 일으키는 것에 대하여 살펴보았다. 한데 최근에는 헬리코박터 파일로리가 단지 위 관련 질환뿐 아니라 여러 질환에도 관여하고 있다는 사실이 점점 밝혀지고 있다. 작은 충격에도 쉽게 멍이 들고 피부에 출혈 흔적이 생기는 '면역 혈소판감소성 자반증'이라는 질환이 있는데, 이는 헬리코박터 파일로리와의 관련성이 입증된 질환이다. 이 외에 알레르기 및 천식 역시 헬리코박터 파일로리와의 관련성이 있다고 여겨지는 질환들로 등장하고 있다.

면역 혈소판감소성 자반증이란?

• • •

면역 혈소판감소성 자반증은 이름부터 어렵기 때문에 잘 알려져 있지 않은 질환이다. 먼저 혈소판은 상처가 생겼을 때 응어리를 만들어 혈관 결손 부위를 막아주는 혈액 내 중요한 성분으로 피검사할 때 적혈구, 백혈구와 함께 측정된다. 그런데 어떤 이유로 이 혈소판이 줄어듦으로 문제가 생기는 질환이 바로 면역 혈소판감소성 자반증이다.

면역 혈소판감소성 자반증에 걸리면 혈소판이 낮아져서 피가 응고되지 않기 때문에 작은 충격에도 쉽게 멍이 들고 피부에 조그만 출혈(점상출혈) 흔적이 생길 수 있다. 이러한 출혈이 몸안에서 일어나면 소변에 피가 섞여 나오는 증상이 나타날 수도 있다. 급성으로 나타난 면역 혈소판감소성 자반증은 갑자기 증상이 나타났다가 자연치료되는 경우가 많기에 특별한 치료가 필요 없으나 만성으로 넘어간 경우 혈소판을 수혈하는 등 치료가 필요하다. 이때 치료에 어려움을 겪을 수 있는데, 만약 헬리코박터 양성을 동반할 경우 제균치료만으로 증상이 좋아지는 경우가 속속 보고되고 있는 것이다. 최근 면역 혈소판감소성 자반증 환자를 대상으로 한 군에는 헬리코박터를 제균하고 다른 군에는 제균하지 않고 그 결과를 보는 무작위 임상시험을 진행하다가 윤리상 중단되었던 경우도 있었다.

왜 헬리코박터 파일로리가 혈소판을 감소시킬까? 현재까지 그 정확한 메커니즘은 발견되지 않았지만, 한 가지 가설은 다음과 같다. 면역 혈소판감소성이란 자가항체 또는 면역복합체에 의해 혈소판이 파괴됨을 의미하는데 헬리코박터 파일로리가 단핵구의 과발현을 일으키면 혈소판에 대한 식세포작용이 증가한다는 설명이 있다. 또다른 기전으로는 CagA 항체가 혈소판 표면의 당단백(glycoprotein)과 교차반응을 일으켜 비장에서 혈소판이 파괴되도록 유인한다는 것이다. 그 기전이 어찌되었건 면역 혈소판감소성 자반증 환자에서 헬리코박터 파일로리를 제균하면 혈소판이 올라 완치되면서 자반증도 호전되었다는 보고가 많아지면서 국제적으로도 면역 혈소판감소성 자반증 환자에서 헬리코박터 제균치료가 권장되고 있다. 또한 우리나라에서도 면역 혈소판감소성 자반증은 헬리코박터 파일로리 제균치료가 의료보험으로 인정되는 네 가지 질환중 하나이다.

천식 및 알레르기 질환과 헬리코박터 파일로리와의 연관성

• • •

지금까지 헬리코박터 파일로리에 의해 발생할 수 있는 질환에 대해 이야기했다. 그런데 어떤 질환에 대해서는 헬리코박터 파일로리가 역으로 그 질환이 일어나지 않도록 하는 역할도 한다는 사실이 밝혀졌다. 바로 알레르기성 천식이 그것이다. 알레르기성 천식은 완치하기 힘든 질환으로 한번 걸리면 매우 고통받는 질환으로 알려져 있다. 그런데 헬리코박터 파일로리가 이러한 알레르기 질환 발생을 억제한다는 연구가 있다.

서구 선진국을 중심으로 한 연구에서 헬리코박터 감염률이 낮아질수록 천식 및 알레르기 질환이 도리어 증가한다는 결과가 나왔다. 미국의 연구에서도 유럽과 비슷한 결과가 나왔다. 반면 아프리카 같은 나라에서는 이러한 천식 및 알레르기 질환이

[그림 83] 우리나라 연령에 따른 기관지 천식 유병률

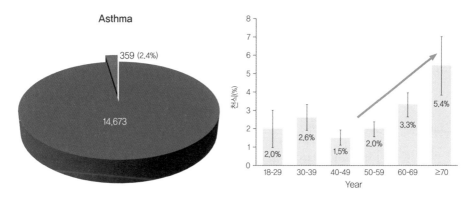

임주현 등. Inverse relationship between *Helicobacter pylori* infection and asthma among adults younger than 40 years: A cross-sectional study. Medicine(Balimore) 2016;95:e2609.

드물다는 것은 잘 알려진 바 있다. 물론 천식 및 알레르기와 헬리코박터 파일로리의 상관관계가 없다는 연구도 있기 때문에 전자의 연구를 100% 맹신하기는 어렵다. 그럼에도 불구하고 흥미로운 연구가 있는데, 헬리코박터 파일로리 감염률과 천식 및 알레르기 질환의 반비례 관계가 주로 소아 천식, 젊은층 등에서 나타난다는 사실이다. 필자와 임주현 교수가 서울대병원 강남건강증진센터 검진자 15,032명에서 이러한 헬리코박터 파일로리 감염과 천식 질환과의 관련성 연구를 진행했다. 그 결과 50세 미만에서는 1.8~2.8% 정도의 천식 유병률을 유지하다가 그 이후에는 지속적으로 오르는 양상을 보여주었다(그림 83).

헬리코박터 파일로리 감염이 천식에 미치는 영향에 대해서는 알레르기성 천식의 원인이 되는 T세포에 헬리코박터 파일로리가 관여함으로써 알레르기 질환을 일으키는 것에 대한 보호효과를 보인다는 설명이 설득력이 높다.

우리 연구에서 헬리코박터와의 관련성을 알아본 결과 40세 미만에서는 헬리코박터가 양성인 경우 천식이 잘 걸리지 않다가 40세 이상에서는 이러한 보호 효과가 없다는 결과가 도출되었다. 이러한 이유는 40세 이후에는 다른 천식 유발성 인자가 많아지면서 헬리코박터 파일로리의 억제작용이 약해지기 때문이라 추측된다.

재미있는 일화로는 전세계적으로 헬리코박터 파일로리로 유명한 미국 뉴욕대학의 마틴 블레이저(Martin Blaser) 교수가 천식으로 고생하는 손자를 보고 40세 이하에서는 헬리코박터에 감염되어 천식 발생을 예방하고 이후에 제균을 해서 위암 발생을 방지하는 것이 좋겠다는 의견을 냈다가 학자들이 매우 분개한 바 있다. 어쨌든 헬리코박터 파일로리가 알레르기성 천식의 발병을 역으로 막는다는 연구결과는 흥미로운 접근이다. 이에 대한 더 깊은 연구가 진행된다면 알레르기성 천식을 해결할 답을 구할 수 있을는지도 모른다.

8

심혈관질환까지
영향을 미친다고?

심장은 인체에서 가장 중요한 기관으로 취급받는 존재다. 그런데 헬리코박터 파일로리가 이처럼 중요한 심장 관련 질환에도 영향을 끼친다면 어떨까? 논란이 있긴 하지만 헬리코박터 파일로리가 몇몇 심장 관련 질환과 관련이 있다는 연구가 속속 나오고 있다.

헬리코박터가 심장관련 질환과 연관이 있다는 증거들

• • •

헬리코박터 파일로리가 심장 관련 질환에 영향을 끼칠 것이란 증거들은 많다. 먼저 급성심근경색 등 관상동맥 질환을 앓고 있는 환자들의 헬리코박터 감염여부를 조사한 결과 헬리코박터 양성률이 높게 나왔다. 이는 헬리코박터 파일로리와 급성

심근경색과의 연관성을 생각해볼 수 있는 지점이다. 또 우리나라 연구에서 헬리코박티 파일로리가 심혈관질환에 영향을 미친다는 연구결과가 발표되기도 했다.

미국 공공과학도서관 온라인 학술지 〈플로스원(PLOS ONE)〉에 게재된 논문에는 연세대 강남세브란스병원 연구팀이 건강검진을 받은 성인 463명을 대상으로 분석한 연구 내용이 나온다. 세브란스 연구팀은 이 조사에서 헬리코박터 감염자가 정상인보다 심혈관에 문제가 있을 가능성이 높은 것으로 보고하고 있다. 심혈관이 50% 이상 좁아진 부위가 존재할 위험성에 대해서는 헬리코박터 감염자가 정상인보다 3배 정도 높다는 결과도 있다. 이 외에도 지방간, 내장 비만 등과 관련 있는 중성지방수치도 헬리코박터 감염자가 정상인보다 높다는 결과도 있다. 이 연구는 다른 조사와 달리 심혈관질환에 걸릴 수 있는 위험인자들에 대한 조사이기에 주목할 필요가 있다. 즉 심혈관질환은 결국 이런 위험인자들이 지속될 때 발병하게 되는데, 이때 헬리코박터 파일로리가 위험인자들을 부추기는 역할을 한다는 사실이 밝혀진 것이다.

한편 혈관 맨 안쪽 내막에 콜레스테롤 같은 것이 굳어져 딱딱해진 덩어리가 있는 것을 볼 수 있는데, 이 덩어리가 생기면 혈관이 좁아지고 혈액순환에 문제를 일으키는 일이 발생하게 된다. 이런 덩어리를 의학용어로 죽상반이라고 하는데, 이 죽상반에서 헬리코박터 항원이 검출되었다는 연구가 있다. 이 또한 헬리코박터 파일로리가 심혈관질환에 영향을 끼친다는 증거가 될 수 있다.

헬리코박터 파일로리는 어떻게 심장 관련 질환에 영향을 끼칠까?

• • •

심장 관련 질환 중 익히 알려진 대표적인 질환으로 협심증, 심근경색증 등을 들 수 있을 것이다. 이들 질환은 심장 근육에 산소와 영양분을 공급하는 관상동맥이라는 심장혈관이 막힘으로써 혈액순환에 문제를 일으키거나 심장근육에 문제를 일으켜 생기는 병들이다. 이러한 관상동맥 질환이 생기는 이유로는 크게 고혈압, 당뇨병, 고지혈증, 만성 염증 등이 거론되어 왔다. 이들을 대사증후군이라 하여 묶어서 관리하고 있기도 하다. 그런데 고혈압, 당뇨병, 고지혈증, 만성 염증 등은 이미 질환이 진행된 상태이지 근본 원인이라고 하기에는 무리가 있다. 왜 고혈압, 당뇨병, 고지혈증, 만성 염증 등이 생기는지에 대해 따지는 것이 더 중요하다는 이야기다. 이로 인해 근래에 더 심화된 원인으로 지목되고 있는 것이 미생물 감염설이다. 즉 장내미생물 감염에 의해 혈관이 막히는 일이 일어난다는 것이다. 미생물 감염에서 주요 미생물로 지목되고 있는 것이 바로 헬리코박터 파일로리이다.

고지혈증은 혈액 내 콜레스테롤이 높거나 중성지방이 높은 경우에 진단받는 질환이다. 이는 인체의 지질대사에 문제가 생겨 발병하게 되는데, 이와 관련하여 헬리코박터 파일로리와의 연관성을 조사한 연구들이 많이 있다. 많은 조사에서 헬리코박터 양성인 사람에게서 몸에 나쁜 LDL(저밀도)콜레스테롤 수치는 높게 나오고, 몸에 좋은 HDL(고밀도)콜레스테롤 수치는 낮게 나온다는 결과가 있다. 그러나 이와 반대되는 연구결과도 있기에 반드시 헬리코박터 파일로리가 지질대사에 문제를 일으킨다고 확정할 수는 없는 상태.

그럼에도 불구하고 헬리코박터 파일로리는 지질대사에 문제를 일으켜 고지혈증을 일으키는 데 관여하고 있다고 인식되고 있다. 그것은 성공적인 헬리코박터 파일로리 제균치료 후에 고지혈증이 개선되었다는 연구보고들이 많기 때문이다. 헬리코박터 파일로리가 지질대사에 문제를 일으키는 원리도 논리적으로 설명되고 있다. 즉 헬리코박터 파일로리가 일으키는 사이토카인 등이 지방조직에서 지질단백질 분해효소를 활성화시키는데, 이로 인해 간에서 지방산의 합성과 지질분해가 증가하는 일이 벌어지므로 지질대사에 교란이 일어나게 된다는 것이다.

심장질환 중에는 관상동맥에 콜레스테롤이 쌓이면서 막히고 혈액 공급에 장애를 일으키는 질환이 있는데, 이를 허혈성 심장질환이라고 한다. 허혈성 심장질환과 관련하여 나타나는 대표적 질환이 협심증, 심근경색 등이다. 허혈성 심장질환은 2011년 세계보건기구에서 '세계 10대 사망원인'의 1위로 선정될 정도로 위험한 질환이기도 하다. 그런데 이 허혈성 심장질환의 원인 중 하나로 헬리코박터 파일로리가 지목되고 있는 상황이다. 물론 허혈성 심장질환과 헬리코박터 파일로리와의 관계성 연구에서 영향을 미친다는 결과와 영향을 미치지 않는다는 결과가 함께 나오는 있는 상황이지만, 관련성이 있다는 결과가 많다는 점, 또 헬리코박터 파일로리 제균치료 후 증상이 개선되었다는 결과도 있다는 점에서 그 관련성이 강화되고 있는 상황이다.

만약 헬리코박터 파일로리가 허혈성 심장질환에 영향을 끼친다면 그것은 헬리코박터 파일로리가 일으키는 세포 독소나 사이토카인 등이 관상동맥 벽 내에서 만성 염증을 일으키기 때문인 것으로 생각할 수 있다.

한편 심장질환 중 심장의 박동이 불규칙한 부정맥이라는 질환이 있는데, 이 역시 헬리코박터 파일로리와의 연관성이 연구되고 있다. 부정맥 중 심장박동을 결정하는 좌심방의 pacemaker가 불규칙하게 작동하여 나타나는 질환을 심방세동이라고 하는데, 2005년의 연구에서 심방세동 환자군이 그렇지 않은 대조군보다 헬리코박터 양성 비율이 높다는 결과가 발표되었다. 이로써 헬리코박터 파일로리가 심방세동을 일으키는 원인 중 하나일 수 있다는 사실이 알려지게 되었다. 그러나 이후의 연구들은 관련이 있다는 결과와 그렇지 않다는 결과가 동시에 나오고 있어 정확한 관련성을 확정하지는 못하고 있는 상태다.

9

치매와 파킨슨병에도
영향을 미친다고?

인체의 질환과 헬리코박터 파일로리의 연관성은 이제 뇌에까지 이어지고 있다. 헬리코박터 파일로리가 치매는 물론 파킨슨병의 위험도 높일 수 있다는 연구결과들이 나오고 있기 때문이다. '위에 서식하는 헬리코박터 파일로리가 어떻게 뇌까지 영향을 미칠 수 있을까' 생각되지만 인체의 내장신경은 뇌로 연결되어 있고 뇌의 통제를 받는다는 점에서 충분히 이해할 수 있는 내용이라고 할 수 있다.

헬리코박터 파일로리가 치매에 영향을 미치는 원리
· · ·

헬리코박터 파일로리가 뇌에도 염증을 유발하고 신경을 손상시킬 수 있다는 생각은 이전부터 있어 왔다. 그것은 인체가 뇌-장관-장내미생물축으로 연결되어 있기에 충분히 생각해 볼 수 있는 지점이었기 때문이다.

이와 관련하여 구체적 대규모 연구가 진행되었는데 그것은 미국 알츠하이머병 협회(AA) 학술지 〈알츠하이머&디멘시아(Alzheimer's & Dementia)〉에 게재되어 있다. 이 조사는 증상 있는 헬리코박터 파일로리 양성이면서 치매가 없는 50세 이상 성인 426만 2,092명을 대상으로 약 30년(1988~2017년)간 추적하는 방법으로 진행되었다. 이 기간 동안 4만 455명이 알츠하이머병에 걸렸으며 이를 바탕으로 연구팀은 분석에 들어갔다. 그 결과 증상 있는 헬리코박터 파일로리 감염자는 그렇지 않은 사람보다 알츠하이머병에 걸릴 확률이 11% 더 높은 것으로 나타났다. 한편 연구팀은 대조군으로 살모넬라균 감염자에 대해서도 동시에 조사를 진행하였는데, 살모넬라균의 경우 치매 발병 위험과는 관련성이 없는 것으로 나타났다. 이로써 헬리코박터 파일로리와 알츠하이머병의 연관성이 어느 정도 밝혀진 셈이 되었다.

그렇다면 헬리코박터 파일로리는 어떻게 하여 치매에도 영향을 주는 것일까? 추측하기로는 뇌세포가 비타민 B12와 철분을 효과적으로 흡수하지 못하도록 헬리코박터 파일로리가 막기 때문에 뇌신경이 손상되고 뇌혈관에도 관상동맥에서처럼 만성 염증을 유발하여 좁아지면서 혈관성 치매를 일으킬 위험이 높아지는 것으로 생각되고 있다.

헬리코박터 파일로리가 파킨슨병도 일으킨다

· · ·

파킨슨병은 대표적 뇌질환의 하나로 흑질이라는 특정 부위에 퇴행성 변화를 일으켜 도파민 분비가 낮아져 근육이 가만히 있지 못하고 덜덜덜 떨리는 증상이 일어나거나 근육이 뻣뻣해지는 증상이 일어나는 질환이다. 파킨슨병에 걸리면 움직임이 둔해지고 균형을 유지하는 데에도 어려움을 겪게 된다. 그동안 이러한 파킨슨병의 원인에 대한 연구가 이어졌는데 그중 하나가 헬리코박터 파일로리와의 연관성이다.

미국 루이지아나 주립대학의 트레이시 테스터맨 박사는 파킨슨병과 헬리코박터 파일로리가 연관되어 있다는 주장을 증명하기 위해 실험쥐에게 헬리코박터 파일로리를 감염시키는 실험을 진행하였다. 그러자 헬리코박터 파일로리에 감염된 쥐에게서 5개월이 지나지 않아 파킨슨병과 유사한 증상이 발생하기 시작했다. 쥐의 움직임이 파킨슨병처럼 둔해졌는데, 그 이유가 특정 헬리코박터 파일로리가 실험쥐의 도파민 수치를 떨어뜨리기 때문이라는 사실을 확인하였다. 도파민 수치가 떨어지면 움직임이 둔해지게 된다. 물론 이 연구결과가 헬리코박터 파일로리가 파킨슨병을 일으키는 요인 중 하나라는 것을 나타내지만, 그것을 완전히 입증하기 위해서는 더 많은 연구가 이루어져야 한다.

10

온몸을 휘저으며 질환을 일으키는 헬리코박터

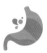

전방위로 헬리코박터 파일로리가 인간의 여러 질환과 관련이 있다는 연구가 나오고 있다. 여기에서는 헬리코박터 파일로리가 영향을 미친다는 대표적 질환인 대사증후군, 당뇨병 등과 관련이 있다는 연구에 대해 소개하고자 한다. 또한 대표적 안질환인 녹내장에도 헬리코박터 파일로리가 영향을 끼친다는 연구도 소개할 것이다. 한편 대사증후군이란 아래의 요건 중 세 가지 이상에 해당하는 경우를 의미한다.

(a) 허리둘레로 복부비만이 있는 경우(남성 90 cm 이상, 여성 80 cm 이상)

(b) 높은 중성지방혈증(중성지방 150 mg/dL 이상) 혹은 약물 복용자

(c) 낮은 HDL 콜레스테롤혈증(남성 40 mg/dL 이하, 여성 50 mL/dL 이하) 혹은 약물 복용자

(d) 높은 혈압(130/85 mmHg 이상) 혹은 혈압약 복용자

(e) 혈당 장애(공복혈당 100 mg/dl 이상) 혹은 약물 복용자

헬리코박터 파일로리가 대사증후군과 연관되어 있다는 연구

• • •

미국 〈소화기질환저널(Journal of Digestive Diseases)〉에 게재된 논문에는 헬리코박터 파일로리가 대사증후군과 연관되어 있다는 연구가 포함되어 있다. 미국 컬럼비아대학의 시카린 우파라(Sikarin Upala) 박사팀은 헬리코박터 파일로리와 대사증후군(고혈압, 고지혈증, 비만 등)과 연관성에 관한 연구를 진행하였다. 연구는 임상시험에 참여한 2만 7,544명을 대상으로 진행되었는데, 그 결과 헬리코박터 양성자에서 대사증후군과 관련이 있는 공복혈당, 혈압, 콜레스테롤, 중성지방 등이 음성자에 비해 높게 나오는 것으로 조사되었다.

필자 역시 2019년도에 연구팀(분당서울대병원 김나영·서울대병원 강남건강증진센터 임선희 교수팀)을 만들어 유사한 조사를 진행했었다. 당시 전국 10개 대학병원 건강증진센터를 방문한 16세 이상 2만 1,106명을 대상으로 조사한 결과 제균치료 경험이 없는 사람이 15,195명이었는데 이 중 6,569명(43.2%)이 헬리코박터 양성이었고 대사증후군은 1,787명(27.2%)이었다. 헬리코박터 파일로리에 감염되지 않은 사람은 8,626명으로 나타났는데, 이 중 대사증후군을 앓고 있는 사람은 1,809명(21.0%)으로 나타났다. 이를 헬리코박터 양성이면서 대사증후군이 있는 사람들과 비교해보면 27.2% 대 21.0%로 헬리코박터 양성에게서 대사증후군이 더 많이 나타난다는 사실을 알 수 있다.

이 데이터를 65세 이하와 65세 이상으로 분류하여 분석한 결과 65세 미만에서는 헬리코박터 파일로리에 감염된 사람에게서 대사증후군의 위험이 1.2배 높아질 수 있다는 사실을 확인할 수 있었다. 그러나 65세 이상에서는 연관성이 없다는 결과가 나와 또 다른 분석이 필요한 상황이 되었다.

이러한 결과가 나타나는 이유에 대해 헬리코박터 파일로리 감염과 같은 만성적인 감염 상태에서는 이 균이 염증성 사이토카인의 생산과 분비를 촉진함으로써 결국 지질대사에 영향을 미치므로 대사증후군이 일어난다고 생각된다. 또 헬리코박터 파일로리에 감염되면 이 세균에 대항하기 위해 혈관에 작용하는 물질이 분비되므로 혈압에도 영향을 끼친다고 추측된다.

헬리코박터 파일로리가 당뇨병과 연관되어 있다는 연구

• • •

당뇨병은 현대에 들어와 급격히 늘어나고 있는 대표적 질환으로 혈당을 일정하게 유지하는 인슐린 호르몬의 분비에 이상이 일어나거나 인슐린에 대한 내성에 의해 발생하는 질환이다. 심해질 경우 각종 합병증을 일으키므로 위험에 빠트리는 무서운 병이기도 하다. 이러한 당뇨병은 1형당뇨와 2형당뇨로 나누는데, 1형당뇨의 경우 아예 췌장에서 인슐린 호르몬 자체를 분비하지 못하는 질환으로 전체 당뇨의 2% 정도에 불과하다. 따라서 당뇨병 하면 대부분은 2형당뇨에 해당한다. 2형당뇨는 인슐린이 분비되기는 하나 인슐린 내성에 의해 정상적인 당대사가 작동되지 않는 상태에 놓인 것을 말한다. 이러한 당뇨병에 걸리면 고혈압처럼 평생 약을 먹어야 하는 불편함을 겪어야 한다.

그런데 헬리코박터 파일로리가 2형당뇨병과 연관이 있다는 연구결과가 나오고 있다. 미국 〈전염병 저널(Journal of Infectious Diseases)〉에 게재된 논문에 이같은 내용이 실려 있다. 이 연구를 진행한 사람은 미국 뉴욕대학 메디컬센터의 마틴 블레이저(Martin Blaser) 박사로 그는 전국보건-영양조사(NHANES)가 실시한 두 차례의 조사자료를 분석하는 방식으로 연구를 진행하였다. 그 결과 헬리코박터 양성자일수록 당화혈색소(A1c) 수치가 높은 것으로 나타났다. 당화혈색소는 대체로 2~3개월 동안의 장기적인 평균 혈당치를 반영하는 수치다. 당뇨병 연구에서 중요한 것이 혈당인데, 이때 혈당은 장기적 수치를 측정해야 정확한 실험결과를 얻을 수 있다. 이 때문에 순간 혈당 대신 당화혈색소 수치를 사용하였는데, 이 결과에서 헬리코박터 양성자일수록 당화혈색소(A1c) 수치가 높은 것으로 나타난 것이다.

그렇다면 헬리코박터 파일로리는 어떻게 혈당 수치를 높이는 것일까? 그것은 헬리코박터 파일로리가 혈당조절 호르몬인 인슐린에 영향을 미치기 때문으로 여겨지고 있다. 인슐린은 위장 뒤 후복강의 췌장에서 분비되는데, 위점막 아랫부분에 서식하고 있는 헬리코박터 파일로리가 췌장에서 인슐린을 분비하는 β 세포 성장과 활성도를 떨어뜨려 인슐린 분비에 교란을 일으키므로 혈당조절에도 문제를 일으키는 것으로 생각되고 있다.

헬리코박터 파일로리가 녹내장에도 관여한다고?

• • •

헬리코박터 파일로리가 연관된 질환의 범위는 전방위적이다. 헬리코박터 파일로리가 녹내장의 위험을 높일 수 있다는 연구결과가 나왔기 때문이다. 녹내장은 눈에서 나타나는 대표적 질환으로 어떤 원인에 의해 안압이 높아지므로 시신경을 파괴시키는 무서운 병이다. 녹내장 진단을 받게 되면 혈압처럼 약물을 이용하여 안압을 낮추는 치료를 하게 된다. 경우에 따라 실명을 막기 위해 수술이 필요할 수도 있다.

그런데 이러한 녹내장에도 헬리코박터 파일로리가 관여한다는 연구결과가 발표되었다. 그 주인공은 우리나라 서울대병원의 박기호 교수팀이다. 연구팀은 성인 1,220명을 대상으로 헬리코박터 파일로리 양성자와 음성자 그룹으로 나누어 녹내장 발생률을 비교하는 방식으로 조사를 진행하였다. 그 결과, 헬리코박터 양성자 그룹의 녹내장 발병률은 10.2%로 나타났고, 음성자 그룹의 5.9%보다 높게 나타났다. 이러한 결과가 나타나는 이유에 대해 헬리코박터 파일로리에 감염되면 염증반응이 일어나고 또 혈관을 수축하는 물질의 분비가 활발해지면서 혈관 수축작용이 일어나는데, 이것이 시신경 주위의 혈관에도 영향을 미치므로 이러한 결과가 나타나는 것 같다고 박기호 교수는 말하고 있다. 즉 헬리코박터 파일로리에 의해 시신경 주위의 혈관으로 흐르는 혈류량이 줄어들므로 녹내장의 위험이 커진다는 것이다.

6장

STOMACH REVOLUTION

악성 헬리코박터를 박멸하는 방법

1

가장 일반적인
항생제요법

　지금까지 헬리코박터 파일로리가 연관되어 있는 각종 질환들에 대하여 이야기했다. 위 관련하여 가벼운 위염부터 위축성 위염, 장상피화생, 기능성 소화불량증, 위궤양, 십이지장궤양, 악성 위점막 림프종, 위암까지 연관되어 있었다. 위 외에도 심장 관련 질환, 치매, 파킨슨병과 같은 뇌 관련 질환, 알레르기, 천식, 대사증후군, 당뇨병, 녹내장까지 연관된 질환이 무척 많음을 확인하였다. 사실 이 외에 대장 관련 질환도 있는데, 헬리코박터 양성자의 대장암 발생률이 정상인보다 18% 높은 것으로 나타난 연구결과도 있다. 그 외 다루지 않은 질환도 많다.

　이 정도면 이제 우리가 관심을 가져야 할 영역은 어떻게 헬리코박터 파일로리를 박멸할 것인가로 옮겨져야 할 것이다.

가장 대중적인 헬리코박터 제균요법, 항생제

• • •

우리나라에서는 헬리코박터 제균치료에 대해 강제 대신 '권장'이라는 소극적 방법을 택하고 있다. 환자도 자신의 치료에 대해 선택할 권리가 있기 때문에 이는 적절한 조치로 보이기는 한다. 하지만 이웃나라 일본에서는 위암 발생을 억제하기 위해 2013년부터 헬리코박터 감염에 의한 위염 증거만 있으면 제균을 강력히 권고하고 있고 질환 유무와 관계없이 모든 사람이 의료보험 적용을 받는다. 하지만 우리나라에서는 소극적인 정책을 쓰고 있는데 의료보험도 소화성궤양, 조기 위암, 악성 위점막 림프종, 면역 혈소판감소성 자반증에 국한하고 그 외에는 허용하지 않았다. 소화기내과 교수 및 상부위장관 및 헬리코박터 학회 등에서 많이 노력한 결과 2018년 1월 1일자로 진료상 제균이 필요하여 본인이 동의한 경우 제균치료를 본인 부담으로 받을 수 있게끔 허락해준 상황이다. 병원에서 헬리코박터 양성 진단을 받고 제균치료를 받고 싶다고 하면 병원에서는 항생제 및 위산분비억제제를 7~14일 간 복용하라는 처방을 내려준다. 이때 항생제는 헬리코박터 파일로리를 죽이는 역할을 하고, 위산분비억제제는 또 다른 방식으로 치료효과를 돕는 데 사용된다. 즉 위산분비억제제를 사용할 경우 위내의 산도(pH)를 올려서 항생제가 적절한 효과를 발휘할 수 있도록 해준다. 또 위산분비억제제는 항생제가 위내에 머무는 시간을 증가시키는 역할도 한다.

헬리코박터 파일로리를 사멸하기 위해 어떤 항생제를 사용하는가는 매우 중요하다. 왜냐하면 헬리코박터 파일로리와 같이 강력한 균은 항생제에 대하여 내성을 만들기 때문이다. 여기서 내성이란 '어려움에 견디는 성질'을 뜻하는 말로 병원체가 항생제를 이겨내고 살아남는 것을 뜻한다. 내성이 생길 경우 약물치료의 노력에도 불구하고 헬리코박터 제균치료는 실패로 끝나게 된다.

일반적으로 헬리코박터 제균치료에 있어서 가장 중요한 항생제는 클래리스로마이신(clarithromycin), 메트로니다졸(metronidazole), 아목시실린(amoxicillin), 레보플로사신(levofloxacin)이나 목시플로사신(moxifloxacin) 등이 사용되고 있다. 위산분비억제제로는 양성자펌프억제제(PPI) 내지 칼륨 경쟁적 위산차단제(potassium-competitive acid blocker, P-CAB)가 사용되는데, 벽세포에서 위산을 분비하는 양성자펌프와 결합함으로써 위산분비를 억제한다고 해서 붙여진 이름이다. PPI와 P-CAB은 현재까지 개발된 가장 강력한 위산분비억제제이다.

환자가 처음 헬리코박터 제균치료를 받게 되면 의사는 PPI + 아목시실린 + 클래리스로마이신 등을 처방해준다. 이를 삼제요법이라고 하는데, 지금까지 가장 널리 사용되어온 방법이다. 그러나 이러한 삼제요법에 의한 제균치료율이 계속하여 떨어지는 현상이 발생하였다. 그 원인은 당연히 항생제 내성이 생긴 결과였다.

항생제와 항생제 내성에 대한 이해

• • •

항생제 내성을 이해하기 위해서는 먼저 항생제가 무엇인지 알 필요가 있다. 항생제란 병원성 세균을 죽이거나 성장을 막기 위해 개발된 약제를 뜻한다. 이러한 항생제는 미생물 기반으로 만들어진 것도 있고 합성으로 만들어진 것도 있다. 미생

[그림 84] 항생제의 메커니즘

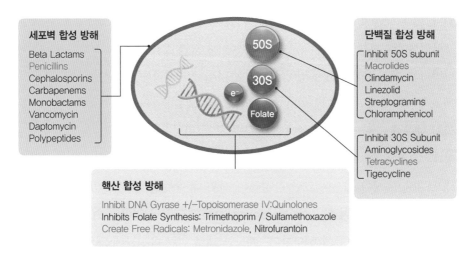

https://www.youtube.com/watch?v=NGwP471sehl

물 기반으로 만들어진 대표적 항생제가 바로 최초의 항생제이기도 한 페니실린이
다. 잘 알려진 바와 같이 페니실린은 플레밍이 푸른곰팡이가 포도상구균을 죽이는
것을 보고 개발한 항생제이다.

합성으로 만들어진 항생제가 세균을 죽이는 원리는 세균의 주요기관을 파괴함
으로써 세균을 죽이거나 성장을 방해하는 방법이 사용된다. 대표적으로는 세균의
세포벽 합성을 방해함으로써 세균을 죽이는 항생제, 세균의 세포막 투과에 변화를
줌으로써 작용하는 항생제, 세균의 단백질 합성, 핵산 합성, 엽산 합성을 억제함으
로써 성장을 방해하는 항생제 등이 있다(그림 84).

이러한 항생제는 세균의 종류에 따라 개발되어 있으며 수많은 종류의 항생제가 있다. 이때 세균의 종류는 크게 그람 양성균과 그람 음성균으로 나누는데, 이것은 그람염색이라는 방법으로 세균을 염색했을 때 크게 보라색과 붉은색으로 나뉘어 나타나는 데서 유래한 분류법이다. 이러한 차이가 나타나는 이유는 세균을 이루는 세포벽층의 두께 차이 때문이다. 그람 양성균은 세포벽층의 두께가 상대적으로 두껍기 때문에 그람염색에서 보라색이 나타나고, 그람 음성균은 세포벽층의 두께가 상대적으로 얇기 때문에 그람염색에서 붉은색이 나타난다. 그런데 그람 양성균은 세포 내에 독성이 없으나 그람 음성균은 세포 내 독성을 가지고 있다. 이 때문에 그람 음성균이 독성이 더 강한 세균으로 분류되고 있다. 그렇다면 헬리코박터 파일로리의 경우 어떤 종류에 해당할까? 예상한 대로 그람 음성균에 해당한다. 따라서 이에 맞는 항생제가 개발되어 있는 것이다.

항생제는 세균을 효과적으로 죽이는 데 작용하기 때문에 모든 세균 감염질환에 대하여 사용할 수 있다. 하지만 항생제를 잘못 오남용할 경우 부작용이 생길 수 있기 때문에 주의해야 한다. 우리나라는 항생제 오남용이 많은 나라로 알려져 있다. 항생제는 선택적으로 병원성 세균만 죽이기 때문에 처음에는 부작용이 잘 나타나지 않는다. 하지만 항생제를 잘못 적용하거나 장기간 사용할 경우 부작용이 나타날 수 있다. 예를 들어 장내에는 유익균과 유해균이 공존하고 있는데, 유익균은 대개 항생제에 민감하게 반응하고 유해균은 오히려 저항성이 크다. 이런 상태에서 항생제가 무리하게 들어올 경우 유해균보다 유익균을 더 많이 죽이는 일이 발생할 수 있다. 이로써 장에 트러블이 생길 수 있다. 따라서 항생제는 유의해서 복용해야 하는 약물 중 하나이다.

2

항생제 내성은
왜 생길까?

　그렇다면 항생제 내성은 왜 생기는 걸까? 일단 인체에 항생제가 들어오면 병원성 세균은 처음에는 속수무책으로 당하게 된다. 하지만 병원성 세균의 특성상 계속하여 당하고만 있을 존재가 아니다. 결국 병원성 세균은 항생제에 저항할 수 있는 돌연변이 세균을 만들어내고야 만다. 이것이 항생제 내성이 생기기 시작하는 순간이다. 이렇게 돌연변이 세균이 생긴 후에도 항생제를 계속 투여할 경우 공존하고 있는 세균들이 모두 죽고 돌연변이 세균만 독자 생존할 수 있는 환경이 되는 것이다. 결국 우리가 진짜 죽이고 싶고 죽어야 하는 돌연변이 세균만 급속도로 자라는 일이 발생한다. 아이러니하게도 항생제가 오히려 독을 키우는 꼴이 되는 것이다. 이것이 바로 항생제 내성의 원리이다.

헬리코박터 파일로리의 항생제 내성 문제

· · ·

앞에서 헬리코박터 파일로리에 대한 치료에서도 항생제를 사용한다고 했었다. 헬리코박터 파일로리는 독한 그람 음성균에 해당하는데 여러 시도 끝에 헬리코박터 파일로리를 죽일 수 있는 적절한 항생제로 클래리스로마이신(clarithromycin), 메트로니다졸(metronidazole), 아목시실린(amoxicillin) 등이 발견되었다.

그런데 2000년 전후로 이러한 헬리코박터 파일로리의 항생제 내성 문제가 보고되기 시작했다. 클래리스로마이신 항생제의 경우 미국과 유럽, 아시아 등에서 20% 넘는 내성률을 보이는 지역들이 나타났다. 유럽의 경우 중부유럽, 서유럽, 남유럽에서 20% 넘는 내성률을 보였으나 특이하게도 북유럽만은 10% 미만의 내성률을 보였다. 한편 일본에서도 클래리스로마이신 항생제에 대한 헬리코박터 파일로리의 내성을 조사하였는데, 2002년 조사에서 18.9%가 나왔던 것이 2006년 조사에서는 27.8%로 급증하는 결과가 나왔다.

그렇다면 메트로니다졸 항생제는 어떨까? 이 역시 미국과 유럽 등에서 20~40%의 내성률로 조사되었다. 놀라운 것은 아시아 일부지역과 아프리카, 남아메리카 지역에서는 무려 80%가 넘는 내성률이 나왔다는 사실이다. 이는 메트로니다졸이 헬리코박터 파일로리 죽이는 데 사용되어서 생긴 내성이 아니라 여자들의 부인병 치료제로 아주 많이 사용되어 그 내성이 급격히 증가한 것이다. 이는 헬리코박터 파일로리를 제균하는 데 자주 사용되는 메트로니다졸 항생제가 무력화되는 상황으로 가고 있음을 뜻하는 것이다.

클래리스로마이신 항생제와 메트로니다졸 항생제에 비해 아목시실린 항생제의 경우 그 내성률이 상대적으로 낮은 것으로 보고되었다. 유럽에서 다른 항생제의 내성이 20%를 넘는 수치를 나타낸 반면 아목시실린 항생제는 2% 미만으로 나타났다. 한편 아목시실린 항생제는 아시아와 아프리카, 남아메리카 등에서 6~59%로 조사되었다. 지역에 따라 편차가 큰 것이 특이점으로 보인다.

세 가지 주요 항생제 외 헬리코박터 파일로리의 단백질 합성을 억제하는 원리로 개발된 테트라사이클린(tetracycline) 항생제의 경우 대부분의 나라에서 내성률이 5% 미만으로 보고되어 희망을 던져주고 있다. 물론 일부 아시아 지역과 남아메리카 지역에서 9~27%까지 나온 결과도 있어 분석이 필요한 상황이다.

우리나라의 헬리코박터 파일로리의 항생제 내성률

• • •

그렇다면 우리나라의 경우 헬리코박터 파일로리의 항생제 내성률은 어느 정도일까? 우리나라는 서구 선진국에 비해 항생제를 많이 쓰는 나라로 알려져 있다. 특히 20년 전까지 항생제를 약국에서 자유로이 구입할 수 있었던 것이 이의 원인중 하나였을 수 있겠다. 따라서 내성률이 높을 것을 예상할 수 있으며 실제 항생제 내성이 심각한 국가 중 하나로 분류되고 있다.

클래리스로마이신 항생제의 경우 1994년 조사(한양대학병원 + 서울대학병원)에서 불과 2.8%가 나왔던 것이 2003년 조사에서는 13.8%로 급격히 증가하였다. 이러한 내성은 결국 항생제 사용 후 발생하는 것이기 때문에 헬리코박터 파일로리를 제균하기 위해 클래리스로마이신 사용하기 전의 항생세 내성을 1차 내성이라 부른다. 이에 반해 헬리코박터 파일로리를 제균을 위해 클래리스로마이신 사용한 후 제균이 안 되면서 발생하는 내성을 2차 내성이라 부른다. 이를 구별하기 위해서는 과거 제균 요법 사용 여부에 대해 환자에게 자세히 질문하는 것이 중요하다.

분당서울대병원에서 2003년부터 2022년도까지 조사한 클래리스로마이신 내성을 보면(그림 85B) 2003~2007년에 16.1%로 나타났던 것이 2008~2012년 조사에서는 26.4%로, 2013~2017년 조사에서는 27.6%로 높아졌고, 2018~2022년도에도 31.0%로 높았다(그림 85B). 2차 내성을 보면 1차 내성보다는 훨씬 높은 내성율을 보이고 있는데 2018~2022년도 무려 77.0%에 달했다(그림 86B). 이 결과는 1차 제균 실패시 2차 내성 획득이라는 결과로 나타나는 바 제균을 시작할 때는 반드시 헬리코박터가 죽을 때까지 제균을 하겠다는 의지가 중요함을 시사한다.

이것은 우리나라에 국한된 이야기는 아니다. 즉 이렇게 시간이 지날수록 클래리스로마이신 내성의 증가는 일본(그림 87A)과 중국(그림 87B)에서도 관찰되고 있다. 일본에서 특이한 것은 2~30세까지의 젊은 연령층에서 높았다는 것(그림 87A)과 중국에서는 베이징과 같은 큰 도시에서의 증가율이 상해보다 높았다는 것이다(그림 87B). 헬리코박터의 클래리스로마이신 내성증가는 헬리코박터 때문에 사용한 것 때문이 아니라 호흡기나 이비인후과 감염에 대해 클래리스로마이신이 사용이 아주 흔하기 때문에 위에 사는 헬리코박터 파일로리의 클래리스로마이신에 대한 내성이 증가한 것으로 전문가들은 평가하고 있다.

[그림 85] 헬리코박터 파일로리의 1차 항성제 내성 (n=582)

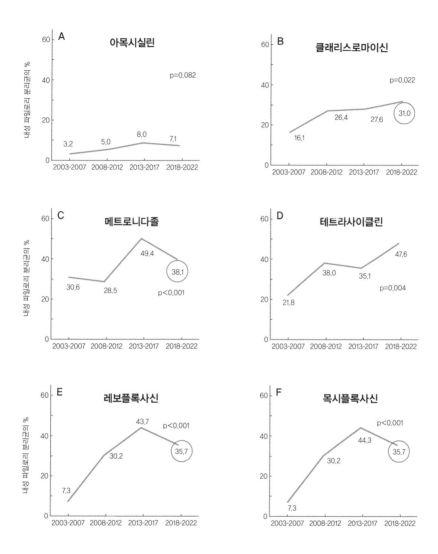

이정원 등. Prevalence and trends of multiple antimicrobial resistance of *Helicobacter pylori* in one tertiary hospital for 20 years in korea. Helicobacter 2023;28:e12939

[그림 86] 헬리코박터 파일로리의 2차 항생제 내성 (n=291)

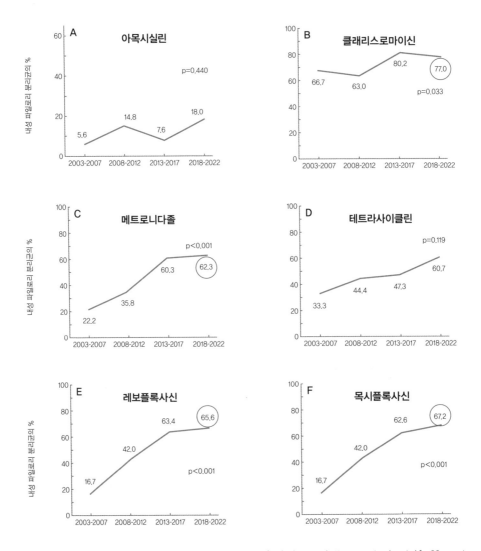

이정원 등. Prevalence and trends of multiple antimicrobial resistance of *Helicobacter pylori* in one tertiary hospital for 20 years in korea. Helicobacter2023;28:e12939

[그림 87] 클래리스로마이신 내성 증가

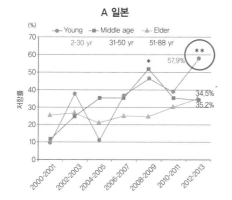

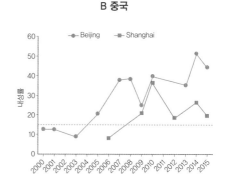

A) Okamura T, et al. Helicobacter 2014;19:214-220
B) Hu Y, et al. Dig Dis Sci 2017;62:1146-1154

한양대학병원과 서울대학병원이 동시에 조사한 메트로니다졸 항생제의 내성률은 클래리스로마이신 항생제보다 더 높게 나타났다. 1994년 조사에서 61.1%였던 것이 2003년 조사에서는 66.2%로 높아졌다. 한데 여기서는 아마도 1차 및 2차 항생제 내성이 정확히 분리되지 않아서 이렇게 높게 나타났을 가능성이 있다. 삼성서울병원의 조사는 이보다 낮게 나타났는데, 1994년 조사에서 33.3%로 나타났고 1999년 조사에서는 이보다 높은 47.7%로 나타났다.

분당서울대병원에서 시행한 2003년부터 2022년도까지의 메트로니다졸 항생제의 1차 내성률 조사에 의하면(그림 85C), 2003~2007년에 30.6%로 나타났던 것이 2008~2012년 조사에서는 오히려 28.5%로 낮아지는 결과가 나타났다. 하지만 2013~2017년 조사에서는 다시 49.4%로 높아졌고, 2018~2022년도에도 38.1%로

[그림 88] 다제내성률

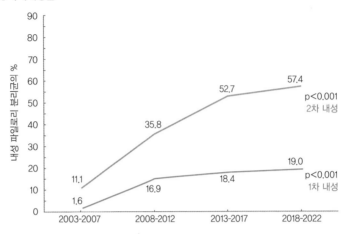

이정원 등. Prevalence and trends of multiple antimicrobial resistance of *Helicobacter pylori* in one tertiary hospital for 20 years in korea. Helicobacter2023;28:e12939

높았다(그림 85C). 2차 내성을 보면 1차 내성보다는 훨씬 높은 내성률을 보이고 있는데 2018~2022년도 62.3%에 달했다(그림 86C). 한데 메트로니다졸 구입이 쉽지 않았던 일본에서는 메트로니다졸에 대한 내성이 10% 정도로 매우 낮았다. 메트로니다졸에 대한 내성의 높고 낮음은 결국 메트로니다졸 사용량과 관련이 있어 보인다.

　한편 제균요법에 가장 중요한 클래리스로마이신과 메트로니다졸에 모두 내성을 보이는 다제내성률도 증가하고 있는데 2018~2022년도에는 1차 내성률은 19%, 2차 내성률은 57.4%로 높았다(그림 88).

헬리코박터 제균요법에 항상 들어가는
위산분비억제제의 역할은 무엇일까?

• • •

위에는 위산이 많기 때문에 항생제의 효과적인 활동이 어려울 수 있다. 이에 위 점막의 pH를 어느 정도 높이는 위산분비억제제를 같이 복용해야 한다. 여기에 가장 많이 사용되고 있는 약이 양성자펌프억제제(PPI)이다. 하지만 최근에는 P-CAB이 새로 개발되어 제균요법에 사용중이다. 이러한 PPI나 P-CAB의 역할은 무엇일까?

PPI 자체의 항생제 효과를 가장 먼저 꼽을 수 있는데, 여기에는 다시 요소분해효 소를 억제하는 기전과 요소분해효소와 관련 없는 기전을 들고 있다. 둘째는 위산을 억제하면 헬리코박터 파일로리 증식이 증가하는데 이때 항생제의 효율이 극대화된 다. 즉 위산분비억제제의 항생제 활성도를 증가시키는 공동작용(synergism)을 들 수 있는데 특히 아목시실린과 클래리스로마이신의 활성도를 향상시킨다. 세 번째 로는 항생제의 위내 안정성과 점막에의 전달(mucosal delivery)을 향상시키는 기전 을 가지고 있다. 따라서 PPI 또는 P-CAB이 항생제의 제균효과를 높이는 것은 분 명하기에 지속적으로 산분비를 억제하는 약을 만들고자 제약회사에서 부단히 노 력을 해오고 있다.

3

항생제 내성에 대응하는
각종 제균요법들

앞에서 이야기한 자료를 통하여 헬리코박터 파일로리의 항생제 내성률이 점점 높아지고 있다는 사실을 알 수 있다. 항생제 내성률이 높아진다는 것은 헬리코박터 파일로리의 제균치료가 점점 어려워진다는 것을 뜻한다. 그렇다면 이 문제를 어떻게 해결할 수 있을까?

삼제요법 실패에 대응한 사제요법

• • •

그동안 헬리코박터 제균요법으로는 삼제요법이 기본적인 치료방법으로 시행되어왔다. 그러나 각종 내성률이 높아지는 현상으로 인하여 제균치료가 실패하는 일이 잦아지면서 제균 실패율 또한 높아졌다. 분당서울대학교병원에서는 2003년 병원 개원 이래 삼제요법 7일 치료를 주된 1차 치료로 사용해왔었다. 2003년도부터 지속적으로 삼제요법 실패율을 알아본 결과 2003년도부터 계속 떨어져서 2012년에는 71.6%로 낮아졌다(그림 89A). 이러한 현상은 여러 병원에서 통계를 낸 다기관에서도 비슷한 결과를 보여주었는데 60세 이상에서 빠른 감소를 보였다(그림 89B). 결국 삼제요법 실패 시에 사용할 약제가 필요한데 이로 인해 등장한 것이 사제요법이다. 사제요법은 기존의 삼제요법에서 사용하는 위산분비억제제(PPI)에 메트로니다졸 항생제와 테트라사이클린 항생제, 그리고 비스무스(bismuth) 등 네 가지 약제를 사용하는 제균요법이다.

여기에서 주목할 것은 삼제요법에서 사용되지 않던 테트라사이클린 항생제와 비스무스가 들어간다는 사실이다. 테트라사이클린 항생제는 낮은 내성률을 보이는 항생제이다. 그리고 주목할 것이 바로 비스무스이다. 원자번호는 83번에 해당하는 원소(Bi)이기도 한 비스무스는 은백색의 금속성을 띠는 물질이다. 비스무스는 손상된 궤양 부위에 달라붙어 보호막을 만들어내는 작용을 하기 때문에 위점막을 보호하는 약제로 오랫동안 사용되어왔고 장의 염증과 매독에까지 사용된 바 있다. 그동안에는 위궤양, 십이지장궤양 치료에 사용되어왔던 약물이기도 하다. 이러한 비스무스를 굳이 헬리코박터 제균에 사용된 이유는 헬리코박터 세포벽에 손상을 내서 생존을 어렵게 한다는 사실이 알려진 바 있고, 동시에 투여하는 메트로니다졸의 효과를 높임으로써 제균율을 높이는 것으로 밝혀졌기 때문이다.

많은 나라에서 삼제요법으로 제균치료에 실패한 후 구제요법으로 사제요법 치료가 권장되고 있다. 사제요법을 이용하여 7일 동안 복용하였을 경우 제균율은 63~81%로 보고되고 있지만 그 치료하는 기간을 14일로 연장할 경우 그 제균율은

[그림 89] 삼제요법의 7일 제균율

A 분당서울대학교병원

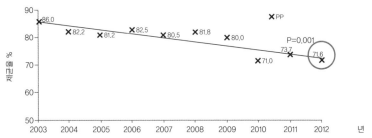

이주엽 등. Factors affecting first-line tripe therapy of H. pyloriinculuding CYP2C19 genotype and antibiotic resistance. Dig Dis Sci. 2014;59:1235-1243

B 다기관 연구

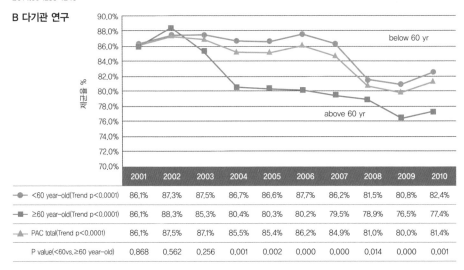

	2001	2002	2003	2004	2005	2006	2007	2008	2009	2010
<60 year-old(Trend p<0.0001)	86.1%	87.3%	87.5%	86.7%	86.6%	87.7%	86.2%	81.5%	80.8%	82.4%
≥60 year-old(Trend p<0.0001)	86.1%	88.3%	85.3%	80.4%	80.3%	80.2%	79.5%	78.9%	76.5%	77.4%
PAC total(Trend p<0.0001)	86.1%	87.5%	87.1%	85.5%	85.4%	86.2%	84.9%	81.0%	80.0%	81.4%
P value(<60vs.≥60 year-old)	0.868	0.562	0.256	0.001	0.002	0.000	0.000	0.014	0.000	0.001

신운건 등. Eradication rates of *Helicobacter pylori* in korea over the past 10 years and correlation of the amount of antibiotics use: Nationwide survey. Helicobacter 2016;21: 266-278

90%로 나타나 좋긴 한데 사제요법의 부작용이 더 빈번히 나타날 수 있기 때문에 주의해야 한다.

사제요법 치료에 메트로니다졸 항생제가 들어가기 때문에 메트로니다졸 항생제의 내성률이 높은 지역에서 제균치료 효과가 낮아질 수 있다는 문제가 제기되곤 했다. 하지만 메트로니다졸 내성이 클래리스로마이신 보다는 훨씬 힘을 못쓰는 것으로 밝혀진 바 있다. 즉 사제요법을 2주간 사용하면 이러한 메트로니다졸 내성이 제균율에 심각한 영향을 미치지 않는다는 뜻이다. 실제 분당서울대학교병원 데이터를 보면 메트로니다졸의 내성률은 지속적으로 증가했어도(그림 90A) 사제요법 2주간 제균율에는 별 변화가 없었다(그림 90B).

[그림 90] 메트로니다졸 내성률(A)과 사제요법 제균율(B)

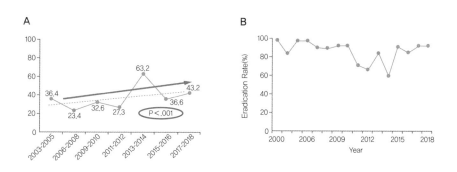

(A) 이주엽 등. Primary and secondary antibiotic resistance of *Helicobacter pylori* n Korea from 2003 to 2018. Helicobacter. 2019;24:e12660
(B) 윤기철 등. Annual eradication rate of bismuth-containing quadruple therapy as second-line treatment for *Helicobacter pylori* infection: A 15-year prospective study at a tertiary hospital in Korea. Helicobacter 2020;25:e12685.

한편 중국에서는 이러한 사제요법을 1차 요법으로 사용하자는 제안도 있었고 실제 시행하는 경우도 있지만 그 요법이 다소 복잡하고 부작용이 심할 수 있다는 단점으로 우리나라에서는 아직 1차 요법으로 쓰는 경우는 아주 드물다.

순차적으로 치료하는 순차요법

· · ·

1차 요법으로 쓰이는 삼제요법의 제균율이 떨어지자 이에 대한 대안으로 나온 제균치료 중 하나로 순차요법이 있다. 순차요법은 지속적으로 동일한 약제로 치료하는 다른 요법과 달리 제균치료를 전반부 5일과 후반부 5일로 나눠 순차적으로 치료하는 새로운 방법이다. 즉 전반부에는 위산분비억제제(PPI)와 아목시실린을 처방하고, 후반부에는 위산분비억제제와 클래리스로마이신 및 니트로이미다졸(nitro-imdazole) 계열의 항생제인 메트로니다졸(metronidazole) 혹은 티니다졸(tinidazole) 등을 처방한다.

순차요법을 개발하게 된 이유는 위점막 표면의 헬리코박터 파일로리의 밀도와 관련이 있다. 연구에 의하면 헬리코박터 파일로리의 밀도가 낮을수록 제균치료 효과가 더 높아지는 것으로 나타나 있어 위점막 헬리코박터를 약화시킨 후 강력한 항생제로 공격하는 것이 효과적일 수 있다는 것이다. 특히 순차요법의 전반부 5일 치료제인 아목시실린이 헬리코박터 파일로리의 세포막에 손상을 일으킨다고 되어 있다. 뿐만 아니라 헬리코박터 파일로리가 내성을 만드는 시스템 즉 항생제를 펌프질하여 세균 밖으로 내보내는 efflux 펌프를 허무는 데도 아목시실린이 효과적인 것으로 생각되고 있다. 이런 상태에서 후반부 치료에서 클래리스로마이신이 헬리코박터 파일로리에 들어가면 펌프질 당하지도 않고 세포막이 망가져서 배출되지도 않아 헬리코박터 내의 클래리스로마이신의 농도가 올라감으로써 세균을 더 효과적으로 죽이는 것이다. 이런 효과를 노리고 전반부와 후반부로 나눠 치료하는 순차치료가 등장하게 된 것인데, 순차치료는 전반부 5일, 후반부 5일씩 총 10일간의 치료가 권장되고 있다.

한때 순차요법의 제균율이 91.0~93.5%에 이를 정도로 높게 나타나 희망을 던져 주었으나 이는 이탈리아에 한정하여 이루어진 조사여서 절대적 수치가 아님이 발견되었다. 우리나라에서 조사한 바에 의하면 80~86% 정도로 나타나고 있는데 이는 삼제요법보다는 높은 제균율에 해당한다. 따라서 순차요법은 삼제요법의 대안으로 제시되고 있다. 하지만 순차요법 역시 문제가 없는 것은 아니다. 치료약제가 복잡하다는 점인데 이에 대해서는 약제 복용 방법을 그림으로 제공하여 복용할 때 확인하고 드시라고 교육하고 있다. 처방전만을 보는 약사님의 혼동을 막기 위해 약처방전과 같이 복용하는 그림을 한 장 더 제공하여 처방전에 대한 이해도를 높이고 있다. 이러한 순차요법으로도 치료가 안 되었을 경우 대안으로는 사제요법 2주이다.

제균치료의 대안으로 떠오를 가능성이 높은 동시요법

• • •

삼제요법의 대안으로 제시된 사제요법, 순차요법에는 각각의 문제점이 있었다. 이를 보완할 새로운 치료법으로 개발된 것이 동시요법이다. 동시요법은 명칭 그대로 삼제요법과 동시에 메트로니다졸 내지 니트로이미다졸(nitroimidazole)을 투여하여 처음부터 끝까지 동일한 약제를 복용하는 치료법이다. 니트로이미다졸은 순차요법에서 투여했던 항생제이다.

동시요법의 개발은 순차요법의 높은 제균율이 무엇 때문인가에서부터 시작되었다. 순차적으로 약물을 투여했기 때문인지, 아니면 약물의 종류 때문인지 분석한 결과 니트로이미다졸 약물 때문이라는 의견이 우세하였다. 그렇다면 군이 순차적으로 약물을 투여할 필요 없이 동시에 투여하면 되겠다는 생각에서 개발된 치료법이 바로 동시요법이다.

그렇다면 동시요법의 치료성적은 어떨까? 대부분의 분석에서 80~90% 대의 높은 제균율을 보였다. 80% 이하로 떨어진 분석은 라틴아메리카 일부와 터키 일부에서 분석한 일부 연구뿐이었다. 하지만 우리나라에서 순차요법과 비교했을 때 제균율에서 우월한 결과는 드물어 처음부터 약을 많이 쓰는 동시요법 대신 순차요법을 더 선호하는 경우가 많다.

그 외의 대안이 되는 제균치료법

· · ·

만약 표준 삼제요법과 대안 요법들까지 시행했는데도 불구하고 제균치료가 되지 않았다면 다음으로는 어떤 방법을 사용해야 할까? 사실 항생제를 오랫동안 많은 종류를 복용하는 것은 자칫 위험한 치료방법이 될 수 있다. '빈대 잡으려다 초가삼간 다 태운다'는 속담 같은 결과가 날 수도 있기 때문이다. 따라서 이때에는 최대한 부작용이 적은 치료법을 선택하는 것이 올바른 접근이라 할 수 있을 것이다.

이때 권장되는 제균치료법으로 레보플록사신 내지 목시플록사신과 같은 퀴놀론 계통의 항생제를 추가하는 삼제요법과 리파부틴 삼제요법 등이 권장되고 있다. 이들은 기존의 표준 삼제요법에서 높은 내성률을 보이는 클래리스로마이신을 빼고 대신 레보플록사신이나 리파부틴을 넣어 치료하는 요법이다. 기존의 위산분비억제제(PPI)와 아목시실린은 그대로 사용하여 3개의 약제만 사용하므로 삼제요법이라 한다. 이 경우도 7일 보다는 2주가 더 우월한 제균율을 보인다.

레보플록사신 내지 목시플록사신의 내성률이 높아지면서(그림 85E, 85F) 삼제요법은 다른 대안 요법에 비해 제균율이 다소 낮지만 부작용이 적어 1, 2차 제균치료에 실패하였을 경우 다시 시도할 수 있는 방법이다. 이에 필자는 1차 삼제요법 내지 순차요법이 실패하면 환자에게 부작용에 대해 설명하고 질문한다. 복잡하면서도 부작용률이 높지만 제균율이 높은 사제요법과 제균율이 다소 떨어지지만 그 복용 방법이 비교적 간단하고 부작용이 적은 목시플록사신 삼제요법 중 고르라고 하면 대부분 본인에 맞는 제균요법을 잘 고르곤 한다.

이에 반하여 리파부틴 삼제요법은 처음 결핵약제로 개발된 리파부틴 항생제의 내성률이 아직 매우 낮은 상태이기 때문에 대안 치료법으로 주목받고 있다. 아주 드물게 골수 부전이라는 치명적 부작용의 가능성이 있다고 알려진 바 있어 처음 사용을 겁내했지만 현재까지 한 번도 이러한 부작용을 경험하지 못하였다. 하지만 1, 2, 3차에서 제균이 안 되는 경우 조심스럽게 사용할 수 있겠다.

헬리코박터 파일로리 항생제 감수성 검사와 맞춤요법

• • •

만약 앞에서 제시한 대안 치료법으로도 헬리코박터 파일로리의 제균이 안 된다면 이때에는 적절한 항생제를 찾기 위한 별도의 검사가 필요하다. 이를 헬리코박터 파일로리 항생제 감수성 검사라고 한다. 헬리코박터 파일로리 감수성 검사를 하는 방법은 먼저 위내시경을 통하여 위점막 조직을 채취한 후 앞에서도 언급했던 배양 검사를 시행해야 한다. 여기서 얻은 헬리코박터 파일로리 균주로 항생제 내성을 검사하는데, 이런 방법을 통하여 내성을 일으키지 않는 항생제를 찾아낼 수 있게 된다. 이러한 방법은 돌연변이 헬리코박터 파일로리의 성격을 잘 모르는 채 막연히 항생제를 투여하여 치료하는 방법보다 정확한 결과를 얻을 수 있다. 왜냐하면 정확히 균의 성질을 알고 그에 대한 항생제를 처방할 수 있기 때문이다. 이러한 방법으로 제균치료를 하는 방법을 항생제 감수성에 따른 맞춤치료라고 한다. 앞으로 항생제 감수성에 따른 맞춤치료는 제균치료가 잘 되지 않는 환자들에 대하여 대안치료 방법이 될 수 있을 것으로 생각된다. 다만 문제가 되는 것은 다제내성이 많아져서 내성이 없는 항생제가 찾아지지 않는 경우와 항생제 내성을 보이는 균주가 한 숙주에 단일하게 나타나지 않는 경우도 있다는 것이다.

배양을 거치지 않고 항생제 내성 검사로 점막을 이용한 종합효소연쇄반응(Polymerase chain reaction, PCR) 검사가 있다. 즉 이 검사를 통해서 헬리코박터 파일로리 진단은 물론 가장 많이 사용되는 클래리스로마이신 내성 검사를 동시에 시행하는 장점이 있다(그림 61A). 삼제요법이나 순차요법에서 가장 문제가 되는 내성이 클래리스로마이신 내성인데 점돌연변이가 있는 경우는 삼제요법이나 순차요법을 피하는 것이 좋다. 왜냐하면 점돌연변이가 있는 클래리스로마이신은 헬리코박터를 죽일 수 없기 때문이다.

4

제균요법의
부작용과 대처방안

　헬리코박터 제균치료는 보통 항생제와 위산분비억제제를 포함한 여러 약제를 최소 1~2주 정도 복용하는 과정을 거치기 때문에 경우에 따라 부작용이 나타날 수 있다. 이러한 부작용은 항생제 종류나 개인의 특성에 따라 다르게 나타나는데, 부작용이 나타난다고 해서 겁낼 필요는 없다. 그 이유는 적절히 대처를 잘해 부작용 문제를 잘 넘길 수 있는 경우가 대부분이기 때문이다. 특히 장내세균의 우두머리격인 헬리코박터 파일로리 제균은 항생제를 포함한 약제를 어느 정도 잘 복용하느냐에 의해 제균 여부가 결정되기 때문에 여기에서는 이러한 제균치료에 따른 부작용의 종류와 그에 따른 대처방안에 대해 알아보고자 한다.

제균요법에 따른 부작용의 종류

• • •

일반적으로 세 가지 약제를 사용하는 삼제요법에서는 대체적으로 10~30%가 부작용을 호소하는 것으로 알려져 있다. 사제요법은 이보다 더 많은 약제를 사용하기 때문에 사제요법에서의 부작용은 이보다 조금 더 높은 40% 정도의 비율이 보고되고 있다. 부작용을 크게 두 가지로 분류하는데 제균요법을 중단하지 않고 마칠 수 있는 경미한 부적용과, 이에 반해 그 부작용이 매우 커서 결국은 끊을 수밖에 없는 중대한 부작용으로 나눈다.

제균요법은 항생제 두 가지와 위산분비억제제가 사용되기 때문에 약제의 특성상 부작용은 주로 소화기 계통에서 많이 나타난다. 소화기 계통에서 나타나는 부작용은 설사, 속이 불편하고 가스 찬 느낌, 구역질, 구토, 복통, 속쓰림, 오심, 변비 등 소화기 계통에서 나타나는 증상을 망라한다. 이러한 증상은 약물 자체의 부작용 때문에 나타날 수도 있고, 항생제 사용에 의해 장내미생물 생태계의 균형이 깨져 나타날 수도 있다. 예를 들어 장내미생물 다양성이 떨어진 노인의 경우 위막성 장염이 나타나 혈변, 설사로 입원을 필요로 하는 경우도 아주 드물게 있을 수 있다. 따라서 70세 이상에서 제균요법을 시행하는 경우 그 제균 목적에 대해 생각을 해볼 필요가 있고 환자에게도 부작용에 대해 설명하는 것이 안전하다. 또 항생제 과민반응이 있는 경우 부작용 증상이 나타나 복용이 불가능한 경우도 있어 주의를 요한다.

소화기 계통 외의 부작용으로 두통, 어지러움, 체중 감소, 미각의 변화(금속맛이 나는 등) 등이 나타날 수도 있다. 이러한 증상은 뇌장축 등으로 뇌와 장이 긴밀히 연결되어 있기 때문에 나타나는 것으로 여겨진다. 또 드물지만 알레르기 반응으로 발진, 가려움증, 두드러기 등의 부작용이 나타나는 경우도 있는데 이는 아목시실린이나 클래리스로마이신 등과 같은 항생제 약물에 대한 알레르기 반응 때문에 나타나는 것으로 여겨진다.

제균요법의 부작용에 대한 대처방안
• • •

제균치료 과정에서 약물에 의한 부작용이 나타날 때에는 증상 정도에 따라 다르지만 심한 경우 즉시 조치를 취해야 한다. 가벼운 부작용 증상은 대개의 경우 사라지는 경우가 흔하기에 좀 더 관찰하거나 생활 속에서 해결 방법을 찾아 증상을 줄이는 방법을 취할 수 있다. 하지만 부작용 증상이 심하다면 담당 주치의에게 문의하는 것이 좋다. 연락이 어려우면 개인의원을 방문하여 부작용에 대해 상의하고 적절한 해결 방법을 찾아야 한다. 최근에는 헬리코박터 파일로리 제균요법이 많이 보편화되어 있기 때문에 그 부작용에 대해서 의사 선생님들이 잘 알고 대처방법을 일러주기 때문이다.

만약 소화기 계통의 부작용 증상이 불편감 정도로 약하게 나타난다면 식사를 규칙적으로 하면서 식사 후에 약을 복용하면 어느 정도 불편감을 줄일 수 있다. 또 위장이 약하거나 과민 반응이 있어 증상이 나타나는 사람은 위장 보호제를 추가하거나 약물의 복용 방식을 조정하는 것이 필요할 수도 있다.

제균하는 약제에는 위산분비억제제인 PPI(프로톤펌프억제제)가 들어가기 때문에 변비가 생길 수도 있다. 이때에는 식이섬유가 풍부한 음식을 섭취하면서 수분을 충분히 섭취하는 식습관의 변화가 필요하다. 또 항생제 복용으로 인하여 장내미생물 생태계의 균형이 깨져서 부작용이 나타날 수도 있다. 항생제는 헬리코박터균만 선택적으로 죽이는 게 아니라 장내 유익균까지 죽일 수도 있기 때문이다. 이때에는 프로바이오틱스(유산균) 등과 같이 복용하면 부작용을 줄일 수 있다. 특히 나이가 60세 이상인 경우 제균요법 시행하는 처음부터 프로바이오틱스를 복용하는 것이 좋다.

드물게 두통, 피로, 미각의 변화 등의 부작용을 호소하는 사람들도 있는데, 이러한 부작용은 대개 일시적으로 나타났다가 사라지는 경우가 많아 부작용을 참고 복용하는 것이 좋다. 특히 14일 요법이 그 제균율을 높이긴 하지만 가끔은 절반 복용 후에도 제균된 경우가 있어 가급적 복용하는 기간을 늘리는 것이 유리하다. 증상이 심하지 않고 지나간다면 특별한 대처 없이 약물 치료를 계속할 수 있지만, 만약 증상이 지속된다면 의사와 상담하는 것이 필요하다.

심한 피부 발진, 가려움증, 호흡 곤란 등의 증상이 나타날 경우 즉시 약물 복용을 중단해야 한다. 이러한 증상들은 항생제에 의한 심한 알레르기 반응이기 때문에 의사와 상담하여 그 원인을 파악한 후 다른 약물로 처방받는 것이 필요하다.

제균요법의 부작용을 예방하는 방법

• • •

헬리코박터 파일로리 제균치료에 사용되는 약제는 아무래도 강한 항생제 등이 사용되기 때문에 미리 부작용을 예방하려는 태도가 필요하다. 즉 제균치료 기간 동안 병원이나 약국에서 제시한 복용 규칙을 가급적 정확히 지키는 것이 중요하다. 병원이나 약국에서 약물 복용 방법을 알려주지만, 실제 생활에서 그것을 규칙적으로 지키는 것은 쉽지 않은 일일 수도 있다. 바쁜 생활에 쫓기다 보면 약물 복용 규칙을 깜빡할 때가 있기 때문이다. 많은 부작용은 이러한 약물 복용 규칙을 지키지 않고 불규칙하게 약물을 복용하다가 생기는 경우가 많다.

또 제균요법의 부작용을 줄이기 위해서는 규칙적인 식습관과 식이관리가 필요하다. 약물을 복용하는 동안에는 특별히 식사에 신경을 써서 기름진 음식이나 자극적인 음식, 카페인 등을 피하고, 자연식 위주의 가벼운 식사를 하는 것이 좋다. 이러한 음식들은 소화불량을 일으키기 쉽기 때문이다. 또 치료 중에는 수분을 충분히 섭취하는 것이 필요하다. 충분한 수분은 약물이 대사된 후 대사물의 배출을 돕기 때문이다.

또한 병용하는 약물에 대한 주의도 필요한데 현재 클래리스로마이신과 같은 항생제를 사용할 때는 고지혈증약인 스타틴 계열은 삼가야 한다. 클래리스로마이신과 스타틴이 cytochrome 3A4를 통해 대사되므로 두 약물을 병용 투약할 경우 스타틴의 혈중 농도가 상승하여 근육에 부작용을 증가시킬 위험이 있다고 보고된 적이 있기 때문이다.

또한 메트로니다졸 등의 약물을 복용하면서 음주를 하는 경우 그 효과가 떨어진다고 알려져서 제균약을 복용하는 기간은 금주하는 것이 좋다.

실제 제균요법의 부작용 처방의 예

• • •

여기에서는 제균요법으로 인한 부작용 보고와 그 대처방안이 실제적으로 어떻게 이루어지는지에 대하여 병원에서 경험한 몇몇 예를 소개하고자 한다.

정○○(62세) 씨는 연속요법(순차요법)을 받은 분인데 5일간 K-CAB과 아목시실린 복용 시에는 이상 반응이 없다가 클래리스로마이신, 메트로니다졸(후라시닐)을 복용하기 시작한 후 복통 증상이 시작되었다. 이에 후라시닐을 2알에서 1알로 줄여 복용해보고 증상이 호전되면 다시 2알로 늘리라는 조언을 해주었다.

박○○(72세) 씨는 제균약을 복용한 후 한 달간이나 속이 불편하고 가스차는 느낌이 들어 생활에 불편감을 느끼고 제균이 잘 되었는지 요소호기검사를 진행하기 위해 내원하였다. 진찰 결과 제균약과는 관련이 없어 보여 소화제 및 가스제거제를 처방해 드렸고 증상이 지속되면 인근 병원에 가는 것을 권해 드렸다. 다행히 요소호기검사상 음성으로 잘 제균되었음을 확인해 주었다.

옥○○(48세) 씨는 제균치료 약 복용 중 두드러기가 발생했다고 한다. 이에 제균약을 중단하고 집에 있는 두드러기약을 복용하였더니 괜찮아져서 곧바로 제균치료

약을 계속 복용하였다고 했다. 이 분도 다행히 요소호기검사상 음성으로 잘 제균되었음을 확인해 주었고 부작용에 대한 대처를 아주 잘했다고 말씀드렸다.

정○○(58세) 씨는 제균치료약 복용 중에 골다공증 주사와 진통제를 처방 받아 함께 복용하였는데 속쓰림 증상이 발생하였다. 이에 제균치료제와 함께 복용해도 되는지 병원으로 연락이 와서 제균치료약과 병용해도 괜찮다고 말씀드렸다.

김○○(34세) 씨는 테트라사이클린 부작용으로 두통이 있다고 알려왔다. 그러나 곧 두통이 좋아져서 다시 제균치료약을 잘 복용하고 있음을 확인하였다. 이후 두통 증상이 다시 발생하면 연락 주기로 하였으나 이후 재발하지는 않았다.

김○○(63세) 씨는 약을 복용하고 설사가 지속되어 연락이 왔다. 다행히 심한 증상은 아니라고 판단하여 동네 병원에서 지사제와 프로바이오틱스를 처방 받아 복용하도록 안내하였다.

조○○(58세) 씨는 제균치료제 복용 후 오목가슴 부근에 불편감을 느꼈다. 이에 상담을 해본 결과 약을 못 먹을 정도는 아니라 판단되어 부작용에 대한 설명을 해드리고 약을 계속 드시는 것이 좋겠다고 조언해 드렸다.

5

프로바이오틱스도
효과 있을까?

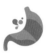

지금까지 헬리코박터 파일로리를 제거하기 위한 의학적 치료방법들에 대해 살펴보았다. 이들은 항생제 등을 이용하여 적극적으로 치료하는 방법이기에 그 효과가 높을 수밖에 없다. 하지만 제균치료에 실패하였을 경우 항생제 남용에 따른 부작용도 생각하지 않을 수 없다. 또 질환으로 인하여 몸이 쇠약해진 환자의 경우 적극적인 항생제 치료가 어려울 수도 있다. 이러할 때 제균치료의 보조요법으로 프로바이오틱스 요법이 권장되고 있다.

과연 프로바이오틱스가 효과 있을까?
• • •
헬리코박터 파일로리는 독한 항생제도 뚫어낼 만큼 강력한 균으로 진화하고 있다. 과연 이토록 독한 균이 프로바이오틱스 정도에 반응할 수 있을까? 하지만 제균 치료를 시행할 때 프로바이오틱스를 보조적으로 적용할 경우 제균율이 높아지면 서 부작용은 줄어든다는 보고가 있어 주목받고 있다. 캐나다 전염병 및 의료 미생 물학 저널 2018년 9월호 〈헬리코박터 파일로리 감염 및 위 장내세균 불균형〉이라 는 제목의 논문에 이에 관한 내용이 자세히 소개되어 있다.

프로바이오틱스 보조요법은 위내미생물 연구에서 힌트를 얻어 개발된 방법이다. 최근 분자기술을 이용한 미생물 연구가 발전하면서 위내미생물 생태계도 관찰할 수 있게 되었다. 우리는 장내미생물 생태계는 익숙하지만, 위내미생물 생태계에 대 해서는 잘 알지 못하는 경향이 있다. 하지만 위도 장처럼 미생물 생태계를 구성하 고 있다. 위 논문에 나타난 연구에 의하면 헬리코박터 파일로리 양성인 사람과 정 상인 사람의 위내미생물 생태계는 차이가 있음이 발견되었다. 즉 건강한 성인의 경 우 262종의 위내미생물이 발견된 반면, 헬리코박터 파일로리 양성 환자의 경우 33 종의 미생물만 발견된 것이다. 필자는 장내미생물 생태계에서 종의 다양성은 매우 중요하며 건강과 직결되어 있다고 강조한 바 있다.

이러한 연구를 바탕으로 이제 제균치료에 따른 보조요법으로서 프로바이오틱스 치료 계획을 세울 수 있다. 프로바이오틱스 보조 치료는 헬리코박터 파일로리 양 성 환자에게 부족한 프로바이오틱스(락토바실러스 아시도필루스, 연쇄구균 패칼리스, 바실 러스 서브틸리스 등)를 제균치료 전 또는 치료 후 2주 동안 환자에게 투여하는 방식 으로 진행되는 경우도 있으나 제균치료 기간 동안 제균약과 같이 복용하는 방법도 많이 사용되고 있다.

이 연구결과에 의하면 삼제요법과 함께 프로바이오틱스를 복용하는 군과 복용하지 않는 군으로 나누어 비교해보니 삼제요법만으로 치료했을 때보다 제균율을 높이는 것으로 나타났다. 구체적으로는 삼제요법으로만 치료했을 때 제균율이 61.5%로 나타난 반면, 프로바이오틱스를 치료 전 2주 복용했을 경우 제균율은 81.6%, 치료 후 2주 복용했을 경우 제균율은 82.4%로 나타났다. 필자의 경우는 삼제요법만 사용했을 때 제균율이 78.7%였던 것이 프로바이오틱스를 같이 주었을 때 87.5%로 증가하여 의미있는 증가를 보여주었다. 하지만 프로바이오틱스를 준 경우에 효과가 없었다는 논문도 많아서 헬리코박터 파일로리 제균요법에 미치는 프로바이오틱스 효과에 대해서는 아직도 통일된 의견 접근이 안 된 상태이다.

효과적인 프로바이오틱스 균주와 제균 원리

• • •

한편 프로바이오틱스 보조요법을 시행했을 경우 부작용도 덜 나타나는 것으로 분석되었고 이에 대해서 전문가들이 동의하는 경우가 많다. 한데 프로바이오틱스로 어떤 균을 사용하느냐에 따라서도 효과가 다르게 나타났다. 어떤 균주를 사용했을 때는 효과가 크게 나타난 반면, 다른 균주를 사용했을 때는 효과가 미미한 것도 있었다. 이 연구에서는 락토바실러스 아시도필루스, 연쇄구균 패칼리스, 바실러스 서브틸리스 조합이 효과가 가장 큰 것으로 나타났다. 그 외 프로바이오틱스 보조요법에 효과를 나타내는 균주로 Bifidobacterium spp, *Escherichia coli, Saccharomyces boulardii, Streptococcus thermophilus* 등이 있다.

그렇다면 프로바이오틱스는 어떻게 하여 이런 효과를 나타내는 걸까? 예를 들어 프로바이오틱스 균주 중 하나인 락토바실러스(Lactobacilli)의 경우 박테리오신이라는 항균 물질을 분비하여 제균에 도움을 주는 것으로 추측된다. 또 락토바실러스는 젖산과 휘발성산 등을 분비하는데 이것이 위내 산도(pH)를 변화시킴으로써 헬리코박터 파일로리의 성장을 방해하는 것으로 생각된다. 또 락토바실러스는 위점막에 부착하는 성질이 있는데, 이것이 헬리코박터 파일로리의 부착을 방해함으로써 헬리코박터 파일로리의 생존을 방해하는 것으로 생각된다.

프로바이오틱스 보조요법은 매우 안정된 치료이기 때문에 독한 제균치료에 적합한 보조요법이라고 할 수 있다. 따라서 앞으로 여러 제균치료에 있어 보조요법으로 이용되었으면 하는 바람이 있다. 필자의 경우 부작용 우려를 많이 하시는 경우와 60세 이상에서 프로바이오틱스를 주로 권유하고 있다. 하지만 모든 연구에서 효과가 있었던 것은 아니기에 아직은 보편적인 방법으로 권유되고 있지 않은 것도 사실이다.

6

제균한 후 검사는
언제 어떻게 하는 것이 좋을까?

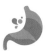

헬리코박터 제균치료를 한 후에는 제균치료가 성공적으로 이루어졌는지 확인하기 위해 반드시 헬리코박터 파일로리 검사를 해야 한다. 제균치료를 하였음에도 불구하고 실패하는 경우가 10~30%는 나오기 때문이다.

제균치료 후의 검사 시기

· · ·

일반적으로 헬리코박터 파일로리 양성 판정을 받게 되면 항생제 요법으로 제균치료를 시행하게 된다. 항생제 요법은 항생제를 처방받아 약물을 복용하는 방식으로 진행되는데, 대개 7일에서 14일간의 시간이 소요된다. 그러면 곧바로 제균치료가 잘 되었는지 확인 검사를 해야 할 것으로 생각되지만, 제균치료 후 검사는 약물 복용이 끝나는 시점이 아니라 제균치료가 완료된 후 4주 이후에 하라고 권유한다.

항생제 복용이 끝난 후에도 좀 더 시간을 두고 검사를 실시하는 이유는 곧바로 검사를 실시할 경우 아직 완전히 죽지 않은 세균이 죽은 척 할 수 있기 때문이다. 항생제와 위산분비억제제의 무차별적 폭격에 의해 잠시 생물학적 활성도가 멈춘 기절상태에 있다가 항생제와 위산분비억제제가 더 이상 들어오지 않으면 활기를 찾아 요소분해효소도 정상으로 돌아오고 다시 증식을 시작한다. 따라서 치료가 끝난 직후에 검사를 하면 가음성(가짜 음성)으로 나오다가 4주 이상이 지난 후에 검사를 시행하게 되면 다시 양성이 되기 때문에 제균 후 4주 이상 지난 다음 검사를 하게 되는 것이다.

제균치료 후의 검사 방법

• • •

사람들은 대개 위내시경을 통하여 헬리코박터 파일로리 검사를 하기 때문에 제균치료 후 검사도 위내시경을 통한 조직검사 등으로 해야 할 것이라고 생각하기 쉽다. 하지만 위내시경 검사는 간단한 방법이 아니기 때문에 특별한 경우가 아니라면 제균치료 후의 검사는 굳이 위내시경 검사까지 진행할 필요가 없다. 제균치료 후 검사로는 날숨 검사법(요소호기검사)과 대변 검사(대변 항원 검사)가 우선적으로 추천되고 있다. 두 검사법은 위내시경 검사에 비해 매우 간단한 검사법이라고 할 수 있다. 날숨 검사법은 요소가 포함된 알약을 복용하고 날숨에서 방출되는 이산화탄소를 측정하여 헬리코박터 파일로리의 유무를 확인하는 방식으로 진행되기에 비교적 간단한 검사이다. 대변 검사법은 대변만 채취하면 되므로 더욱 간단한 검사법이지만 현실적으로는 날숨 검사가 주로 사용되고 있다.

제균치료 후 검사에서 양성이 나올 경우

• • •

만약 제균치료 후 검사에서 양성이 나왔다면 어떻게 해야 할까? 양성이 나왔다는 것은 제균치료가 실패했음을 뜻한다. 따라서 제균치료가 왜 실패했는지 원인 분석부터 해야 한다. 제균치료가 실패하는 원인으로 첫 번째는 항생제 내성을 들 수 있다. 이것은 제균치료제로 사용된 항생제에 환자의 헬리코박터 파일로리가 내성을 가지고 있을 경우 항생제가 잘 듣지 않기 때문에 실패하게 되는 경우이다. 이때에는 처음에 사용한 항생제를 제외한 2차 제균요법을 하는 것이 원칙이긴 하나 상황에 따라 달라 의사선생님과 상의를 해야 한다. .

어떤 경우 환자가 처방된 약물을 정확히 복용하지 않은 것이 원인이 될 수도 있다. 일반적으로 사람들은 항생제 복용에 대한 부정적 시각이 있어 의사의 처방대로 복용하지 않는 경우가 종종 발생한다. 헬리코박터 제균치료는 복용을 정확히 따르지 않으면 제균치료가 실패할 수 있다. 왜냐하면 처음부터 헬리코박터 파일로리가 다 죽는 것이 아니기에 반복적으로 때려서 마지막 한 마리까지 죽이는 것이 효과적인데 항생제 복용을 등한히 하면 죽으려고 힘들어 하던 세균이 위기를 극복하고 증식을 시작하여 다시 원래대로 돌아와 있기 때문이다.

그 외 과도한 음주나 흡연 등도 제균치료에 영향을 미칠 수 있으므로 제균치료 기간에는 가능한 줄이는 것이 필요하다. 특히 술은 메트로니다졸의 효과를 떨어뜨리기에 사제요법과 순차요법 등 메트로니다졸이 항생제로 들어가는 요법을 시행할 때는 음주를 금한다. 이러한 약을 쓰지 않는 경우라도 과음을 하게 되면 제균요법 복용을 등한히 할 수 있기 때문에 금주가 좋다고 설명한다. 고지혈증약 등 다른 약물 복용과 병용하는 경우 부작용 발생 등 문제가 될 수 있으므로 제균치료를 할 때는 반드시 의사에게 복용하고 있는 약물을 정확히 알려주는 것이 필요하다.

이상의 원인 등으로 제균치료 후의 헬리코박터 파일로리 검사에서 양성이 나올 경우 다시 치료 계획을 세워 재치료에 들어가게 된다.

추가 검사가 필요한 경우

· · ·

만약 환자가 위암의 직계가족력이 있거나, 50세 이상의 나이이면서 지속적인 복통, 체중 감소, 식욕 부진 등 위암을 의심하게 하는 증상이 있는 경우 요소호기검사 음성 결과와 상관없이 추가적인 위내시경 검사가 필요할 수 있다. 또 장상피화생 소견이 심한 경우이거나 활동성 위궤양을 앓았던 환자의 경우에도 병변의 상태를 확인하기 위해 위내시경 검사를 진행할 수 있다. 또 이전의 위내시경 검사에서 용종 등과 같은 비정상적인 소견이 발견된 경우에도 이들을 추적 관찰하기 위해 추가적인 내시경 검사가 필요할 수 있다.

위와 같은 질환 관련 병력은 없지만 제균치료 후에도 여전히 위장 관련 증상이 지속되는 경우에도 위내시경 검사를 진행할 수 있는데, 이 경우 다른 원인을 찾아 내기 위해 위내시경 검사를 권유하는 것이다. 가끔 제균에 성공한 경우 모든 위장 질환이 해결되었다고 생각하여 낭패를 보는 수가 있기 때문이다.

7

최근 발견된 연구들
(광역학치료법, 수소결합을 끊는 법 등)

제균치료 요법들은 모두가 독한 항생제를 써야 한다는 부담이 있는 치료법들이다. 또한 새롭게 등장한 항생제 내성은 헬리코박터 제균치료를 더욱 어렵게 하고 있다. 이런 가운데 새로운 헬리코박터 제균치료 방법들이 등장하고 있어 간략히 소개한다.

빛으로 헬리코박터 파일로리를 제거한다
• • •

국제학술지 〈바이오머티리얼즈(Biomaterials)〉 2024년 3월호에 헬리코박터 파일로리 치료와 관련한 놀라운 논문이 실렸다. 빛을 조사하는 방법으로 헬리코박터 파일로리를 제균하는 기술이 개발되었다는 것이다. 구체적으로는 위내시경 시 발견된 헬리코박터 파일로리를 향하여 특정 파장의 빛을 직접 쬐는 방법으로 헬리코박터 파일로리를 제균한다. 연구팀은 이러한 치료법을 광역학치료법이라고 이름 붙였다.

이 연구는 가톨릭대학교 바이오메디컬화학공학과 나건 교수팀과 서울아산병원 안지용 교수팀의 공동연구로 진행되었다. 기존의 헬리코박터 제균치료가 내성 문제로 인하여 어려움을 겪고 있는 것에 착안하여 이 기술에 도전하게 되었다. 치료 원리는 헬리코박터 파일로리를 정확히 공격할 수 있는 광감각제에서 찾을 수 있다. 광감각제는 빛을 흡수함으로써 주변의 산소를 활성산소로 바꾸는 물질이다. 이때 활성산소는 강력한 산화력을 가지게 되는데, 이 산화력 때문에 헬리코박터 파일로리는 사멸하게 된다. 또한 광감각제는 헬리코박터 파일로리의 특정 단백질을 인식하는 기능이 있기 때문에 헬리코박터 파일로리만을 선별하여 공격하게 해준다.

그렇다면 광역학치료법의 효과는 어느 정도일까? 연구팀은 실험 쥐를 대상으로 적용한 결과, 대조군 대비 평균 98.7%의 제균효과를 얻었다고 보고했다. 비록 동물을 대상으로 한 실험결과이지만 매우 높은 제균효과라 하지 않을 수 없다. 무엇보다 이 치료법은 헬리코박터 파일로리의 내성에 상관없이 적용할 수 있기 때문에 효율적인 방법이라고 볼 수 있다. 이후에 있을 임상에도 성공하기를 기대해 본다.

수소결합을 끊어 헬리코박터 파일로리를 죽이는 방법

• • •

〈사이언스 어드밴스드〉지 2015년 8월호에는 헬리코박터 파일로리를 치료할 새치료제 개발에 대한 아이디어가 소개되어 있다. 이 새로운 방법은 영국 노팅엄대와 글로벌제약사인 아스트라제네카 공동 연구팀의 실험에 의해 발견되었다. 연구팀은 X선 장비로 헬리코박터 파일로리가 어떻게 위점막에 부착되어 있는지 분석하는 실험을 진행하였다. 그 결과 헬리코박터 파일로리를 이루는 BabA 단백질이 만들어내는 수소결합에 의해 헬리코박터 파일로리가 위점막에 붙어 있을 수 있다는 사실을 발견하였다.

수소결합이란 다음 그림과 같이 물 분자를 이루는 수소와 이웃한 물 분자의 산소가 만들어내는 결합을 뜻한다. 수소와 산소로 이루어진 물 분자에서 수소는 부분적 양전하를 산소는 부분적 음전하를 띠게 된다. 이런 상태에서 한 물 분자와 이웃의 물 분자 사이에는 수소결합이라는 힘이 만들어지면서 물은 특유의 성질을 나타내게 되는 것이다. 다른 물질에 비해 표면장력이 크고 쉽게 온도가 올라가지 않는 성질 등이 바로 수소결합 때문에 나타나게 된다.

헬리코박터 파일로리가 위점막에 달라붙기 위해서는 어떤 힘이 필요한데, 놀랍게도 헬리코박터 파일로리의 BabA 단백질이 만들어내는 수소결합의 힘에 의해 붙어 있다는 사실이 발견된 것이다. 따라서 수소결합을 끊을 수 있는 물질을 개발한다면 헬리코박터 파일로리는 위점막에 붙어 있지 못하게 되므로 결국 사멸하게 될 것으로 추정할 수 있다. 실제 연구팀은 수소결합을 끊을 때 헬리코박터 파일로리가 사멸한다는 사실을 확인하였다. 이 연구에서 아쉬운 점은 헬리코박터 파일로리를 사멸할 수 있는 원리만 발견했을 뿐 구체적으로 수소결합을 끊는 물질의 개발까지는 진행되지 않았다는 점이다.

8

제균치료에 성공해도 다시 재발할까?
(재발현과 재감염의 차이)

헬리코박터 제균치료에 성공하면 더는 헬리코박터 파일로리에 대해 걱정하지 않아도 될까? 일단 제균치료에 성공하면 대부분은 다시 헬리코박터 파일로리 걱정을 할 필요는 없다. 하지만 헬리코박터 파일로리는 매우 교묘하기에 실제 치료되지 않았는데 치료된 것처럼 보일 수도 있고, 다시 새로운 헬리코박터 파일로리가 치고 들어올 수도 있으므로 유의해야 한다.

재발현이 일어나는 이유
. . .

헬리코박터 파일로리를 완전히 제균했다고 생각했으나 사실은 제균되지 않고 숨어 있다가 다시 나타나는 경우가 있는데, 이를 의학용어로 재발현(recrudescence)

이라고 한다. 이러한 용어를 쓰는 이유는 재감염과 구분하기 위함으로 재발현은 재감염과 의미가 다르다. 따라서 헬리코박터 파일로리 제균되었다고 판정한 후 다시 헬리코박터 파일로리 양성이 나타날 경우 재발현 때문인지 재감염 때문인지 엄밀히 구분하는 분석 방법이 필요하다.

제균치료에 성공하였다고 판단하였는데도 불구하고 헬리코박터 파일로리가 다시 재발현되는 이유는 보통 살아있을 때의 길쭉한 모양이 아닌 구형(球形) 모양으로 동면 상태에 있던 헬리코박터 파일로리가 다시 활성화되기 때문이라고 해석되고 있다. 재발현이 나타나는 원인으로는 첫 번째 원래의 감염이 완전히 제거되지 않고 일부 남아 있다가 좋은 환경이 형성되면 다시 증식하기 때문이다. 또 제균치료 후 검사 때까지는 면역력이 좋아져 헬리코박터 파일로리가 억제되어 있다가 어떤 조건에 의해 면역 체계가 약해지는 틈을 타 헬리코박터 파일로리가 다시 활동을 시작하므로 재발현이 나타날 수도 있다. 이러한 재발현은 결핵에서도 자주 보는 현상이다.

새로운 헬리코박터에 감염되는 재감염

• • •

재발현과 달리 재감염은 원래 있던 헬리코박터 파일로리는 제거되었으나 새로운 헬리코박터 파일로리가 들어와 다시 감염되는 것을 뜻한다. 일반적으로 헬리코박터 제균치료에 성공하면 더는 헬리코박터 파일로리에 감염되지 않을 것으로 생각하나 재감염 사례가 가끔 나타나므로 완전히 안심할 수는 없다.

그렇다면 헬리코박터 제균치료에 성공했음에도 불구하고 다시 재감염되는 비율은 어느 정도나 될까? 헬리코박터 재감염률은 나라마다 차이를 보이고 있으며 대체로 선진국에서는 매우 낮고 개발도상국에서는 높은 수치를 보이고 있다. 2000년도 이후에 이루어진 재감염률에 대한 연구에서 선진국의 경우 2% 이하로 낮게 나왔으나 개발도상국의 경우 10% 이상으로 높게 나타났다. 우리나라의 경우 1998년 재감염률이 13%로 보고된 연구가 있었으나 2013년 연구에서는 3.51%로 줄어든 것으로 나타났다.

이처럼 우리나라에서의 재감염률이 선진국형으로 변한 이유는 우리나라에서의 헬리코박터 파일로리 양성률이 가파르게 감소하고 있으며 위생상태가 좋아지고 있는 점을 꼽을 수 있다.

필자가 발표한 재감염의 위험요소로는 남성과 가정 월수입이 500만원 이하로 낮은 경우였다. 이 두 가지는 헬리코박터 감염의 위험요소이기도 해서 재감염 개념에 맞는 것으로 보인다. 헬리코박터 파일로리는 구강대 구강이 감염경로이기에 술잔 돌리는 것을 주의해야 할 것으로 보이나 면역 상태가 좋은 성인의 경우 설령 헬리코박터에 노출된다 해도 곧바로 감염으로 성립되지 않는다고 생각된다.

한편 재발현율과 재감염률을 감별하는 방법으로는 유전자 지문법(Finger printing)이라는 방법이 있으나 보통 사용하기 힘들기 때문에 주로 제균치료 후 1년이 지난 시기에 검사를 하여 양성이면 재발현이고 이때는 음성이었으나 이후 양성으로 변화한 경우 재감염이라고 분류한다. 재감염에 있어서도 주요 원인 중 하나는 가족 내 전파이므로 가족 간에도 위생을 철저히 관리하는 것이 필요하다.

STOMACH REVOLUTION

계균치료의
효과

1

일본은 왜 어린아이들에게
제균을 강조할까?

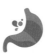

일본에서는 국가적으로 어린아이들에게 헬리코박터 파일로리 제균치료를 강조하는 것으로 알려져 있다. 왜 일본에서는 어린아이들에게까지 제균치료를 강조하는 것일까?

위암 예방 차원의 효과
• • •

일본에서 어린아이들부터 헬리코박터 제균치료를 강조하는 것은 매우 전략적 차원에서 이루어지는 것으로 이해할 수 있다. 우리나라와 더불어 일본은 위암발병률이 세계에서 가장 높은 국가 중 하나로 알려져 있다. 그런데 헬리코박터 파일로리가 위암의 원인 중 하나로 알려지면서 일본도 헬리코박터 파일로리에 관심을 가지게 되었다. 그리고 헬리코박터 파일로리 감염이 주로 어린 시절에 발생하므로 어린 시절부터 헬리코박터 파일로리 제균치료를 하면 성인이 되었을 때 위암 발병률을 줄일 수 있다는 결론에 도달하였다. 이 때문에 일본은 어린아이들부터 헬리코박터 제균치료를 강조하는 정책을 시행하게 된 것이다.

일본의 어린 시절 헬리코박터 파일로리 제균치료 권장은 이러한 효과뿐만 아니라 헬리코박터 파일로리로 인해 나타날 수 있는 만성 위염, 위궤양 등 다양한 위장 질환에 대한 예방효과도 이뤄낼 수 있어 개인의 질병을 미리 관리하는 차원에서 지혜로운 정책이라고 할 수 있다.

사회적 부담과 경제 비용 절감의 효과

• • •

일본이 어린 시절부터 헬리코박터 파일로리 제균치료 정책을 펼치는 데에는 사회적 효과와 경제적 효과를 생각한 면도 크다고 할 수 있다. 사회적 효과와 관련하여 사회적으로 위암 환자가 많아질 경우 가정과 사회에 악영향을 미칠 것이 우려된다. 따라서 어린 시절부터 미리 헬리코박터 파일로리를 제균하므로써 훗날 일본사회에서 위암 환자가 줄어든다면 가정과 사회에 미칠 악영향을 미리 근절하는 정책이라 하겠다. 경제적 효과도 마찬가지다. 국가에 위암 환자가 많이 발생하면 그만큼 위암 치료에 들어가는 국가적 비용도 상당히 늘어나게 된다. 그뿐만 아니라 헬리코박터 파일로리 관련 여러 질환의 치료에는 많은 의료 비용이 소모될 수 있다. 따라서 어린 시절부터 헬리코박터 제균치료를 하게 되면 이러한 질환의 발생을 예방함으로써 경제적 부담을 크게 줄일 수 있다.

[그림 91] 일본의 헬리코박터 감염률 예측

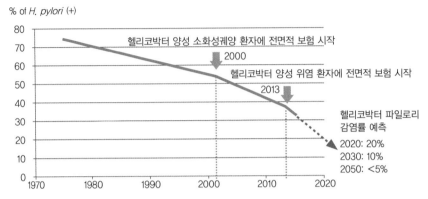

% of *H. pylori* (+)

헬리코박터 양성 소화성궤양 환자에 전면적 보험 시작
2000
헬리코박터 양성 위염 환자에 전면적 보험 시작
2013
헬리코박터 파일로리
감염률 예측
2020: 20%
2030: 10%
2050: <5%

Hiroi et al. BMJ open 2017;7:e015855

　　일본은 이와 같은 이유로 어린 시절부터 헬리코박터 파일로리 제균치료 정책을 펼쳐나가고 있는 것이다. 일본의 일부 지역에서는 학교 검진을 통해 헬리코박터 파일로리 감염 여부를 확인하고, 감염된 경우 조기 제균치료를 권장하는 정책을 펼치고 있는 것으로 알려지고 있다. 그뿐 아니라 일본은 2013년부터 헬리코박터 파일로리에 의한 위점막 염증이 있으면 모두 보험으로 제균치료를 하는 등 우리나라보다 적극적인 정책을 펼치고 있는 바 우리나라 보건복지부도 조기 위암을 찾는 암정복정책에서 헬리코박터 파일로리 제균치료로의 전환을 적극 고려하는 것이 필요하다. 실제 지금처럼 일본정부가 적극적인 헬리코박터 파일로리 예방과 제균치료 정책을 꾸준히 펼쳐간다면 2050년도에는 5% 미만의 유병률이 된다고 추정하고 있다(그림 91). 하지만 실제 일본 소아에서의 헬리코박터 파일로리 감염률은 5% 이하로 나타나고 있고 어린 아이들이 제균약을 잘 복용할 수 있을지도 미지수여서 이러한 정책이 효과를 거둘지는 향후 비용대비 효과 분석을 해보는 것이 필요하다.

2

위암 직계가족은
제균을 언제 하는 것이 좋을까?

헬리코박터 파일로리가 위암과 관계가 있다는 사실이 확인된 후, 위암 예방과 관련하여 제균치료는 중요한 현안으로 떠오르게 되었다. 그런데 위암의 여러 요인 중 유전적 요인도 중요한 원인으로 알려져 있기에(그림 92) 직계가족 중에서 위암 발생 이력이 있는 경우 헬리코박터 파일로리 감염 여부를 검사해야 하는지에 대한 궁금증이 생길 수 있다. 실제 필자가 진행한 연구결과에 의하면 위암환자의 직계가족인 경우에는 그렇지 않은 대조군에 비해 위암 발생 위험도가 약 3배정도 높았고, 특히 위암환자의 직계가족 중 40~59세의 비교적 젊은 사람들의 경우에는 60세 이

[그림 92] 위암의 위험인자

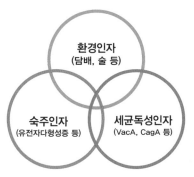

상의 사람들에 비해 위암 발생 위험도가 더 증가하는 것으로 조사되었다(40~59세 : 대조군의 약 4배, 60세 이상 : 대조군의 약 2배). 그리고 위암의 직계가족력도 없고 헬리코박터 파일로리의 감염도 없는 사람들과 비교하였을 때 위암의 가족력이 있으면서 헬리코박터 파일로리의 감염이 있는 경우에는 위암 발생 위험도가 약 5.8배 증가하였다. 따라서 위암직계력이 있는 경우 우선적으로 헬리코박터 검사를 해서 양성이면 제균하는 것이 필요하다.

직계가족 위암 발생 이력이 있는 경우의 헬리코박터 검사

• • •

직계가족 중에서 위암 발생 이력이 있는 경우 당연히 위암 발병 위험이 있으므로 그 위험요소를 없애려는 적극적인 태도가 필요하다. 이때 가장 쉬운 접근으로는 위암의 중요 요인인 헬리코박터 파일로리 감염여부를 검사해보는 것이다.

위암 발생 직계가족의 헬리코박터 파일로리 검사는 위암 직계력이 없는 보통의 경우와 비슷하다. 다만 위암 직계가족에서 헬리코박터가 양성이면 제균하는 것이 필요하므로 위의 상태 즉 위축성 위염, 장상피화생의 유무 및 정도를 정확히 진단할 수 있는 조직검사(그림 58)와 함께 병리과에서 동시에 진행할 수 있는 클래리스로마이신 점돌연변이를 알아내는 종합효소연쇄반응(PCR) 검사가 좋다(그림 61). 헬리코박터 PCR 검사는 헬리코박터 파일로리 세균의 진단이 좀 더 자세할 뿐 아니라 헬리코박터 파일로리 제균요법에 흔히 사용되는 클래리스로마이신의 세부적 내용까지 알아낼 수 있다. 즉 클래리스로마이신 점돌연변이가 없으면 헬리코박터 제균치료를 위해 삼제요법을 7일간 시행하면 되고 만일 돌연변이가 있으면 다른 요법을 사용해야 한다. 이 경우 대개는 사제요법 14일이 좋겠고 그 부작용이 힘들다 판단되면 순차요법 10일을 시도해볼 수 있지만 이 경우 제균율은 약간 떨어진다.

직계가족 위암 발생 이력이 있는 경우의 헬리코박터 치료의 적기

• • •

자신에게 헬리코박터 파일로리 감염이 있고 만성 위염이 있는 상태에서 직계가족의 위암이 발생한 경우, 최대한 빠르게 헬리코박터 파일로리 제균치료에 들어가는 것이 좋다. 왜냐하면 최대한 일찍 헬리코박터 파일로리를 제거하고 만성 위염을 치료하는 것이 위암 예방에 유리할 수 있기 때문이다. 특히 장상피화생이 나타나기 시작하는 시기가 30대이기에 20대 말이나 30세 초반까지는 헬리코박터를 제균하는 것이 필요하다.

만약 헬리코박터 파일로리 양성인 상태에서 만성 위염까지 있다면 유전적 요인을 제외하더라도 위암으로 갈 확률이 보통 사람들보다 높은 상태에 있다고 할 수 있다. 그런데 여기에 직계가족 중에서 위암 발생 이력까지 있는 경우 위암 발생 확률은 더욱 높아지게 된다. 위암 발생 원인의 1번과 2번을 모두 가지고 있는 셈이 되기 때문이다.

이상의 두 가지 모두에 해당한다면 의료 전문가와 상담하여 헬리코박터 파일로리 제균치료 계획을 세우는 것이 좋다. 그래야 개인의 상황에 맞는 최적의 치료 계획을 세울 수 있기 때문이다.

3

기능성 소화불량증에서 제균하면 증상이 좋아지나?

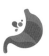

위장 관련 질환 중에서 기능성 소화불량증이라는 것이 있다. 기능성 소화불량증은 위장 자체에 소화성궤양이나 암처럼 특별한 질환이 없음에도 불구하고 단지 위장의 기능에 문제가 생겨 소화불량이 생기는 질환이다. 여기서 위장의 기능이란 위저부의 이완과 체부의 반복적 운동에 의해 소화작용을, 전정부의 수축에 의해 유미즙을 십이지장으로 배출하는 등의 운동과 관련된 기능을 뜻한다. 이러한 기능에 문제가 생겨 소화불량이 일어나는 질환이 바로 기능성 소화불량증인 것이다. 또한 위감각이 예민해져 속이 쓰리거나 아픈 경우도 기능성 소화불량증이라 부른다. 그렇다면 헬리코박터 제균치료는 이러한 기능성 소화불량증 개선에도 도움을 줄 수 있는 것일까?

기능성 소화불량증과 헬리코박터의 연관성에 대한 연구들

• • •

헬리코박터 파일로리는 독성물질을 만들어냄으로써 염증을 일으키고 위장 조직을 파괴함으로써 질환을 일으키는 나쁜 세균이다. 그런데 기능성 소화불량증은 특별한 조직의 변형이나 손상 없이 소화불량증을 일으키는 질환이므로 헬리코박터 파일로리가 원인이 될 것이라고는 생각하기 어렵다. 그렇다면 정말 헬리코박터 파일로리는 기능성 소화불량증과는 관련이 없는 것일까?

그동안 기능성 소화불량증과 헬리코박터의 연관성에 대한 여러 연구가 진행되었다. 어떤 연구에서는 헬리코박터 제균치료를 했을 때 일부 환자에게서 기능성 소화불량증 증상이 호전되는 결과를 얻어 헬리코박터 파일로리가 기능성 소화불량증을 일으키거나 악화시키는 것과 관련이 있다고 발표하였다. 그러나 헬리코박터 제균치료가 기능성 소화불량증 증상에 큰 영향을 미치지 않는다는 다른 연구도 있기에 정확히 헬리코박터 파일로리가 기능성 소화불량증의 원인이라고 단정하기는 어려운 상태다.

기능성 소화불량증과 헬리코박터 파일로리의 관련성에 대한 메타분석도 이루어졌는데, 헬리코박터 제균치료가 일부 환자의 기능성 소화불량증을 개선시키는 데 도움을 주지만, 모든 환자에게 적용할 수 있는 것은 아니라는 결론을 내고 있다. 또한 서울대병원 강남건강증진센터 강승주 교수와 분당서울대병원의 신철민 교수가 시행한 메타분석을 보면 헬리코박터 파일로리 감염율이 낮은 유럽이나 미국에서는 헬리코박터 제균치료가 기능성 소화불량증을 개선하는 데 의미있는 차이가 있었으나 헬리코박터 파일로리 감염율이 높은 한국을 포함한 동아시아에서는 유의한 차이가 없었다.

기능성 소화불량증과 헬리코박터의 연관성에 대한
필자의 연구

• • •

필자 역시 헬리코박터 파일로리에 감염돼 있으면서 기능성 소화불량증이 있는 환자 91명을 대상으로 연구를 진행한 적이 있었다. 이 중 67명은 헬리코박터 제균 치료와 더불어 약 처방을 하였고, 24명은 제균치료를 하지 않은 채 증상에 대한 약 처방을 하면서 1년 간 증상의 개선 정도를 지켜보았다. 그 결과, 50% 이상 증상이 좋아진 사람은 제균 그룹에서 82.1%, 비제균 그룹에서 62.5%로 나타났다. 제균 그룹에서 약 20%나 더 많은 효과가 나타난 것이다.

이러한 결과가 나타난 이유는 제균치료를 하면 위의 염증이 줄고 위산분비가 정상화되기 때문에 증상이 좋아지는 것이라 여겨진다. 따라서 기능성 소화불량증 증상이 심하거나 재발이 잦은 사람은 제균치료를 하면 효과를 기대해 볼 수 있을 것이다. 일본에서는 2013년도부터 소화불량 등의 증상이 없어도 헬리코박터 파일로리균이 발견되면 무조건 제균치료를 하라는 지침을 내리고 의료보험 적용까지 해주고 있는데, 그 이유는 헬리코박터 파일로리가 대부분의 위질환을 일으키는 원인균으로 작동할 수 있다고 보고 있기 때문이다.

그렇다면 헬리코박터 파일로리가 기능성 소화불량증을 일으킨다고 볼 수 있을까? 필자가 전국 7개 대학병원 건강검진 환자 3,399명을 대상으로 기능성 소화불량증과 헬리코박터 파일로리의 연관성에 대하여 조사해 보았다. 그 결과 기능성 소화불량증이 있는 사람이 기능성 소화불량증이 없는 사람에 비해 헬리코박터 파일로리균 감염률이 더 높다는 결과가 나오지는 않았다.

이를 통하여 헬리코박터 파일로리가 기능성 소화불량증을 단독으로 일으킨다고 말할 수는 없다는 사실을 알 수 있다. 기능성 소화불량증은 단지 하나의 원인에 의해 발생한다기보다 여러 원인에 의해 발생하기 때문에 이러한 결과가 나왔다고 이해할 수 있다. 하지만 확실한 점 하나는 서양이나 동양 모두 기능성 소화불량증에서 헬리코박터 검사를 시행하고 양성인 경우 제균하는 것을 제일 중요하고 확실한 치료방법으로 제시하고 있다는 점이다.

4

헬리코박터 제균 후 기능성 소화불량증 치료 효과에도 남녀 차이가?

만약 헬리코박터 제균치료가 기능성 소화불량증 증상 개선에 효과가 있다면 과연 남녀 간에도 차이가 있을까? 헬리코박터 파일로리에 감염돼 있으면서 기능성 소화불량증이 있는 환자 91명을 대상으로 필자가 진행한 연구에서 이에 대해서도 알아보았는데, 그때 남성이 여성보다 개선되는 정도가 높은 것으로 나타났었다. 왜 남성이 여성보다 제균치료 효과가 높게 나타날까?

남성이 헬리코박터 감염률이 더 높기 때문이다
· · ·

헬리코박터 파일로리의 감염률은 여성보다 남성에서 더 높게 나타난다. 이는 헬리코박터 파일로리와 같은 균이 만들어내는 사이토카인과 같은 독성물질에 대하여 여성의 면역력이 더 크게 작용하기 때문이라고 할 수 있다. 여성의 면역력이 남성보다 더 높게 나타나는 이유는 성 염색체인 X염색체의 영향이 크며 또 여성 호르몬인 에스트로겐이 면역체계를 자극하므로 감염에 대한 방어 능력을 높이는 데 기여할 수 있다는 연구도 있다. 그 외 남성은 여성보다 더 활발한 외부 활동으로 인하여 흡연 및 음주를 더 자주 하는 경향이 있기 때문에 헬리코박터 파일로리 감염에 더 취약할 수 있다.

이와 같은 요인으로 인하여 여성은 남성보다 헬리코박터 파일로리에 감염될 확률이 더 낮게 나타난다. 이 말은 곧 남성이 여성보다 헬리코박터 파일로리에 더 큰 영향을 받는 것으로 이해할 수 있다. 또 다른 이유로는 기능성 소화불량증의 기전 중 하나로 뇌-장축이라는 개념을 설명했는데 뇌가 더 예민한 여성에서 뇌-장축 영향을 많이 받는다. 이런 상황에서 여성과 남성이 똑같이 헬리코박터 제균치료를 하였을 때 뇌-장축보다는 헬리코박터 파일로리에 더 큰 영향을 받는 남성에서 제균으로 인한 효과가 더 높게 나타나는 것으로 해석할 수 있다. 제균치료 효과에 영향을 미치는 또 다른 요소로는 체질량 계수가 높은 경우였다. 즉 날씬한 경우보다는 다소 통통한 경우 제균치료의 효과가 높았던 것이다. 이는 달리 말하면 조금은 덜 예민할 수 있다는 것인데 이는 뇌-장축 요소가 약하다는 말로 표현할 수 있겠다. 이러한 이유로 인하여 필자가 진행한 연구에서 남성이 여성보다 기능성 소화불량증이 개선되는 정도가 높은 것으로 나타났던 것이다.

5

헬리코박터 파일로리를 퇴치하면
위궤양, 위암도 좋아질까?

헬리코박터 제균치료를 해야 하는 이유는 각 질환에서 제균치료를 했을 경우 나타나는 드라마틱한 효과 때문이라고 이야기할 수 있다. 여기에서는 조금 심각한 위 질환이라고 할 수 있는 소화성궤양과 위암에 헬리코박터 제균치료가 어느 정도 효과가 있는지에 대해 알아보고자 한다.

헬리코박터 파일로리를 치료하면 위궤양이 좋아질까?
· · ·

헬리코박터 파일로리와 직접적인 관련이 있다고 알려진 대표적 질환은 위궤양, 십이지장궤양과 위암이다. 그렇다면 과연 이 질환들은 헬리코박터 제균으로 어느 정도 효과를 볼 수 있을까?

위궤양은 위산분비 과다와 펩신 등의 영향으로 인해 위점막이 손상되어 발생하는 질병으로 과거에는 위내시경 검사에서 위궤양이 발견되면 위산분비억제제와 궤양의 회복을 돕는 약물을 주로 처방해 주었다. 이 처방에 따른 약물 치료를 4~8주 정도 하면 위궤양이 좋아졌으나 이상하게도 재발률이 높았다(그림 71A). 하지만 헬리코박터 파일로리가 발견되고 이 균이 위궤양의 주요원인으로 밝혀지면서 위궤양 치료에 획기적인 전환점을 맞게 되었다. 즉 위궤양이 있는 경우 재발을 억제하기 위해서 제균요법을 반드시 해야 하는 것이다(그림 71A).

　많은 연구에서 십이지장궤양은 위산분비억제제만 사용하는 것보다 헬리코박터 제균치료를 할 경우 궤양의 치유 속도가 더 빠른 것으로 나타났다. 심지어 치료하기 힘든 난치성 십이지장궤양도 헬리코박터 제균치료를 할 경우 완전히 낫기도 했다. 난치성 궤양은 약물 치료에도 잘 낫지 않는 궤양을 뜻한다. 위궤양의 경우도 비슷한 결과가 나왔다. 한 연구(Labents)에서 일반적 방법으로 위궤양을 치료했을 경우 60% 정도의 완치율을 보였으나 헬리코박터 제균치료를 했을 경우 84.9%의 완치율을 보인다는 결과가 나왔다. 그 외의 연구에서도 결과는 비슷했다. 특히 헬리코박터 파일로리를 완전히 사멸했을 경우 위궤양도 모두 낫는다는 결과도 있었다.

　그동안 소화성궤양의 문제점은 재발률이 높다는 데 있었으나 헬리코박터 제균치료를 할 경우 재발률이 크게 떨어진다는 연구가 잇따라 이어졌다(그림 71A, 71B). 홉킨스(Hopkins)의 종합적인 분석에 의하면 일반적 치료에서 소화성궤양의 재발률은 무려 67%에 이르렀으나 헬리코박터 제균치료를 할 경우 재발률은 6%까지 드라마틱하게 떨어진다고 조사되기도 했다.

헬리코박터 파일로리를 치료하면 이시성 위암 재발률도 좋아질까?

• • •

그렇다면 헬리코박터 제균치료가 위암에도 효과를 나타낼까? 그동안의 연구에 의하면 헬리코박터 감염자는 비감염자에 비해 위암이 발생할 확률이 3~6배 높다고 알려져 있었다. 따라서 헬리코박터 제균치료를 하면 위암 치료에 어느 정도 도움을 줄 수 있을 거란 논리적 추론을 해낼 수 있다. 이와 관련하여 일본의 연구에서 조기 위암을 수술로 제거한 후 헬리코박터 제균치료를 했을 경우 이시성 위암의 발생률을 줄인다는 보고가 있었다. 이시성 암이란 동시성 암과 대비되는 것으로 최초 발견된 암 외에 다른 암이 발견되는 경우가 있는데, 이를 구분하는 기준으로 나온 의학용어이다. 동시성 암은 6개월 이내에 발견되는 경우의 암이고, 이시성 암은 6개월 내지 1년 이후에 발견되는 암이다. 이러한 이시성 위암의 발생률이 줄었다는 것이므로 헬리코박터 제균치료가 암 발생 예방에도 어느 정도 효과를 나타내었다고 볼 수 있다. 따라서 우리나라를 비롯한 전세계 제균요법에 대한 가이드라인에서는 조기 위암의 경우 모두 제균을 권유하고 있고, 의료보험 기준이 엄격한 우리나라 역시 제균치료가 모두 보험이 된다.

6

위축성 위염과 장상피화생도
헬리코박터 제균으로 좋아지나?

위축성 위염과 장상피화생은 위암으로 가는 전 단계로 인식되고 있기에 헬리코박터 제균치료가 매우 중요한 치료과정 중 하나라고 할 수 있다. 그렇다면 헬리코박터 제균치료를 하였을 때 위축성 위염과 장상피화생은 어느 정도 개선되는 효과가 나타날까?

위축성 위염과 장상피화생에 관한 제균치료의 효과 연구들
• • •

코레아 가설을 주장했던 코레아 등은 콜롬비아의 위암 고위험 지역에서 헬리코박터 제균치료에 따른 효과를 12년간 추적 관찰하는 코호트 연구를 진행하였다. 그 결과 제균치료에 성공한 사람들은 그렇지 않은 사람들에 비해 위축성 위염과 장상피화생을 억제시키는 효과가 높게 나타났다.

중국에서도 3,365명을 대상으로 8년간 추적 관찰한 코호트 연구를 진행하였는데 역시 헬리코박터 제균치료를 하였을 경우 위축성 위염과 장상피화생이 줄어드는 효과를 나타낸다는 결과를 얻었다. 5년간 추적 관찰한 중국의 다른 연구에서도 제균치료를 하였을 경우 장상피화생의 진행을 늦추는 데 효과가 있는 것으로 나타났다.

이상의 결과를 볼 때 헬리코박터 제균치료가 위축성 위염과 장상피화생의 개선에 어느 정도 효과를 나타낸다고 볼 수 있다. 그러나 어떤 연구에서는 헬리코박터 제균치료가 위축성 위염에는 효과가 있으나 장상피화생에는 감소 효과를 나타내지 않은 결과도 있고 또 다른 연구에서는 헬리코박터 제균치료가 위축성 위염이나 장상피화생 같은 질환이 없는 환자에게서만 위암 발생을 감소시킨다는 결과가 나타난 것도 있다.

위축성 위염과 장상피화생에 관한 메타분석

• • •

좀 더 자세히 헬리코박터 제균치료가 위축성 위염과 장상피화생의 개선에 미치는 영향을 알아보기 위해서는 메타분석을 살펴볼 필요가 있다. 먼저 2007년 1,154명을 대상으로 시행된 Rokkas 등의 메타분석에 따르면 헬리코박터 제균치료가 위축성 위염에는 어느 정도 호전되는 결과가 관찰되나 장상피화생에 대해서는 유의미한 효과가 관찰되지 않았다. 2011년에 Wang 등에 의해 2,658명을 대상으로 시행된 메타분석에서도 위축성 위염은 개선효과가 관찰되었으나 장상피화생에서는 잘 관찰되지 않았다. 위축성 위염 또한 전정부(위의 하부) 위축성 위염에서는 효과가 관찰되지 않았고 체부(위의 몸통) 위축성 위염에서만 개선되는 효과가 관찰되었다.

최근의 메타분석에 그 추적기간이 긴 논문이 대거 들어오면서 이러한 결과가 달라졌다. 즉 Wang 등에 의해 4,294명을 대상으로 시행되었는데, 이때에는 위축성 위염과 장상피화생 모두에서 개선효과가 관찰되었다. 단 체부의 장상피화생에 대해서는 개선효과가 관찰되지 않았다. 이 메타분석은 앞에서 시행된 메타분석에 비하여 조사대상이 훨씬 많았기 때문에 더욱 신뢰성을 보인다고 할 수 있다.

이상의 메타분석을 통하여 우리는 헬리코박터 제균치료가 위축성 위염과 전정부의 장상피화생에는 어느 정도 효과를 나타낼 수 있으나 체부의 장상피화생에는 커다란 영향을 미치지 못한다는 사실을 알 수 있다. 그 외 개별적 연구들은 대부분 일본과 이탈리아 등에서 실시되었다는 점, 단일기관에서 실시되었다는 점에서 어느 정도 한계를 가지고 있다는 사실도 알아야 한다.

최근 흥미로운 결과가 나왔다. Lee 교수는 대만에서 위암이 많이 발생하는 Matsu Island에서 2004년 대규모의 제균치료를 한 후 5년 후 내시경을 통한 추적검사를 시행했는데 위암 발생은 의미있게 떨어졌지만 위축성 위염과 장상피화생에는 유의한 차이가 없었다. 하지만 2018년 다시 추적검사를 시행했을 때 위축성 위염과 장상피화생 모두 좋아져 추적 기간이 길어지면서 비로소 그 효과가 나타남을 시사하였다.

헬리코박터 제균치료 효과에 대한 필자의 연구

• • •

필자 역시 분당서울대학교병원 소화기센터와 병리과팀, 의학연구협력센터 통계과가 협력하여 778명에서 10년간 내시경적 추적검사를 시행하여 위축성 위염과 장상피화생의 호전에 영향을 미치는 인자에 대한 전향적 연구를 시행한 적이 있었다. 그 결과 헬리코박터 제균치료가 위축성 위염과 장상피화생을 호전시킨다는 결론을 얻을 수 있었다. 흥미로운 것은 위축성 위염의 호전은 제균 1년 후부터 차이가 나서 헬리코박터 음성군과 차이가 없어졌지만 장상피화생의 경후 호전되었다고 판정되기 시작한 시점은 2년이 넘어서였고 그 이후로 5~10년까지 지속적으로 좋아진다는 것이었다. 그 외에 나이와 경제력도 위축성 위염과 장상피화생을 호전시키는 데 영향을 끼치는 것으로 관찰되었다. 즉 젊은 나이일수록, 경제력이 높을수록 제균치료 효과가 더 뛰어나게 나타나는 것이다.

헬리코박터 제균치료가 위축성 위염과 장상피화생에 미치는 영향에 관한 여러 연구에서 논리적으로 일치된 결과가 나타나고 있지는 않지만, 필자의 연구에서는 위축성 위염과 장상피화생을 호전시키는 데 헬리코박터 제균치료가 가장 효과가 뛰어난 것으로 나타났다. 현재 국제적인 권고안은 위축성 위염이 있을 경우 헬리코박터 제균치료를 권장하고 있는 상태다. 2013년 발표된 한국, 중국, 일본 권고안은 모두 위축성 위염이 있을 경우 헬리코박터 제균치료를 권장하고 있다. 하지만 한국의 경우 장상피화생이 있는 경우 통계적 차이가 나지 않는 보고가 많아 좀 더 증거를 모아봐야 한다는 조심스러운 입장을 견지하고 있다. 그러나 헬리코박터 파일로리 제균으로 장상피화생이 더 진행되는 것은 막을 수 있기에 위축성 위염과 장상피화생이 있을 경우 가장 먼저 헬리코박터 제균치료를 고려해봐야 할 것이다.

헬리코박터 제균치료 효과를 어떻게 판단하는 것이 좋을까?

• • •

위축성 위염과 장상피화생이 아주 많이 진행한 경우 내시경적 진단이 아주 쉽지만 초기에는 쉽지 않다. 필자가 내시경적 소견을 조직검사와 비교한 논문에서 위축성 위염의 경우 정확성은 평균 65% 정도였고, 장상피화생은 그 예민도가 22% 정도였다. 즉 장상피화생의 경우 조직학적 변화가 상당히 일어난 다음에 내시경적 진단이 가능하기 때문에 위축성 위염이 중등도 이상 진행한 경우는 장상피화생을 의심하는 것이 합리적임을 시사하였다. 역으로 헬리코박터 파일로리 제균 후 위축성 위염과 장상피화생의 호전을 내시경적으로 판단하는 것은 매우 어려웠다. 보통 소화기내과 전문의들이 위축성 위염과 장상피화생이 헬리코박터 파일로리 제균으로 좋아지지 않는다고 생각하는 이유는 이러한 내시경적 판단에 근거하는 것이다.

하지만 그림 51A에서 지정한 위전정부와 위체부 두 군데에서 조직을 얻어 병리전문의에게 판단해달라고 하면 의외로 호전되었다고 판독하는 경우가 많았다. 즉 내시경적으로는 별로 좋아지지 않은 것 같지만 이러한 소견을 전혀 모르는 병리전문의들이 국제적 기준에 의해 위축성 위염과 장상피화생을 판독했을 때 호전되었다고 판단하는 경우가 자주 있는 것이다. 이에 대해 필자는 '병리학적 소견이 먼저 좋아지고 이것이 많이 진행했을 때 내시경적 소견도 좋아질 것이다'라는 가설로 연구를 진행해서 이 가설이 맞다는 논문을 발표할 수 있었다.

7

제균으로 좋아지는 위축성 위염과 장상피화생에도 남녀 차이가?

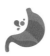

헬리코박터 제균치료를 하면 위축성 위염과 장상피화생이 호전된다는 연구결과에 대해 이야기했다. 그렇다면 제균으로 좋아지는 위축성 위염과 장상피화생에도 남녀 차이가 있을까? 필자가 진행했던 '위축성 위염과 장상피화생의 호전에 영향을 미치는 인자에 대한 전향적 연구'에서 헬리코박터 제균치료를 했을 때 위축성 위염과 장상피화생이 호전되는 정도가 남녀 간에 차이가 있다는 의미 있는 결과를 얻지는 못했었다. 하지만 다음에 소개하는 연구결과를 통하여 헬리코박터에 따른 위축성 위염과 장상피화생 호전 정도에 남녀 간 차이가 있다는 사실을 발견한 바 있다.

위축성 위염과 장상피화생의 남녀 차이

• • •

필자가 참여한 연구팀은 2003~2018년에 걸쳐 15년간 총 2,002명을 대상으로 위축성 위염 및 장상피화생의 남녀별 양상을 연구한 적이 있었다. 그때 여성의 위축성 위염 및 장상피화생의 발병률은 의미 있게 감소한 반면, 남성은 연도에 따라 별 차이 없이 제자리를 맴돈 것으로 나타나는 결과를 얻었었다. 그렇다면 왜 여성의 위축성 위염 및 장상피화생의 발병률은 감소하였던 걸까?

당시 조사에서 해당기간 동안 조사한 헬리코박터 감염률은 49.2%, 40.2%, 36%로 점차 감소하는 추세를 보였고 이러한 현상은 남녀 공히 같은 양상이었다. 여성에게서 위축성 위염 및 장상피화생의 발병률이 의미 있게 감소하는 결과가 나타난 것은 아마도 헬리코박터 감염률이 줄어든 것과 관련이 있다고 볼 수 있다. 그렇다면 남성에게도 비슷한 결과가 나타나야 하는데, 왜 남성은 발병률에 차이가 없는 것일까?

이렇듯 남녀 차이가 나타난 이유로는 위축성 위염 및 장상피화생의 발병 원인이 단지 헬리코박터 파일로리만이 아니기 때문이라고 유추할 수 있겠다. 위축성 위염 및 장상피화생의 발병 원인으로 헬리코박터 파일로리 외에 흡연, 음주, 식습관 차이 등을 들 수 있다. 그런데 남성의 경우 여성에 비해 흡연 및 음주율이 훨씬 높게 나타난다. 실제 2017년 기준 보건복지부 국민건강영양조사에 의하면 흡연율이 남성 38.1%, 여성 6.0%로 남성이 압도적으로 높게 나타났으며, 음주율 또한 남성 52.7%, 여성 25.0%로 남성이 2배 이상 높게 나타났다.

한편 식습관 역시 위축성 위염 및 장상피화생을 유발하는 주요한 원인으로 나타나 있는데, 야채나 과일을 많이 섭취할수록 위축성 위염 및 장상피화생에 덜 걸리는 것으로 조사되었다. 국내외 문헌에 따르면 여성이 남성에 비해 야채, 과일 등을 많이 소비하는 경향이 있는 것으로 나타나 있기 때문에 남성은 여성보다 헬리코박터 파일로리가 제균된 후라도 위축성 위염이나 장상피화생이 호전되지 않고 지속하기 쉬운 식습관을 가지고 있다고 할 수 있다.

이러한 이유로 인해 남성은 헬리코박터 제균치료를 해도 여성에 비해 효과가 잘 나타나지 않았던 것이라 볼 수 있다. 따라서 위축성 위염 및 장상피화생에 관심이 있는 남성은 흡연, 음주를 끊고 식이에도 더 신경을 쓰는 것이 필요하다 하겠다.

8

아무 질환도 없고 위암 발생 위험률도
보통인데 제균하는 것이 필요할까?

헬리코박터 파일로리가 대중화되면서 최근 온갖 의견이 돌고 있다. 제균치료를 꼭 하지 않아도 된다는 의견부터 제균해도 별 효과가 없다는 의견까지. 따라서 현재 아무 질환도 없고 위암 발생 위험률도 보통인 상태에서 헬리코박터 파일로리 양성판정을 받았다면 제균치료를 해야 할까에 대해 고민하지 않을 수 없을 것이다. 이러한 상태에서 헬리코박터 파일로리 양성판정을 받았을 때 제균치료를 고려해야 할 경우는 다음과 같다.

예방 차원에서 제균치료가 필요하다
· · ·

우리는 지금까지 헬리코박터 파일로리가 우리 몸에 끼치는 영향에 대해 알아보았다. 헬리코박터 파일로리가 최초로 위점막에 안착하게 되면 독성물질을 분비하여 서서히 세포를 병들게 하면서 질환을 일으킨다고 했었다. 무엇보다 헬리코박터 파일로리가 위협적인 이유는 이것이 최종적으로 무서운 위암을 일으키는 요인으로도 작동한다는 데 있다. 따라서 건강검진에서 헬리코박터 파일로리 양성판정을 받았다면 예방 차원에서라도 제균치료를 고려하는 것이 좋다.

헬리코박터 제균치료를 하게 되면 이로 인해 예방할 수 있는 질환이 단지 위암만이 아니다. 헬리코박터 파일로리는 만성 위염부터 시작하여 기능성 소화불량증, 위축성 위염, 장상피화생, 위궤양, 악성 위점막 림프종까지 일으킬 수 있다. 게다가 헬리코박터 파일로리는 빈혈, 혈소판 감소증 등의 혈액질환, 대사질환과 심혈관질환, 허혈성 뇌혈관질환, 심지어 치매와 파키슨병까지도 일으킬 가능성이 있다. 그런데 헬리코박터 제균치료를 하게 되면 이러한 질환을 미리 예방하는 효과를 누릴 수 있는 것이다.

제균치료를 해야 하는 시기
• • •

과거에는 헬리코박터 파일로리에 대한 정보가 거의 없었기 때문에 사람들의 관심이 거의 없었다. 그러나 광고 등에서 헬리코박터 파일로리가 알려지고 특히 위암의 주요 원인 중 하나로 알려지면서 거의 대중적으로 알려진 균이 되었다. 따라서 근래에는 건강검진 등에서 위내시경을 할 때 이상이 발견될 경우 헬리코박터 양성유무 검사하는 것이 거의 일반화되어 있다. 하지만 여전히 건강검진 항목에 헬리코박터 양성 유무 검사가 포함되어 있지 않기 때문에 소화기 증상이나 위내시경상 이상이 발견되지 않는 상황에서 일부러 헬리코박터 양성 유무 검사를 하는 경우가 아직까지는 드문 상황이다.

따라서 현재는 위내시경 검사에서 이상이 발견될 경우 헬리코박터 양성 유무 검사를 실시하게 된다. 만약 이때 헬리코박터 양성판정이 나온다면 제균치료를 권장받으며 당연히 최대한 빨리 제균치료를 받는 것이 좋다. 혹 질환이 있다 하더라도 질환 자체를 치료하는 데 도움을 받을 수 있고, 또 질환의 진행으로 인한 위험을 막는 데에도 유리하다. 만약 위장 관련 증상까지 동반된다면 더욱 빨리 제균치료를 시행하는 것이 좋다. 우리나라에서 2005, 2011, 2016~2017년도에 조사한 제균치료를 받은 비율은 점차 증가하고 있는데 이를 성별로 비교하면 남성에서 의미 있게 높았다(그림 93). 또한 이를 연령별로 비교하면 건강에 관심을 가지게 되는 40대

[그림 93] 성별 제균치료 현황

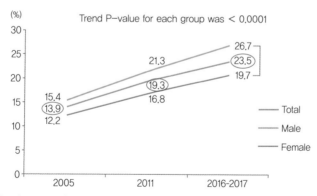

임선희 등. Trends in the seroprevalence of *Helicobacter pylori* infection and its putative eradication rate over 18 years in Korea: a cross-sectional nationwide multicenter study. PLoS One. 2018;13:e0204762.

[그림 94] 연령별 제균치료 현황

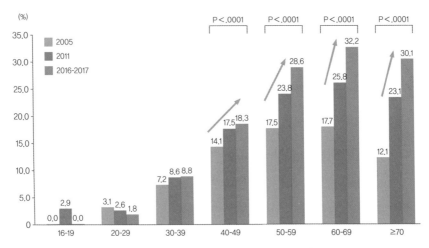

임선희 등. Trends in the seroprevalence of *Helicobacter pylori* infection and its putative eradication rate over 18 years in Korea: a cross-sectional nationwide multicenter study. PLoS One. 2018;13:e0204762.

부터 본격적으로 증가하고 있으나 가빠른 증가는 60대 이상에서 였다(그림 94). 현재 이에 대한 연구가 진행중인데 아마도 제균치료를 받은 비율은 좀 더 증가했을 것으로 추측된다.

정리하면, 헬리코박터 제균치료는 감염이 확인되는 즉시 시행하는 것이 좋다고 생각되나 아직 학회에서는 좀더 조심스러운 의견을 보이고 있다. 만약 건강검진에서 발견되었다면 가급적 제균치료를 하는 것이 좋고, 위장 증상이 심하게 나타나는 경우라면 더욱이 헬리코박터 양성 유무를 검사하여 제균치료를 진행하는 것이 좋겠다는 것이 필자의 생각이다.

9

위암 수술 후에도 제균하는 것이
생존율 증가에 좋다고?

건강검진이나 어떤 증상에 의한 검진 등에서 위암으로 진단한 후 내시경적 절제가 어렵다고 판단되면 대개 수술이 먼저 진행된다. 위암 수술은 위부분절제술로 이루어지는데, 이 과정에서 헬리코박터 양성 판정까지 받은 상태라면 제균치료를 하는 것이 유리할까, 아니면 제균치료까지 하지 않아도 별 문제는 없는 것일까?

제균 그룹과 비제균 그룹의 생존율 비교

• • •

이 부분은 위암 치료에 영향을 미치는 부분이기 때문에 중요하다고 할 수 있는데, 아쉽게도 먼저 이루어진 연구가 없는 상황이었다. 이에 필자가 분당서울대학교병원 연구팀을 만들어 위부분절제술을 받은 위암 환자를 대상으로 헬리코박터 제균이 이뤄진 그룹과 비제균 그룹 간 비교를 통하여 생존율, 사망률, 암 재발률 등을 확인하는 방법으로 연구를 진행하였다.

연구팀은 2003년부터 2017년까지 15년 동안 분당서울대병원에서 위암 수술을 받은 환자 중 헬리코박터균에 감염된 1,031명을 대상으로 연구를 진행했다. 이들 중 헬리코박터 제균치료에 성공한 환자는 451명이었고, 제균치료에 실패했거나 받지 않은 환자는 580명이었다. 연구팀은 이들의 질환 진행 과정을 15년 동안 추적 관찰하였는데, 그 결과 제균에 성공한 그룹의 전체 생존율은 96.5%였던 반면에 비제균 그룹의 전체 생존율은 79.9%로 나타났다. 그리고 위암 관련 생존율만 비교했을 때에는 제균 그룹은 97.6%로 나타났고, 비제균 그룹의 생존율은 92.5%로 나타나 생존율에 있어서는 제균치료 그룹이 비제균 그룹보다 높게 나타나는 결과를 확인할 수 있었다.

이러한 결과를 해석할 때 주의할 것은 그동안 우리나라에서는 조기 위암에 대한 헬리코박터 제균에 대해서는 가이드라인에서 이미 제균 대상질환으로 추가되었지만 진행성 위암에서는 별다른 근거가 없어 의사 판단에 따라 또는 환자가 원해서 결정하는 식이었다는 것이다. 또한 상태가 나쁜 환자는 제균을 생각할 여유가 없기 때문에 제균을 받지 않았던 것이고 비교적 상태가 양호한 군에서 제균을 받았을 것이기에 당연히 제균을 받은 군이 오래 사는 것은 이미 결정된 상황이 아니냐는 질문이다. 이 연구는 분당서울대학교병원이 개원한 2003년부터 구성된 소화기내과 코호트와 외과 코호트에서 분석된 것이기는 한데 헬리코박터 검사와 제균을 결정하는 과정이 이중맹검으로 이뤄진 것이 아니었다. 이에 우리 연구팀도 이러한 의

문을 가지고 있었기 때문에 정말 그러한지 여러 가지를 조목조목 살펴보려고 노력했고 비교가 가능한 환자만을 비교하는 통계적 방법(Propensity scoring method)을 동원했는데도 이러한 차이는 지속되어 그 결과를 확신하게 되었다.

주목할 것은, 비교적 치료가 쉬운 조기 위암보다 치료가 어려운 진행성 위암에서도 생존율의 차이가 더 뚜렷하게 나타났다는 점이다. 왜냐하면 조기 위암은 비교적 예후가 좋아 장기 생존율에 큰 차이가 없을 수도 있지만, 진행성 위암은 병기가 높아질수록 그 생존률이 급격히 떨어지기 때문이다.

제균 그룹과 비제균 그룹의 사망률과 재발률 비교
• • •

다음으로 제균 그룹과 비제균 그룹의 사망률에 대해서도 조사했는데, 이때의 차이는 더 큰 것으로 나타났다. 비제균 그룹의 전체 사망 위험률은 제균 그룹보다 5.86배 높은 것으로 나타났으며, 위암으로 인한 비제균 그룹의 사망 위험은 제균 그룹보다 3.41배 높은 것으로 확인된 것이다.

그렇다면 암 재발률은 어떨까? 암 재발률 역시 비제균 그룹이 제균 그룹에 비해 높게 나타났다. 제균 그룹은 전체 451명 중 10명에게서 나타나 2.2%의 암 재발률을 보인 반면, 비제균 그룹은 전체 580명 중 56명에게 나타나 9.6%의 재발률을 보였다. 여러 변수를 토대로 한 다변량 분석에서는 비제균 그룹의 암 재발 위험이 제균 그룹보다 2.70배 높게 나타나는 것으로 밝혀졌다(표 3).

제균치료에 성공한 위암 환자들은 암 재발 위험만 감소할 뿐만 아니라 생존율과 사망률에서도 더 나은 결과를 보인 것을 통하여 우리는 헬리코박터 파일로리가 위암 수술 후 향후 예후에도 큰 영향을 미친다는 사실을 알 수 있다. 이러한 결과가 나타난 것은 헬리코박터 파일로리가 위암의 원인 인자가 된다는 사실과 정확히 부합한다. 위암이 발생한 원인 중 하나가 헬리코박터 파일로리였기 때문에 이를 제거함으로써 위암의 예후에도 좋은 영향을 미치므로 제균치료를 한 그룹에서 전반적으로 좋은 결과가 나타났던 것이다. 따라서 위암 수술을 한 헬리코박터 파일로리 양성 환자라면 조기 위암은 물론 진행성 위암 환자에서도 제균치료를 적극적으로 고려해봐야 할 것이다.

10

제균으로 골다공증이
좋아지나?

골다공증은 환자의 90% 이상이 여성인 것으로 나타나 여성 관련 질환으로 인식되고 있다. 이러한 골다공증에 걸리는 원인으로는 폐경, 가족력, 칼슘 부족, 비타민 D 결핍, 약물, 운동 부족 등 여러 요인이 거론되고 있다. 한데 이러한 골다공증이 비단 여성의 문제로 그치는 것이 아니라는 사실이 밝혀지고 있다. 남성에서의 골다공증은 생각보다 흔하고, 진단이 늦은 만큼 심각한 상태로 발견되는 경우가 많다. 남성에서 골의 소실은 70세 이후에 주로 발생하게 되는데, 국민건강 영양조사에 따르면 우리나라 70대 이상 남성의 18%가 골다공증을 가지고 있다. 하지만 실제 골다공증에 대해서 치료를 받는 사람은 이러한 환자의 16.2%에 불과한 실정이다. 또한 남성의 경우 폐경 후 여성과는 달리 노화나 호르몬의 변화가 아닌 생활 습관, 영양 상태, 다양한 질환과 스테로이드 약물 등과 관련하여 발생하는 이차성 골다공증이 약 60%를 차지한다.

그런데 최근의 연구들 중에는 헬리코박터 파일로리가 골다공증과 관련이 있다는 결과들이 나타나고 있다. 과연 헬리코박터 파일로리는 골다공증에도 영향을 미치는 것일까?

헬리코박터 파일로리가 골다공증과 관련이 있다는 연구들

•••

최근 헬리코박터 파일로리가 골다공증과 관련이 있다는 연구결과들이 보고되고 있다. 다만 연구 디자인에서 샘플 수가 작거나 골다공증의 중요한 위험인자에 대한 고려 없이 단면적인 측면으로 진행된 연구가 대부분이라는 점에서 다소 아쉬움이 있었다. 한데 삼성서울병원 내과팀(김태준, 이혁)의 연구는 기존 보고와는 다르게 다면적 연구라는 점에서 의미가 있다. 이들 연구팀은 골다공증이 없던 10,482명을 대상으로 한 코호트 연구를 진행하였다. 이들 중 헬리코박터 감염자는 6,009명(57.3%)이었으며 비감염자는 4,473명(42.7%)이었다. 연구팀은 이들을 평균 7.4년간 추적관찰하며 연구를 진행하였는데, 그 결과 헬리코박터 감염자 그룹에서 골다공증이 더 많이 발생하는 것으로 나타났다.

이 연구에서는 골다공증이 나타난 이유를 헬리코박터 감염으로만 볼 수 없기 때문에 다양한 골다공증 원인들에 대해서도 원인인자로 고려하여 연구를 진행하였다. 즉 나이, 성별, 폐경 여부, 흡연, 운동, 기저질환(고혈압, 당뇨, 뇌졸중, 허혈성 심질환), 약제 복용 여부(프로톤펌프억제제, 스테로이드) 등이 분석에 포함된 것이다. 헬리코박터 감염과 다양한 원인을 함께 고려했을 때 기저에 골감소증이 있는 여성과 비만도를 나타내는 체질량지수가 상대적으로 낮은 여성, 폐경 여성에서 골다공증이 더 많이 나타나는 것으로 밝혀졌다. 헬리코박터 감염과 함께 이러한 요인이 있는 사람은 골다공증에 걸릴 확률이 더 높게 나타날 것이란 예측을 할 수 있다.

헬리코박터 감염과 골다공증의 관련성에 대한 메타분석도 있는데, 9,655명의 대상자를 포함한 12건의 연구를 분석한 메타분석 결과에서도 헬리코박터 감염과 골다공증 발병은 높은 관련성이 있는 것으로 보고되고 있다. 또 1,149명을 대상으로 최대 11년까지 추적 관찰한 전향적 연구가 있는데, 이 연구에서도 헬리코박터 감염자가 비감염자에 비해 골다공증이 발생할 확률이 높은 것으로 나타났다. 특히 척추골절의 위험성은 헬리코박터 감염자가 비감염자에 비해 약 5.3배 높은 것으로 나타났다.

그렇다면 헬리코박터 파일로리는 어떻게 골다공증에 나쁜 영향을 미치게 되는 걸까? 헬리코박터 파일로리에 감염되면 염증성 사이토카인 분비가 늘어나는데 이때 염증성 사이토카인이 뼈에 흡수되면서 골다공증에 나쁜 영향을 미치게 되는 것으로 추측되고 있다. 또 다른 원인으로는 헬리코박터 감염으로 인한 위축성 위염이 문제가 되는 것으로 밝혀져 있다. 즉 위축성 위염에 의해 위산분비 감소 현상이 일어나면서 칼슘이 체내로 흡수되는 것을 방해하여 골다공증을 일으킨다는 것이다.

헬리코박터 제균치료를 하면 골다공증이 좋아질까?

• • •

그렇다면 헬리코박터 제균치료를 하면 골다공증이 어느 정도로 좋아질까? 헬리코박터 제균치료와 골다공증과의 연관성에 관한 여러 연구가 진행되었는데 그동안의 연구는 대부분이 단면적인 조사로부터 제시된 결과라 연관성을 찾는 데 한계가 있었다. 또 어떤 메타분석에서는 헬리코박터 제균치료를 하면 골다공증의 연관성을 찾지 못한 결과도 있는 상황이었다. 이런 상황에서는 여러 요인을 함께 고려한 코호트 연구가 필요한데, 대만에서 시행된 인구기반 코호트 연구가 많은 대상군을 분석하였다는 점에서, 특히 초기에 골다공증이 없던 대상자를 상대로 조사하였다는 점에서 어느 정도 신빙성이 있는 연구로 평가받고 있다. 이 연구에서는 헬리코박터 양성인 환자를 조기에 제균치료한 후 5년 이상 장기 추적 관찰하는 연구를 진행하였는데, 그

[그림 95] 헬리코박터 파일로리 제균에 의한 골다공증 발생률 예방

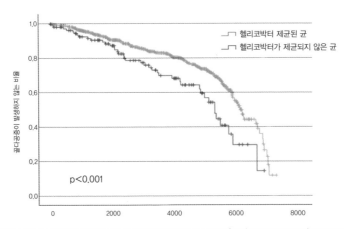

김예진 등. Preventive effect of *Helicobacter pylori* eradication on osteoporosis in females: Prospective observational cohort study for up to 20 years. J Gastroenterol. under review 2025

결과 제균치료를 하였을 때 골다공증 발생 위험이 감소하는 것으로 나타났다.

또한 필자가 분당서울대학교병원에서 진행한 코호트는 단일병원에서 나이, 성별, 폐경 여부, 흡연, 운동, 기저질환(고혈압, 당뇨, 뇌졸중, 허혈성 심질환), 약제 복용 여부(프로톤펌프억제제, 스테로이드) 등이 분석에 포함된 것으로 질이 높다고 생각된다. 우리 연구에서는 처음 골밀도 검사상 골다공증이 없었던 846명을 대상으로 평균 20년 간 추적해서 골다공증이 얼마나 발생했는지를 알아보았다. 이들 중 730명에서 제균되었고 116명은 제균요법을 안받거나 실패한 경우였는데 이들을 추적검사해본 결과 헬리코박터 제균한 경우에서 제균이 안 된 경우보다 골다공증 발생률이 의미 있게 적었다(그림 95).

이는 골다공증에 미치는 여러 가지 요소를 다 넣어서 분석한 결과이므로 헬리코박터 제균이 골다공증을 예방하는 것을 시사하는 것이다. 또한 이들을 성별과 연령으로 분석한 결과 골다공증이 자주 발생하는 50세 이상에서만 의미 있는 차이를 보여(그림 96) 결과적으로 골다공증이 발생하기 전인 50세 미만에서 헬리코박터를 제균하는 것이 가장 효과가 클 것임을 시사했다.

헬리코박터 제균치료가 골다공증 발생 위험을 감소시키는 원인으로는 헬리코박터 감염으로 인한 위점막 손상이 줄어들어 칼슘, 비타민 B12, 마그네슘 등 중요한 영양소 흡수가 잘 이루어지기 때문이라고 볼 수 있다. 이러한 영양소는 골 건강에 중요한 역할을 하기 때문이다. 또 헬리코박터 제균치료로 헬리코박터 파일로리에 의한 사이토카인 등 독성물질 발생이 줄어들면 독성물질이 뼈에 미치는 영향도 줄

[그림 96] 헬리코박터 파일로리 제균이 골다공증 발생에 미치는 영향: 성별과 연령에 따른 차이

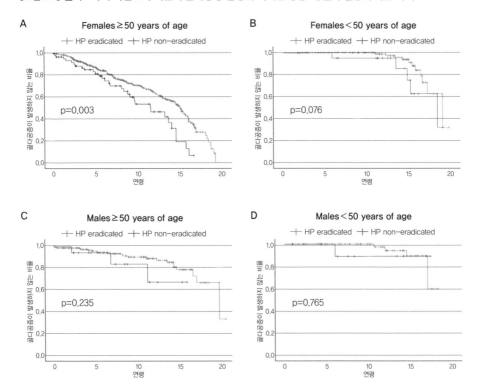

김예진 등. Preventive effect of *Helicobacter pylori* eradication on osteoporosis in females: Prospective observational cohort study for up to 20 years. J Gastroenterol. under review 2025

어들기 때문에 골다공증 발생을 예방할 수 있는 것으로 추측된다.

한편 필자 연구에서는 50세 이상 남성에서 3개월 이상 스테로이드를 복용하면 골다공증이 3.35배 자주 발생한다는 사실이 나타나 흥미를 끌었다. 즉 50세 이상 남성에서 만성염증성장질환이나 천식 등의 이유로 스테로이드를 3개월 이상 복용

하는 경우 골다공증 검사를 해서 치료를 받아야 함을 알 수 있다. 한데 이러한 스테로이드와 헬리코박터 감염이 같이 있는 경우는 더 자주 골다공증이 발생할 것으로 보이는데 이에 대해서는 더 많은 수의 남성 연구 참여자가 모이면 확인할 예정이다.

STOMACH REVOLUTION

헬리코박터의
숨은 비밀

1

5300년 전
미라에서 발견된 헬리코박터

헬리코박터 파일로리가 구체적으로 세상에 모습을 드러낸 것은 아직 100년이 채 되지도 않았다. 하지만 헬리코박터 파일로리가 세균의 하나라는 것을 알면 매우 오래전부터 지구에 살고 있었다는 사실은 쉽게 유추해낼 수 있다. 궁금한 것은 언제부터 인간과 함께 살게 되었는가 하는 부분이다. 지구상에 최초의 인류가 출현한 것이 지금부터 약 300만~350만 년 전으로 알려져 있는데, 과연 그때부터 헬리코박터 파일로리는 인간에 기생하며 살았을까?

5300여 년 전 미라의 발견
· · ·

영화 〈아이스맨〉은 얼어버린 채로 발견된 원시인을 찾아내어 다시 살려내지만 현대 사회에 적응하지 못하고 다시 빙하 속으로 사라진다는 흥미로운 이야기를 다루고 있다. 그런데 1991년 알프스 빙하지대에서 실제 아이스맨이 발견되어 전 세계를 깜짝 놀라게 했다. 등산가 헬무트 시몬에 의해 온몸이 꽁꽁 얼어있는 미라가 발견된 것이다. 미라를 분석한 결과 이 사람은 놀랍게도 5300여 년 전 죽은 원시인으로 밝혀졌다. 5300여 년 전은 역사로 볼 때 석기시대에 해당하는 시기다.

미라의 주인공은 150센티미터의 키에 40대 후반의 남자로 추정되었으며 외치라는 이름이 붙여졌다. 사람들은 외치가 어떻게 죽게 되었는지 관심이 쏠렸다. 여기에 '유럽아카데미 미라 및 아이스맨 연구소'(EURAC)가 달라붙어 연구가 이어졌다. EURAC는 외치의 뇌와 혈액 세포를 분석하였고, 머리를 맞고 사망한 것으로 결론을 내렸다. 만약 이 분석이 맞다면 그 시대에도 살인이 일어났음을 추측할 수 있다.

미스터리한 것은 최초로 외치를 발견한 등산가 헬무트 시몬이 2004년 등반 도중 사망하였다는 사실이다. 물론 누구에게나 사고사가 생길 수 있으므로 우연이라고 할 수 있다. 하지만 이후 외치의 발굴과 연구에 참여했던 사람들 중 무려 6명이 사고나 질병으로 세상을 떠났다는 사실은 조금 섬뜩한 느낌을 자아낸다. 이를 두고 한때 외치의 저주라는 말이 나돌기도 했다.

5300여 년 전 미라에서 발견된 헬리코박터 파일로리

• • •

이런 가운데서도 EURAC는 계속하여 외치에 대한 연구를 이어갔는데, 더욱 놀라운 발표가 이어졌다. 외치에게서 헬리코박터 파일로리가 발견되었다는 것이다. '어떻게 죽은 미라에서 헬리코박터 파일로리를 발견할 수 있을까' 생각되겠지만 이 것은 유전자 분석을 통해 가능하다. 이로써 헬리코박터는 최소 5300년 전부터 인 간에게 달라붙어 살고 있었다는 사실이 증명되었다.

외치에게서 발견된 헬리코박터 파일로리를 통하여 EURAC는 헬리코박터 유전 자 분석에 들어갔다. 그렇게 밝혀진 외치의 헬리코박터 파일로리는 현재 유럽형이 아니라 아시아인에게서 발견되는 헬리코박터 파일로리와 거의 같은 것으로 나타났 다. 현재 유럽형 헬리코박터는 아프리카와 비슷하여 고대인들이 아프리카에서 유럽 으로 이주해온 것으로 여겨지고 있었다. 그러나 이번 발견으로 유럽인들은 아프리

[그림 97] 헬리코박터 유전형 이동 분포

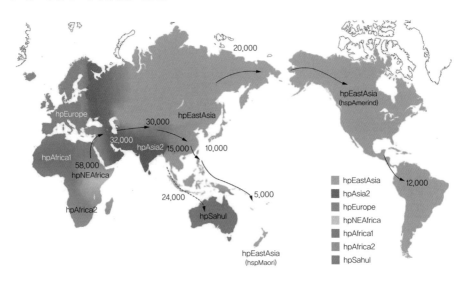

카뿐만 아니라 아시아에서도 이주해온 것으로 추정되고 있다. 헬리코박터 파일로리 기준으로 생각해보면 아시아와 아프리카에서 생겨난 초기 헬리코박터 파일로리가 진화한 끝에 현재 유럽인들의 위속에 존재하게 되었을 것으로 추정할 수 있다. 학계에서는 콜롬버스가 신세계를 발견하기 전과 인간이 아메리카와 오세아니아로 이동한 후의 헬리코박터 파일로리 유전형은 크게 7개의 집단형으로 보고 있고 이 이동 분포를 그림 97과 같이 추정하고 있다.

2

한국의 헬리코박터와
미국의 헬리코박터가 다르다고?

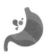

우리는 헬리코박터 파일로리 하면 모두 하나의 종류일 것처럼 생각하지만 사람도 여러 인종이 있고 민족마다 다른 것처럼 헬리코박터 파일로리도 매우 다양한 종류가 있다. 예를 들어 헬리코박터 파일로리는 항생제와 반응하여 돌연변이 헬리코박터 파일로리를 만들어내는데, 이때의 헬리코박터 파일로리와 이전의 헬리코박터 파일로리는 서로 성질이 다른 헬리코박터 파일로리인 것이다.

동아시아형과 유럽형 헬리코박터 파일로리
• • •

헬리코박터 파일로리의 연구에 의하면 동아시아 지역에서 유행하는 헬리코박터 파일로리와 유럽이나 미국에서 유행하는 헬리코박터 파일로리의 성질은 다른 것으로 조사되었다. 그것은 각 지역에서 헬리코박터 파일로리가 일으키는 질환의 정도로 예측해낼 수 있다.

이와 같은 지역별 헬리코박터 파일로리의 성질을 알아보기 위해 일본 도쿄대학의 하다케야마 마사노리 교수 연구팀이 나섰다. 그 결과 동아시아의 헬리코박터 파일로리가 유럽이나 미국의 헬리코박터 파일로리보다 위암을 일으킬 확률이 더 높은 것으로 나타났다. 이로써 유독 동아시아에서 다른 지역보다 위암 비율이 높게 나타나는 이유가 밝혀진 셈이 되었다.

그렇다면 동아시아형 헬리코박터 파일로리는 왜 유럽형 헬리코박터 파일로리보다 더 위험한 성질을 가지게 되었을까? 연구팀은 그 이유가 헬리코박터 파일로리가 뿜어내는 독성물질 중 하나인 'CagA' 때문인 것을 밝혀내었다. CagA는 세포의 신호전달 조절을 비정상적으로 만듦으로써 위세포를 손상시키는 물질이다. 그런데 동아시아의 헬리코박터 파일로리가 만들어내는 CagA와 유럽이나 미국의 헬리코박터 파일로리가 만들어내는 CagA의 성질이 다르기 때문에 이러한 차이가 나타난다는 것이다.

헬리코박터 파일로리에 의해 위세포에 CagA가 주입되면 CagA는 효소와 결합하여 여러 가지 병적 반응을 일으키게 된다. 그런데 유럽이나 미국형 헬리코박터 파일로리의 CagA는 하나의 갈고리로 효소와 결합하는 데 반해 동아시아형 헬리코박터 파일로리의 CagA는 두 개의 갈고리로 효소와 결합하는 것으로 나타났다. 이로 인해 CagA가 효소와 결합하는 힘은 동아시아형이 유럽이나 미국형에 비해

10배나 강하게 되므로 위점막에 더욱 악영향을 미치게 되는 것이다.

헬리코박터 파일로리의 부모는 위나선균

• • •

헬리코박터 파일로리는 주로 헬리코박터 파일로리라는 종으로 알려져 있다. 여기에서 헬리코박터는 나선균을 뜻하고 파일로리는 유문을 뜻한다. 유문은 십이지장과 연결되는 위의 하부를 뜻하는 것으로 결국 헬리코박터 파일로리는 나선균 중에서도 위의 유문부에 살고 있는 박테리아를 뜻하는 이름이다. 헬리코박터 파일로리는 한 종이지만 나선균은 여러 개 존재한다. 현재까지 밝혀진 나선균의 종류만 40여 종에 달한다.

나선균은 세균의 모양이 나선 모양을 닮았다고 하여 붙여진 이름이다. 세균은 그 모양에 따라 둥근 모양(구균), 막대 모양(간균), 나선 모양 등이 있다. 헬리코박터 헤파티쿠스(*Helicobacter hepaticus*)는 대표적 나선균에 속한다. 헬리코박터 헤파티쿠스 역시 헬리코박터 파일로리처럼 나선형 모양으로 편모까지 가지고 있다. 처음에 활동성 만성 간염을 앓고 있는 쥐의 간에서 발견되었는데, 뒤이어 쥐의 맹장과 결장 등에서도 발견되어 헬리코박터 파일로리처럼 단지 한 군데 정착하는 균이 아닌 것으로 밝혀졌다. 헬리코박터 헤파티쿠스 역시 헬리코박터 파일로리처럼 동물의 몸에 기생하여 지속적으로 질환을 일으키는 데 관여하는 것으로 분석되고 있다. 우리가 마우스에서 위암 동물모델을 만들 때 헬리코박터 파일로리보다는 헬리코박터 펠리스가 더 낫다고 하는데 헬리코박터에도 여러 가지 종이 있음을 알 수 있다.

3

헬리코박터는
남녀 간에도 차이가 있다!

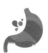

필자는 국내 최초로 성차의학을 도입하여 2023년에 분당서울대학교병원에 '성차의학연구소'를 만들고 초대 소장을 맡고 있다. 성차의학이란 남녀 간에 차이를 보이는 질환에 대한 기전을 밝히고 해결책을 찾는 의학이라고 할 수 있다. 그런데 헬리코박터 파일리로가 일으키는 질환에서도 남녀 간 차이가 나타난다는 사실을 발견하게 되었다.

여자가 남자보다 헬리코박터에 강한 이유
· · ·

필자가 성차의학에 관심을 갖게 된 이유 2014년 7월 8일 한국여성과학기술단체 총연합회 이사 자격으로 스탠포드대학에서 개최된 젠더혁신 워크숍에 참여하면서

부터다. 여기에서 대장암의 남녀 간 차이에 대해 토의하게 되었는데, 이때 발표 내용을 준비하면서 성차의학과 관련된 부분이 매우 흥미롭게 다가왔다. 이후 2016년 한국연구재단에서 대장암에 대한 3년간의 중견연구자 연구비를 받아 연구하면서 성차의학에 대해 더욱 깊은 관심을 갖게 되었다. 이후 2019년도에 다시 5년간의 연구비를 받아 성차의학에 대해 많은 연구를 하면서 2022년 《임상영역에서의 성차의학》이란 책까지 출간하며 오늘에까지 이르게 되었다.

한편 필자는 헬리코박터 파일로리에 대해서도 깊은 관심을 가지고 연구를 하게 되었는데, 헬리코박터 파일로리와 관련된 우리나라의 1998년도 조사에서 남자가 여자보다 4~7% 정도 감염률이 높게 나타나는 것에 주목했다. 여성이 남성보다 헬리코박터 파일로리에 더 적게 감염되는 이유는 무엇일까?

헬리코박터 파일로리가 일으키는 사이토카인 수용체가 남성보다 여성에게 더 많이 포진하고 있기 때문이다. 사이토카인 수용체는 염증반응의 주범인 사이토카인과 결합하여 염증반응을 촉진하는 기능을 가진 물질이다. 이런 사이토카인 수용체가 많을수록 면역력이 높아지기 때문에 사이토카인 수용체의 개수는 중요하다. 실제 여성 관련 X 성염색체에는 사이토카인 수용체가 1,000개 이상 포진하고 있는 반면, 남성 관련 Y 염색체에는 100개 정도밖에 없어 무려 10배 정도 차이가 난다. 이 때문에 여성이 헬리코박터 파일로리 감염에 대해서는 남성보다 강한 것이 사실이다.

헬리코박터 관련 질환에서 남녀의 차이

• • •

남성이 여성보다 헬리코박터 파일로리 감염률이 높게 나타나기 때문에 당연히 헬리코박터 파일로리 관련 질환에도 노출될 확률이 높아질 것을 예상할 수 있다. 실제 헬리코박터 파일로리 관련 질환이라 할 수 있는 위축성 위염과 장상피화생은 여성보다 남성에게 더 자주 나타나고 그 강도도 심하다.

소화성궤양의 경우 2000년 이전의 연구에서는 남성이 여성보다 무려 세 배 이상 더 많이 나타나는 결과도 있었으나 2000년대 이후의 조사에서는 남성이 여성보다 두 배 정도 더 많이 나타나고 있다. 그 이유에 대해서는 더 많은 연구가 필요한데 성차의학적 관점에서는 세포와 세포 사이에 있는 밀착연접단백질 발현이 여성에서 높고 여성 십이지장에서 중탄산나트륨이 더 많이 분비되어 중화시키기 때문으로 설명하고 있다. 최근 노령층이 많아지면서 폐경된 이후의 여성의 경우 소화성궤양의 또 다른 원인으로 지목되는 소염진통제 사용이 많은 편이므로 이에 대한 분석도 필요하다.

에스트로젠이 낮아진 폐경이 된 여성이 소염진통제를 복용하면 소화성궤양 특히 위궤양 발생이 많아지면서 소화성궤양의 남녀 차이는 없어지는 것도 확실하다. 즉 남녀, 연령의 차이가 위궤양이나 십이지궤양 등의 소화성궤양 발생을 결정하는 또하나의 변수인 것이다.

위암의 남녀 차이에 대해서는 필자가 분당서울대학교병원 연구팀을 구성하여 위암으로 수술을 받은 환자 2,983명을 대상으로 조사를 진행한 적이 있었다. 이 조사의 전체 표본에서 위암 환자 수는 남성이 여성보다 두 배 더 많은 것으로 나타났다. 그러나 위암의 종류로 들어가면 차이가 있는데 일반적으로 덩어리져 있는 형태의 암인 장형 위암은 남성이 많고, 위점막 아래에 넓게 퍼져 있는 미만형 위암의 경우 여성이 더 많은 것으로 나타났다. 미만형 위암이 젊은 여성에게서 더 많이 나타나고 예후도 안 좋은 것으로 조사되었는데, 그 이유는 서울대병원 조수정 교수팀이 여성 위점막에 에스트로젠 alpha 수용체가 많기 때문이라고 밝힌 바 있다.

또한 필자는 연구팀을 구성하여 분당서울대학교병원에서 제균치료를 받은 1,521명 환자를 대상으로 대사증후군 관련 변화에 대한 연구를 진행한 적도 있었다. 이때 헬리코박터 파일로리 제균 이후 소화불량 증상이 개선되고 체중도 정상으로 회복되는 등 긍정적인 효과가 나타나는 것으로 분석되었다. 그리고 대상자들을 2개

[그림 98] 여성에서의 헬리코박터 제균 여부에 따른 HDL 수치 변화

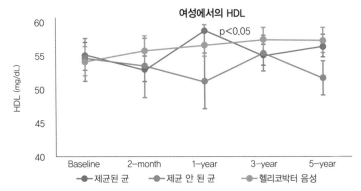

박재형 등. Long-term effects of the eradication of *Helicobacter pylori* on metabolic parameters, depending on sex, in South Korea. Gut Liver 2023;17:58-68

월, 1년, 3년, 5년 단위로 추적 관찰하면서 성별에 따른 차이를 분석했는데, 그 결과 헬리코박터 파일로리를 제균했을 때 여성의 고밀도(HDL) 콜레스테롤 수치가 증가한다는 결과를 얻을 수 있었다(그림 98). 고밀도 콜레스테롤은 인체에 좋은 역할을 하는 콜레스테롤이다. 제균치료를 받은 여성의 경우 1년 후에 고밀도 콜레스테롤 수치가 3.06 mg/dl(±8.55) 증가하는 결과가 나타났는데, 이는 대조군에서 5.78 mg/dl(±9.22) 감소한 것과 큰 차이를 보이는 수치다. 하지만 남성의 경우 유의미한 고밀도 콜레스테롤 수치의 변화가 관찰되지 않았다.

재감염률에도 남녀 차이가?

• • •

헬리코박터 재감염률에도 남녀 차이가 있는 것일까? 한 연구(Springer)에서는 헬리코박터 파일로리 재감염률의 남녀 차이가 의미 있지 않다는 결과를 발표했고, 다른 연구(BioMed Central)에서는 남성이 여성보다 약간 높은 재감염률을 보인다는 결과를 발표하기도 했다. 하지만 이 연구에서도 남녀 간의 차이는 통계적으로 유의미하지 않다고 덧붙였다.

이처럼 헬리코박터 재감염률에 대해서는 아직까지 의미 있는 결과가 나오고 있지 않은 상태로 추가 연구를 통해 더 명확한 결론이 도출될 필요가 있다. 한편 헬리코박터 파일로리의 재감염률은 성별 외에 연령, 생활습관, 위생상태 등의 개인적 요인과 국가적 환경에 따라 나타나는 사회경제적 요인 등도 영향을 끼칠 수 있으므로 이에 대한 추가 연구가 필요한 상황이다.

4

헬리코박터가
무조건 나쁜 게 아니라고?

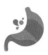

어떤 사람이 위내시경 검사에서 헬리코박터 파일로리 양성 반응이 나왔다. 이 사람은 아무 질환이 없었지만 헬리코박터 파일로리가 나쁘다는 소문을 들었기에 제균치료를 받고 싶었다. 그래서 의사에게 제균치료를 해달라고 했는데, 의사의 반응이 의외였다. 위에 아무 문제가 없는 사람에게 제균치료를 하는 것은 불법이기 때문에 해줄 수 없다는 것이었다. 도대체 이게 무슨 말일까?

헬리코박터 파일로리 제균치료가 불법이라고?
● ● ●

일단 의사가 위에 아무 문제가 없는 사람에게 제균치료를 하는 것은 불법이라고 했던 말은 무슨 뜻일까? 이를 이해하기 위해서는 우리나라 국민건강보험 체계를 알 필요가 있다. 크게는 1) 보험처리가 되는 것, 2) 보험처리가 안 되는 것, 그리고 3) 치료를 인정하지 않는 것 등으로 구분할 수 있다. 보험처리가 되는 치료의 경우 국가가 의료비의 상당 부분을 부담하기에 환자는 일부만 부담하면 된다. 보험처리가 안 되는 것은 환자가 전액 의료비를 부담해야 한다. 여기까지는 이해가 쉬울 것이다. 그런데 어떤 치료의 경우 아예 건강보험에서 인정하지 않는 종류가 있다. 이 경우 치료비 받은 사실을 신고하면 다시 토해내야 한다. 그래서 의사가 '불법'이라는 험한 용어를 사용한 것이다.

그런데 헬리코박터 파일로리 제균치료 중 아무 증상이 없는 사람이 받는 제균치료가 바로 3) 치료를 인정하지 않는 것에 해당한다는 이야기다. 과거 우리나라에서 실제 일어났던 이야기다. 의사 중에는 이러한 '불법'을 모르고 치료했다가 의료비 폭탄을 맞는 경우도 있었다. 하지만 헬리코박터 파일로리의 위험성에 대한 연구가 폭증하고 있고 심지어 WHO에서조차 1군 발암물질로 선정된 마당에 이처럼 강한 조치를 하는 것은 모순이라 하지 않을 수 없다.

필자는 이런 모순적 상황에 대해 가만히 있을 수가 없었다. 그래서 필자가 대한의사협회 학술이사를 역임하고 있던 2017년도에 헬리코박터 파일로리 제균치료 여부가 위암 발생률을 낮춘다는 연구결과 등이 담긴 자료를 복지부에 제출하며 현 제도를 바꿔줄 것을 요청했다. 그리고 대한의사협회와 대한상부위장관·헬리코박터학회도 꾸준히 이의를 제기하였다.

그 결과, 드디어 2018년부터 증상이 없어도 진료상 제균이 필요하여 환자가 동의

[표 10]

헬리코박터 치료 대상 및 보험 기준
2018년 1월 1일부터 시행

보험적용

1) 소화성궤양

2) 저등급 MALT (Mucosa Associated Lymphoid Tissue) 림프종

3) 조기위암 절제술 후

4) 특발성 혈소판 감소성 자반증

5) 위선종 (2022년도 추가)

허가사항 범위를 초과하여 아래와 같은 기준으로 투여시 약값 전액을 환자가 부담토록 함

1) 위암 가족력 (부모, 형제, 자매까지)

2) 위축성 위염

3) 진료상 제균이 필요하여 환자가 동의한 경우

할 경우 헬리코박터 파일로리 제균치료를 받을 수 있도록 법이 개정되었다(표 10). 그래서 지금은 증상이 없더라도 내가 원할 경우 비록 치료비를 전액 내야 하지만 제균치료를 받을 수 있는 길이 열려 있다. 비록 헬리코박터 파일로리 제균치료에 관한 법이 완화되었지만 필자의 성에는 차지 않는다. 좀 더 보험치료를 모두 해주는 적극적인 법이 필요하다는 생각이기 때문이다. 일본의 경우 2013년부터 위암 예방

차원에서 헬리코박터 양성자는 무조건 모두 치료받도록 하고 있다.

굳이 헬리코박터 파일로리 제균치료를 받지 않아도 된다?

• • •

여기에서 우리는 왜 국가에서는 무증상 헬리코박터 파일로리 양성자에 대하여 이처럼 느슨한 조치를 취해왔는지 궁금하지 않을 수 없다. 헬리코박터 파일로리에 감염되면 위암에 걸릴 확률이 몇 배나 높아진다는 뉴스가 연일 나오고 있는데도 말이다.

지금까지 우리는 헬리코박터 파일로리가 위뿐 아니라 몸 전체에 끼치는 악영향에 대해 공부하였다. 그런데 이런 헬리코박터 파일로리가 내 몸에서 발견되었는데, 치료를 제한한다는 것은 뭔가 모순처럼 보인다. 사실 여기에는 아직까지 헬리코박터 파일로리를 꼭 없애야 하는 확실한 근거가 없다는 이유가 깔려 있다. 실제 헬리코박터 파일로리 양성자는 우리나라 16세 이상 국민의 40%로 나타나고 있지만 그중에 질환을 앓고 있는 사람은 15~20%다. 이것은 헬리코박터 파일로리 양성이 나왔다고 무조건 질환에 걸리는 것은 아니란 결론으로 귀결된다. 실제 헬리코박터 파일로리 양성이 나왔다고 무조건 질환에 걸리지는 않는다.

실제 헬리코박터 파일로리 관련 학회에서도 헬리코박터 파일로리에 감염된 모든 환자에서 질환이 생기는 것은 아니므로 헬리코박터 파일로리에 감염된 모든 환자를 치료해야 할 필요는 없다는 입장을 가지고 있다. 연구에 의하면 헬리코박터 양성일 경우 20% 정도에서 소화성궤양, 장상피화생 등으로 진행하고 3% 정도에서 위암이 발생하는 것으로 알려져 있다.

이런 상황이기에 굳이 헬리코박터 파일로리 제균을 하지 않아도 된다는 생각이 사회 저변에 깔리게 된 것이다. 하지만 누가 저 20%나 3%에 포함될지는 아무도 모르는 일이다. 어쩌면 내가 저 20%나 3% 안에 든다면 끔찍한 일이 아닐 수 없다. 현대는 병이 난 후 치료보다는 예방이 더 중요한 시대로 가고 있다. 따라서 건강관리 차원에서라도 헬리코박터 파일로리 제균치료는 고려해봐야 할 대상이라고 하지 않을 수 없다.

최근 항생제에 의한 장내 생태계의 영향이 제균요법 후 얼마나 오래가느냐에 대한 활발한 논의가 이루어지고 있다. 대만의 리우(Liou) 교수는 1,650명을 대상으로 한 다기관 연구에서 헬리코박터 파일로리 제균요법 후 2주, 8주, 1년이 지난 후의 대변을 모아 장내미생물에 대한 분석을 해보았다. 제균요법 후 2주에는 장내세균의 다양성이 매우 많이 떨어졌지만 제균 후 8주에서는 상당부분 회복되었고, 1년 후에는 완전히 회복된 결과를 보였다. 리우(Liou) 교수는 결과적으로 항생제의 장내 생태계에 대한 영향은 미미하다는 결론을 내렸다.

5

헬리코박터는
장내 생태계의 일원인가, 박멸대상인가?

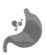

현재 헬리코박터 파일로리 제균치료에는 독한 항생제를 쓰기 때문에 인체에 완전히 안전한 치료법이라고는 할 수 없다. 어느 정도 인체에 무리가 있지만, 그래도 치료했을 경우 얻는 이득이 그대로 두었을 때보다 크기에 치료에 나서는 것이다. 이 지점에서 현직 의사로서 반대편 의견에도 귀 기울이는 것이 필요하다는 생각이 들었다. 마틴 블레이저가 쓴 《인간은 왜 세균과 공존해야 하는가》에는 세균이 일으키는 염증에 대한 다소 역설적 내용이 나온다.

항생제가 일으키는 장내 생태계 파괴현상
···

항생제의 남용은 균의 내성을 키워 몸에 더 나쁜 세균이 많아지게 하는 효과가 있다. 그런데 마틴 블레이저는 내성보다 더 심각한 것이 미생물 생태계를 깨는 것이라고 말한다. 항생제의 남용은 장내의 유익균을 교란시킴으로써 장내 생태계를 파괴하는 일이 일어나게 된다. 장내미생물 생태계의 파괴는 실제 생태계의 파괴만큼 인체에 해로운 영향을 끼칠 수 있다.

지구상에 생명체로서 미생물이 가장 먼저 출현한 까닭은 명징하다. 지구 행성에 생명이 살 수 있는 환경을 조성하기 위해서였다. 미생물은 지구상에 동물과 식물이 살 수 있도록 해주었으며 궁극으로 인간이 살 수 있도록 만들어준 그야말로 고마운 존재이다. 하지만 인간은 이런 미생물의 존재를 아직 잘 모르기에 많은 실수를 저지른다. 마틴 블레이저는 이러한 실수의 예로 제왕절개수술 과정에서 항생제를 투여하는 것을 든다. 병원은 제왕절개 과정에서 엄마의 고통을 줄여주기 위해 항생제를 투여하지만, 아기는 이로 인해 꼭 전달받아야 할 미생물을 전달받지 못하므로 피해를 입게 된다는 것이다. 이 때문에 자연분만으로 나은 아이보다 제왕절개로 나은 아이의 면역력은 다소 떨어질 수 있다.

인체 내 미생물 생태계가 건강하게 유지되는 것은 이처럼 중요하다. 그런 면에서 아이 때부터 무분별하게 항생제를 투여하는 것은 심각히 고민해볼 일이다. 무분별한 항생제는 반드시 장내미생물 생태계를 파괴하게 마련이기 때문이다. 아이 때부터 장내미생물 생태계 파괴가 일어난다면 이건 심각한 일이 아닐 수 없다. 마틴 마틴 블레이저는 최근에 어린이 비만과 당뇨, 고혈압 등이 발병하는 이유도 항생제로 인한 미생물 생태계 파괴 때문일지도 모른다는 주장을 한다.

2021년 OECD(경제개발협력기구) 보건통계에 의하면 실제 우리나라는 항생제를 가장 많이 쓰는 나라 순위에서 OECD 기준 4위를 차지했다. 구체적으로는 우리나라 인구 1,000명 당 19.5명이 특정시점에서 항생제를 투여받고 있는 것으로 나타났다. 우리나라는 대부분의 부정적 사안에 대하여 OECD 상위권을 차지하고 있는 나라인데, 항생제마저 최상위권을 차지하고 있는 셈이라 씁쓸함을 지울 수 없다. 이 부분에서 프랑스 모델을 배울 필요가 있다. 프랑스도 세계에서 항생제를 가장 많이 쓰던 나라에 속했는데, 정부가 나서 정책을 펼친 결과 26%나 줄이는 데 성공했다.

사람은 물론 자연의 동식물은 미생물과 공존하도록 만들어져 있다. 이것이 자연법칙이다. 그런데 항생제는 이런 자연법칙을 무너뜨리는 시스템을 갖고 있다는 점에서 반드시 해결해야 할 과제라고 마틴 블레이저는 주장하고 있다.

헬리코박터 파일로리 장내 생태계의 일원인가, 박멸대상인가?

• • •

《인간은 왜 세균과 공존해야 하는가》에서 주목할 점은 혹 헬리코박터 파일로리가 일으키는 염증에 대한 다른 시각의 접근이다. 마틴 블레이저는 염증이라고 해서 다 나쁜 것은 아니라고 주장한다. 그는 심지어 "위장의 염증은 정상적인 현상"이라고까지 주장한다. 실제 염증이 일어나는 이유는 병원균이나 독소 등에 의해 일어난 자극을 회복시키는 과정에서 일어나는 면역반응이기 때문이다. 따라서 일시적 염증은 오히려 신체의 면역력을 올려주어 보호하는 데 도움을 주는 반응이라고 할 수 있다.

이러한 이유를 들어 마틴 블레이저는 심지어 헬리코박터 파일로리까지 꼭 없애야 하는 균이 아니라고 주장한다. 헬리코박터 파일로리가 해를 주기도 하지만 어떤 면에서는 인체에 유익한 일도 한다는 것이다.

예를 들어 헬리코박터 파일로리가 주요 면역세포인 T세포를 억제하는 기능이 있는데, 이 기능이 오히려 천식과 알레르기로부터 몸을 보호하는 기능을 한다는 것이다. 이런 이유를 바탕으로 마틴 블레이저는 헬리코박터 파일로리를 제거할 경우 이익보다는 손실이 더 많기 때문에 제거해서는 안 된다는 주장까지 하고 나선다. 그는 이러한 주장을 하면서 위산 역류로 인한 속쓰림 현상이 헬리코박터 파일로리 감염자가 오히려 비 감염자보다 두 배나 적게 발생한 것을 예로 들기까지 했다.

마틴 블레이저의 주장은 일면 타당한 면도 있지만 그렇지 않은 면도 있어 보인다. 항생제 남용을 줄여야 한다는 주장은 우리나라 의학계가 심각하게 고민해야 할 지점이다. 하지만 헬리코박터 파일로리가 일으키는 염증과 관련하여 급성 염증에는 적용할 수 있을지 몰라도 만성 염증으로 넘어갔을 경우 어떻게 해야할 지에 대한 대안이 보이지 않는다는 점에서 안타까움을 느낀다. 또 그가 제시한 자료들이 얼마나 신빙성이 있는지도 증명되어야 한다.

무엇보다 만성 염증이 지속될 경우 세포와 조직까지 손상시킬 수 있으므로 치료하지 않을 수 없으며 이것이 곧 제균치료가 필요한 까닭으로 이어진다. 마틴 블레이저의 주장에 대한 학계의 반응은 전반적으로 반대 의견이 많다. 특히 헬리코박터 파일로리에 대한 위 이외의 영향이 알려지면서 제균에 대해 긍정적인 분위기다.

마틴 블레이저의 주장, 즉 헬리코박터 파일로리를 가지고 있다가 암이 발생할 시기 직전에 제균하자는 의견에 대해서는 더욱 반대 분위기이다. 하지만 마틴 블레이저의 여러 논리에 대해서는 맞는 부분이 많은 것도 사실이기에 헬리코박터 파일로리 연구가 지금보다 더 깊어져야 한다는 점을 일깨운 것은 의미가 있다고 생각된다. 현재까지 이루어진 헬리코박터 파일로리에 대한 연구는 여전히 미비한 것이 많은 것이 사실이다. 지금도 연구결과가 지속적으로 나오고 있어 향후 이에 대한 견해에 대한 증거는 더욱 탄탄해질 것으로 추측된다.

6

헬리코박터를 제균하면
위에 사는 세균과 장내세균에
평화가 올까?

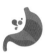

우리의 몸은 수많은 박테리아 생태계로 이루어져 있다. 이를 마이크로바이옴이라 부른다. 이러한 마이크로바이옴은 입안에서부터 시작하여 위에도 구성되어 있으며 대장에 가장 많이 있는데, 헬리코박터 파일로리는 이러한 마이크로바이옴에 어떤 영향을 미치게 될까?

제균치료가 위 세균 군집에 미치는 영향

• • •

헬리코박터 파일로리가 위 세균 군집에 미치는 영향에 대해서는 이미 앞에서 언급했었다. 위내의 세균 군집은 구강과는 조금 비슷하나 하부 장관과는 크게 다르다고 했었다. 이러한 상태에서 헬리코박터 파일로리가 침투하게 되면 위내의 세균 군집에 균열이 일어나게 된다. 즉 헬리코박터 파일로리가 없는 상태에서의 위내 세균 군집은 여러 종류의 세균이 군집을 이루며 건강한 생태계를 이루고 있었으나 헬리코박터 파일로리가 침투하게 되면 많은 세균종이 피해를 입으면서 종의 다양성이 깨지게 된다. 이는 강력한 헬리코박터 파일로리가 위내미생물 생태계를 장악함으로써 지배적 영향력을 발휘하기 때문에 나타나는 현상이라고 할 수 있다.

이러한 상태에서 헬리코박터 제균치료를 하여 헬리코박터가 사라지게 되면 위내 세균 생태계는 어떻게 될까? 이는 앞에서도 소개한 2018년에 위암 환자 135명을 대상으로 헬리코박터를 제균할 때 위내미생물 군집의 변화를 관찰하는 연구에서 힌트를 얻을 수 있다. 그 연구에서 헬리코박터 제균에 성공한 경우 위장내 공생 미생물 종의 다양성이 높아지는 것이 관찰되었는데, 이를 통하여 위내세균 생태계는 다시 다양성을 회복하면서 건강한 생태계로 돌아온다는 사실을 알 수 있다. 하지만 일부에서는 회복되지 않는 경우도 많아 결국 제균을 빨리 하는 것이 이러한 생태계 복원에 도움이 될 가능성이 있다 하겠다.

제균치료가 장내 생태계에 미치는 영향
• • •

헬리코박터 파일로리가 위에 침투할 경우 장내세균 생태계는 어떻게 될까? 우리 몸의 기관들은 각각의 역할을 담당하기도 하지만 사실은 서로가 연결되어 있기 때문에 한 기관에 문제가 생기면 이는 다른 기관에도 영향을 줄 수밖에 없는 구조로 되어 있다. 즉 헬리코박터 파일로리가 위에 침투하여 위내세균 생태계에 문제가 생기면 이는 장내 생태계에도 영향을 줄 확률이 높아진다. 어떤 경우 헬리코박터 파일로리가 장내 생태계도 영향을 줄 수 있다는 이야기다. 앞에서 헬리코박터 파일로리가 단지 위장질환뿐만 아니라 다른 곳의 질환에도 영향을 미친다는 이야기를 했었는데, 바로 이러한 원리 때문이라고 할 수 있다.

이러한 과정에서 헬리코박터 제균치료를 하게 되면 치료에 사용되는 항생제가 장내세균에 영향을 끼쳐 장내세균 군집의 균형을 일시적으로 깨뜨릴 수 있다. 이는 항생제 치료의 단점으로 이로 인해 소화불량, 설사 등의 증상이 나타날 수 있는데, 앞으로 개선되어야 할 부분이다. 하지만 헬리코박터 제균을 위한 항생제 투입이 끝나고 약 2달 정도의 시간이 지나면 원래 상태로 회복된다는 연구결과가 다수 나오고 있다. 다만 회복 속도나 방식은 개인에 따라 다를 수 있고 제균요법에 따라 다름이 지적되고 있다. 그리고 제균에 성공하면 먼저 위내세균 생태계가 정상으로 돌아오면서 장내세균 군집에도 좋은 영향을 미치게 되므로 전체적으로 건강한 세균 생태계의 회복이 이루어지게 된다.

결론적으로 헬리코박터 제균치료는 치료과정에서는 장내세균 군집에 일시적 변화를 일으킬 수 있지만, 결국 위뿐만 아니라 장내 생태계를 건강하게 회복시키는 역할을 한다고 볼 수 있다. 따라서 위와 장의 건강을 위해서라면 의사와 상담 후 제균치료를 진행하는 것이 좋을 것이다.

7

헬리코박터와 관련된
성차의학이 있다고?

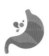

성차의학이란 남성과 여성의 생물학적, 호르몬적 차이와 사회적, 환경적 차이에 의해 질병이 다르게 나타나는 것을 연구하는 의학 분야이다. 지금까지 우리는 헬리코박터 파일로리가 일으키는 여러 질병에 대해 살펴보았는데, 당연히 여기에도 성차의학이 존재하게 된다.

헬리코박터 감염률과 면역반응에서 나타나는 남녀 차이

• • •

헬리코박터 파일로리에서 나타나는 성차의학은 당장 헬리코박터 파일로리 감염률에서부터 차이를 보이고 있다. 전반적으로 남성이 여성보다 헬리코박터 파일로리 감염률이 높은 경향을 보인다는 연구결과가 많이 나오고 있다. 우리나라 조사를 보면 16세 이상의 인구에서 1998년도는 67%였으나 2017년에는 44%로 급격히 감소세를 보이고 있다. 여기에서 남성이 여성보다 4~7% 정도 감염률이 높은 것으로 나타나고 있다. 여성이 남성보다 헬리코박터 감염률이 낮은 이유는 면역 관련 유전자가 여성이 남성보다 더 강하기 때문이다. 즉 여성에게만 있는 X 성염색체에는 염증성 사이토카인 수용체 등이 1,000개 이상 포진하고 있는 반면, 남성에 있는 Y 염색체에는 면역에 관련된 유전자가 100개 정도만 있다. 이러한 차이 때문에 헬리코박터 파일로리 감염률에서부터 남자와 여자는 차이를 보인다.

이러한 이유로 여성은 일반적으로 남성보다 더 강한 면역반응을 보이는 경우가 많다. 이 때문에 헬리코박터 파일로리와 같은 세균 감염에 강한 점을 보이지만 일단 세균에 감염이 되고 나면 면역반응이 오히려 강하게 나타나면서 위의 염증반응을 과도하게 일으킬 수 있다. 하지만 면역반응이 센 여성의 또다른 특징 중 하나는 에스트로겐이 높다는 것이다. 한데 이 에스트로겐이 항염증, 항증식 작용이 강하여 여성에게서 만성 위염 관련 질환이 오히려 남성보다 낮다.

예를 들면 위암과 연관되어 있는 위축성 위염과 장상피화생은 남성이 여성보다 유병률이 높고 그 강도도 더 세다. 또한 위암과 위궤양, 십이지장궤양 등의 질환에서도 남성이 여성보다 유병률이 높게 나타난다. 이는 헬리코박터 감염률이 높은 것과 연관되어 헬리코박터 감염으로 독성 물질이 더 많이 발생할 수 있고 더 심한 위점막 손상이 일어나기 때문이기도 하지만 여성 호르몬인 에스트로겐의 항염증, 항증식 작용이 강하여 남성과는 다르게 여성에서 이러한 질환이 적게 생긴다는 것이다. 재미있는 것은 여성에게 폐경이 일어나고 20년이 지나면 이러한 에스트로겐의 효과는 더 이상 없어서 근육통이나 관절염으로 여성이 자주 복용하는 진통소염제 등에 의한 위궤양이 여성에게서 높고 위축성 위염과 장상피화생에 의한 장형 위암의 비율이 남성과 같은 61%로 된다는 점이다.

제균치료에도 남녀 차이가 있다!

• • •

헬리코박터 제균치료는 100% 성공을 장담할 수 없다. 클래리스로마이신 내성이 높아지면서 보통 사용하는 삼제요법의 제균치료 성공률이 70% 대로 떨어지고 있다. 2주간의 사제요법이 90%를 유지하고 있는 것은 그나마 다행이다. 필자의 병원에서 3차요법까지 시행한 경우에는 최종 성공률이 96%로 나오기도 했으나 100% 성공률은 아직 나타나지 않고 있다.

그렇다면 이러한 헬리코박터 파일로리 제균치료 성공률에도 남녀 차이가 있을까? 일부 연구에 의하면 여성의 제균치료 성공률이 남성보다 다소 낮다는 결과도 있고 반대의 결과도 있다. 또 남녀 차이가 없다는 결과도 있기 때문에 이에 대해서는 성차를 주장하기는 힘든 상태다.

하지만 제균치료 후 나타나는 결과에 대해서는 남녀 간에 차이가 나타난다는 연구들이 있다. 필자는 2022년 분당서울대학교병원에서 제균치료를 받은 1,521명의 환자들을 대상으로 대사 인자를 추적 관찰하면서 남녀 간에 차이가 나타나는지에 대한 연구를 진행하였었다. 그 결과 제균치료를 받은 환자 중 여성의 경우 제균치료한 지 1년 후에 좋은 콜레스테롤로 알려진 HDL 콜레스테롤 수치가 증가하는 것을 발견할 수 있었다. 이는 제균치료를 하지 않은 환자를 1년 후에 관찰했을 때 HDL 콜레스테롤 수치가 감소하는 것과는 큰 차이가 있다.

그런데 같은 연구 조사에서 남성의 경우 같은 조건에서 제균치료한 지 1년 후에 관찰한 결과 HDL 콜레스테롤 수치의 변화가 보이지 않았다. 이는 제균치료 후 나타나는 남녀 간의 큰 차이라고 할 수 있다.

8

헬리코박터에 대한
잘못된 정보들

헬리코박터 파일로리가 우리 사회에 등장한 지는 오래되지 않았기에 아직 연구해야 할 부분이 많고 그래서 오해되는 부분도 많다. 여기에서는 우리 사회에 퍼져 있는 헬리코박터에 대한 잘못된 정보들에 대해 다루고 이에 대한 바른 정보를 알아보고자 한다.

제균치료 약에 관한 바른 정보

• • •

병원에서 헬리코박터 제균치료 약을 줄 때 식전 식후로 나눠 12시간 복용간격을 지키라고 한다. 그런데 생활을 하다 보면 이러한 복용기간을 놓칠 수도 있는데, 이에 대해 다음 날 복용해도 괜찮다는 정보가 있다. 과연 이 정보는 맞을까?

헬리코박터는 위점막에 강하게 붙어 있기 때문에 이를 제균하기 위해서는 항생제 한 가지로는 매우 어렵다. 그래서 위산분비억제제를 함께 주는데 이렇게 하면 위산을 약화시켜 헬리코박터 또한 잘 증식하게 되는데 이때 항생제가 헬리코박터를 잘 죽일 수 있다. 또한 위산분비억제제는 위산을 중화함으로써 항생제가 안정하게 작동할 수 있도록 하는 효과를 나타내어 헬리코박터 제균에 도움을 준다. 하지만 한 개의 항생제로는 헬리코박터 제균의 극대화가 안 되기에 두 가지 이상의 항생제를 한꺼번에 복용하게 함으로써 제균이 이루어지게 한다. 2010년 즈음까지 가장 많이 쓰이는 방법이 위산분비억제제와 위산에 비교적 강한 항생제 클래리스로마이신, 아목시실린을 하루 두 번씩 복용하는 삼제요법이었고 이는 현재까지도 자주 쓰이고 있다. 이때 위산분비억제제를 식전에 복용하는 것이 위산분비를 억제하는 데 유리하긴 한데 식전을 놓치면 식후에라도 항생제와 같이 복용하라고 한다. 그 이유는 헬리코박터 파일로리가 두 배로 증식하는 시간이 4~6시간으로 길긴 하지만 한 번이라도 빼먹고 복용하면 개수가 급격히 감소하고 있던 헬리코박터가 다시 증식하기 때문이다. 최근 클래리스로마이신 내성이 높아진 결과로 실패율이 30%까지 늘어나면서 14일간 복용하라고 하고 있다. 따라서 복용 시간을 잠깐 놓쳤다면 다음 날이라도 복용하여 끝까지 복용하는 것이 좋다.

제균치료 중 부작용이 너무 심하다면 복용을 중단하거나 다른 약제로 바꿀 수 있을까?

• • •

제균치료 중 가장 흔하게 겪는 부작용으로는 메쓰거움, 구토, 속쓰림, 설사, 힘이 없음, 입안이 씀, 피부발진 등이다. 이 중에는 일상생활에 영향을 주지 않는 경우가 대부분이지만 부작용이 매우 심하여 응급실을 방문하는 경우도 있다. 부작용이 너무 심해 일상생활이 안 되므로 복용이 불가능한 경우도 5%에 달한다.

이처럼 제균치료 약은 부작용이 나타날 수 있기 때문에 보통 주말을 끼고 시작하게 하거나 교사의 경우 방학 기간에 복용하라 권하기도 한다. 복용 중에 부작용 증상이 너무 심하면 증상을 일으킨 항생제의 용량을 줄이거나 일단 중지한 후 나머지 약은 먹는 방법을 취해 볼 수 있다. 그래도 부작용이 나타난다면 전체 약 복용을 중단하는 게 좋다.

일반적으로 사제요법은 14일을 권유하지만 세균이 항생제에 잘 반응하는 경우 가끔은 3일만 복용하고도 제균되는 경우도 있다. 따라서 부작용이 심한 경우 14일을 채우기보다 7일 정도 복용 후 요소호기검사로 제균되었는지 확인해보는 것이 좋을 수 있다. 하지만 바람직한 것은 처방을 해준 의사 선생님에게 상의해보는 방법이다.

제균치료 기간에 위에 좋은 음식들을 챙겨 먹는 것이 도움이 될까?

• • •

일반적으로 양배추, 브로콜리 등의 음식은 위에 좋은 것으로 알려져 있다. 이 음식에 들어 있는 비타민 U 성분이 위장 점막의 신진대사를 원활하게 하여 점막을 강화시켜 주므로 위궤양이나 염증 완화에 도움을 주기 때문이다. 그 외 마늘, 유산균 등도 위에 좋은 것으로 알려져 있다. 그렇다면 이처럼 위에 좋다는 음식을 제균치료약과 함께 먹는 것이 제균에도 도움이 될까?

이에 대해서는 도움이 된다는 연구와 도움이 되지 않는다는 연구가 함께 보고되고 있는 상황이다. 그러나 유산균에 대해서는 유의미한 연구결과들이 있기 때문에 함께 복용한다면 도움을 얻을 수 있다.

국내에서 필자가 시행한 연구에 의하면 제균치료 기간 동안 요구르트를 제균치료와 병행하여 복용한 경우 제균 성공률이 10% 정도 높아졌었다. 이 요쿠르트에 들어있는 유익균으로 세포주 실험을 해보았는데 유익균 자체보다는 유산균이 생성하는 물질이 헬리코박터의 위점막세포에 부착하는 능력 즉 위 안에 들어와서 달라붙어 생존하는 능력을 떨어뜨리는 효과를 보였고 항염증 작용도 있었다. 지금으로부터 15년 전인 이 시기에는 요즘처럼 세균의 분비물질 개념이 없던 때였는데 당시로는 매우 신기했던 경험이었다. 또 유산균은 헬리코박터균의 제균치료를 하는 동안 항생제 사용으로 장내 생태계의 부조화로 발생하는 설사나 복부 불편감 등의 증상 조절에도 도움을 준다는 결과도 보고되고 있다.

한편 제균치료 중에 술이나 커피를 마셔도 큰 문제가 없다는 정보가 있다. 이에 대해 커피는 제균치료에 별반 영향을 주지 않는다. 다만 술은 항생제 중 메트로니다졸의 효과를 감소시키는 작용이 있어 피하는 것이 좋다.

1차 제균에 실패하면 2차 제균치료를
바로 하는 것이 좋을까?

• • •

1차 제균에 실패하는 가장 큰 이유는 클래리스로마이신 등의 항생제 내성 때문이다. 항생제 내성이란 세균이 항생제에 의해 죽지 않고 그 약물에 대한 저항력을 갖게 되는 현상을 말한다. 따라서 1차 제균치료에 실패하더라도 헬리코박터균의 개수는 줄었을 가능성이 높다. 어느 정도 준 것이 판단되면 2차 제균치료를 곧바로 하는 것이 좋다는 논문이 있다. 2차 제균치료에는 항생제가 바뀌기 때문에 성공 확률이 높아지기 때문이다.

하지만 1차요법으로 지쳐있거나 부작용 등으로 거부 반응을 일으키는 사람들의 경우 조금 쉬었다가 어느 정도 회복한 후 다시 2차 제균치료에 도전하는 것이 좋다. 다만 조기 위암이나 소화성궤양 등 반드시 제균치료를 해야 하는 경우는 예외다.

치료 기간 중 밥은 따로 먹어야 할까?

• • •

제균치료를 받는 동안 가족이나 직장 동료 등과 밥은 같이 먹어도 될까? 헬리코박터 파일로리 역시 세균 감염병이라고 할 수 있기 때문에 대부분은 같이 먹으면 전염된다는 생각을 하게 된다. 과연 그럴까? 헬리코박터 파일로리는 감기 바이러스와 같이 쉽게 전염되는 질환은 아니다. 헬리코박터가 구강을 통해 전염되는 것은 맞지만 습도가 높아야 하는 등 조건이 맞춰져야 비로소 감염이 된다. 또 헬리코박터 파일로리는 혐기성 세균이기 때문에 면역반응에 의해 감염이 차단되기도 한다. 이 때문에 면역이 온전한 성인의 경우 감염이 쉽지 않다. 이것은 40대 이상에서는 어느 정도 감염률이 높지만(40%대) 이러한 부모와 같이 살아도 헬리코박터에 감염된 아이들이 거의 없다는 것이 이를 방증한다. 엄마가 헬리코박터를 가지고 있더라도 아이들에게 잘 전염되지 않는 것이 이 때문이다. 따라서 치료 기간이라고 해서 밥을 따로 먹을 필요는 없다.

또 제균치료가 끝난 후에도 일정 기간 밥을 따로 먹어야 한다는 정보가 있는데 이 역시 잘못된 정보다. 제균치료가 끝난 후에는 더더욱 밥을 따로 먹을 필요는 없다. 다만 헬리코박터는 구강을 통하여 전염되므로 침이 묻은 컵을 같이 쓰거나 술잔을 돌리는 것은 피하는 것이 좋다.

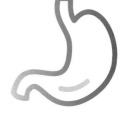

위장아, 나 좀 살려줘!

초판 1쇄 인쇄 · 2025년 1월 7일
초판 1쇄 발행 · 2025년 1월 24일

지은이 · 김나영
펴낸이 · 이종문(李從聞)
펴낸곳 · (주)국일미디어

등   록 · 제406-2005-000025호
주   소 · 경기도 파주시 광인사길 121 파주출판문화정보산업단지(문발동)
         서울시 중구 장충단로8가길 2, 2층
영업부 · Tel 02)2237-4523 | Fax 02)2237-4524
편집부 · Tel 02)2253-5291 | Fax 02)2253-5297

평생전화번호 · 0502-237-9101~3

홈페이지 · www.ekugil.com
블 로 그 · blog.naver.com/kugilmedia
페이스북 · www.facebook.com/kugilmedia
E-mail · kugil@ekugil.com

ISBN 978-89-7425-939-6(13510)